Référentiel de

Médecine vasculaire et de chirurgie vasculaire

Mise en page et correction :
Sandrine Giron, pour le compte des PUFR

Conception graphique :
Charlotte Boutreux, PUFR

Presses universitaires François-Rabelais
60 rue du Plat d'Étain, BP 12050
37020 Tours cedex 1, France

https://pufr-editions.fr

Dépôt légal : 1er semestre 2022
ISBN : 978-2-86906-807-0

Collège des enseignants de médecine vasculaire (CEMV)
Collège français de chirurgie vasculaire et endovasculaire (CFCVE)

Référentiel de

Médecine vasculaire et de chirurgie vasculaire

l'Officiel ECN

Collection « L'Officiel ECN »
Presses universitaires François-Rabelais
2022

Presses Universitaires François-Rabelais

SOMMAIRE

PRÉFACE

Pr Réda Hassen-Khodja

Ex-président de la sous-section 51-04 du Conseil national des universités (chirurgie vasculaire, médecine vasculaire)

Cette troisième édition du référentiel de médecine vasculaire et de chirurgie vasculaire est le fruit d'une collaboration entre le Collège des enseignants de médecine vasculaire et le Collège français de chirurgie vasculaire et endovasculaire. Ces deux Collèges ont travaillé de concert pour fournir aux étudiants l'ensemble des documents sur la pathologie vasculaire, nécessaires à la préparation de leurs examens.

Ce référentiel médico-chirurgical traduit la richesse de la synergie médico-chirurgicale de notre discipline. Les enseignants de médecine et de chirurgie vasculaire sont regroupés au sein d'une même sous-section du Conseil national des universités depuis plus de vingt ans, ce qui fait l'originalité et la force de notre CNU. Cette synergie médico-chirurgicale qui s'est créée entre nos deux Collèges permet ainsi d'avoir des textes consensuels sur la pathologie vasculaire, rédigés lors de séminaires pédagogiques communs avec des échanges de grande qualité.

Cette nouvelle édition apporte d'importantes améliorations par rapport aux éditions antérieures. Tous les textes ont été refondus, relus et corrigés en se basant sur la nouvelle réforme du deuxième cycle (items, rangs A et B, fiche LiSA). Pour une bonne partie des chapitres, chaque item est décliné en : objectif et points clés, pour mieux comprendre, pour s'exercer (questions d'entraînement). De plus, à la fin de chaque item, une fiche reprend de façon très synthétique les 5 idées-forces de la question, fiche qui est accompagnée d'une illustration didactique et actualisée de celles-ci.

Dans toutes les facultés, les enseignants de médecine et de chirurgie vasculaire vont pouvoir s'appuyer sur ce référentiel pour leur enseignement. Ce référentiel constitue donc un remarquable outil destiné à nos étudiants pour l'apprentissage des pathologies vasculaires et la préparation des examens.

75

item 75

ADDICTION AU TABAC

1. CONNAÎTRE LES PRINCIPAUX RISQUES LIÉS AU TABAGISME ACTIF, AU TABAGISME PASSIF, ET AU TABAGISME IN UTERO 2C-075-DE-A01

1.1. Points clés (fiche LiSA)

Le tabac est un facteur de risque cardiovasculaire majeur, touchant tous les territoires artériels. Il est aussi un facteur de risque cancérigène. Le tabagisme doit être systématiquement recherché lors de l'interrogatoire quel que soit le motif de consultation et l'âge de la personne. Le tabagisme est une maladie chronique et doit être abordé comme telle.

1.2. Pour mieux comprendre

Le dépistage et l'arrêt de la consommation éviteront des complications inévitables en cas de poursuite de l'intoxication tabagique allant du décès brutal à une pathologie chronique souvent fatale. Il ne faut pas oublier aussi le risque du tabagisme passif et celui de la femme enceinte, pour elle et le fœtus.

1.3. Pour s'exercer

QRM#1 : Monsieur M., 22 ans, vous consulte pour un certificat médical nécessaire à la pratique du tennis.

A. Vous le lui rédigez en lui demandant si tout va bien.

B. Vous ne lui posez pas la question du tabac car il fait du sport.

C. Vous lui posez systématiquement la question du tabagisme.

D. Vous lui expliquez l'importance d'un arrêt définitif.

E. Vous lui expliquez les risques encourus.

Réponse : C, D et E.

2. Connaître les principaux types de dépendance entraînés par le tabac et la façon d'évaluer cette dépendance 2C-075-DE-A02

2.1. Points clés (fiche LiSA)

La nicotine est le principal agent responsable de la dépendance. L'évaluation de cette dépendance est la première étape de la prise en charge du sevrage, permettant de déterminer le dosage des substituts et le risque de rechute ou d'échec. Il faut d'abord affirmer la dépendance puis l'évaluer.

2.2. Pour mieux comprendre

La dépendance au tabac (Critères CIM-10 : classification internationale des maladies, 10e révision) est définie par au moins trois critères parmi les suivants :

- désir puissant ou compulsif de fumer ;
- difficultés à contrôler l'usage de tabac (début ou interruption de la consommation ou niveaux d'usage) ;
- syndrome de sevrage à la diminution ou à l'arrêt ;
- tolérance (augmentation des doses pour obtenir les mêmes effets) ;
- abandon d'autres sources de plaisir et d'intérêt au profit de l'usage du tabac ou augmentation du temps passé à se procurer la substance, la consommer, ou récupérer de ses effets ;
- poursuite de la consommation de la substance malgré la survenue de conséquences nocives.

L'évaluation de la dépendance se fait par le test de Fagerström composé de six questions.

2.3. Pour s'exercer

QRU#1 : Votre jeune patient sportif vous dit qu'il a essayé plusieurs fois d'arrêter, mais que cela était plus fort que lui ; les tentatives d'arrêt entraînant des troubles de l'humeur et une prise de poids. Il est conscient des risques mais se dit qu'il est jeune et ne risque pas grand-chose.

Pensez-vous qu'il soit dépendant ?

A. Oui.

B. Non.

Réponse : A. Il est important de savoir s'il existe une dépendance et si oui, de la quantifier.

3. Cigarette électronique 2C-075-DE-B01

3.1. Points clés (fiche LiSA)

Il s'agit d'un matériel délivrant de la nicotine sans combustion, contrairement à la cigarette classique. Ce qui est rejeté par l'utilisateur est de la vapeur et non pas de la fumée. C'est un mélange de propylène-glycol, de nicotine, d'eau et de glycérol ; on peut y ajouter des arômes. On dit qu'il vapote.

3.2. Pour mieux comprendre

Le consommateur (qui vapote) n'absorbe pas les goudrons contenus dans la fumée de cigarette. La toxicité est moindre ainsi que le risque de vapotage passif. À ce jour, aucun effet indésirable ou cas d'intoxication n'a été rapporté. À noter de possibles réactions allergiques.

3.3. Pour s'exercer

QRU#1 : Vous voyez en consultation un patient qui arrive avec sa cigarette électronique. Il vous dit que c'est sans risque puisqu'il n'y a pas de tabac.

A. Vous lui donnez raison.

B. Vous lui conseillez de poursuivre.

C. Vous l'avertissez sur les risques de la nicotine.

Réponse : C. Le « vapotage intensif », avec les matériels de dernière génération, est susceptible de donner des taux circulants de nicotine équivalents à ceux donnés par une cigarette et donc d'entraîner les effets sympathomimétiques de la nicotine sur la fréquence cardiaque et la pression artérielle, potentiellement préjudiciables chez un patient coronarien ou insuffisant cardiaque.

4. Toxicité nicotine, goudrons et fumée de tabac 2C-075-EP-B01

4.1. Points clés (fiche LiSA)

* Une cigarette contient plus de 7 000 composés dont 69 cancérigènes.
* La nicotine n'est pas considérée comme cancérigène.
* La nicotine est le principal agent responsable de la dépendance.
* Les goudrons (cancérigènes) entraînent des modifications des cellules épithéliales (cellules qui seront remplacées par des cellules saines en cas de sevrage).
* Les radicaux libres de la fumée stimulent la dégradation de la paroi alvéolaire et l'inhibition des enzymes de protection.
* Le monoxyde de carbone (CO) entraîne des troubles cardiovasculaires.

4.2. Pour mieux comprendre

L'impact du tabac sur la santé est double : cardiovasculaire et cancérigène. Ces deux problématiques doivent être systématiquement surveillées lors du tabagisme d'un(e) patient(e).

4.3. Pour s'exercer

QRU#1 : Un patient porteur d'une artériopathie oblitérante des membres inférieurs vient vous consulter dans le cadre de son suivi vasculaire. Il vous dit avoir perdu quelques kilos, se sent dyspnéique. Il vient d'interrompre son tabagisme et prend régulièrement son traitement (statine et antiplaquettaire). Il vous signale des urines un peu rouges.

A. Vous le rassurez.

B. Vous lui dites d'arrêter son régime hypolipémiant.

C. Vous rapportez la couleur des urines à son traitement antiplaquettaire.

D. Vous suspectez un cancer de vessie.

Réponse : D. Les principaux cancers dus au tabac sont le cancer broncho-pulmonaires, les cancers ORL, de l'œsophage et de la vessie.

5. MÉCANISME D'ATTEINTE ARTÉRIELLE (THROMBOGÉNICITÉ, VASOMOTRICITÉ, INFLAMMATION) 2C-075-EP-B02

14

5.1. Points clés (fiche LiSA)

L'exposition à la fumée de tabac est un puissant facteur thrombogène, essentiellement par activation de l'agrégation plaquettaire ; il altère la vasomotricité artérielle endothélium-dépendante, favorisant ainsi la survenue d'un spasme artériel ; c'est un inducteur d'inflammation de la paroi artérielle.

5.2. Pour mieux comprendre

La fumée de tabac est composée de particules (diamètre médian = 0,3 microns) qui pénètrent tout l'arbre respiratoire et les alvéoles pulmonaires, passent dans le sang et provoquent des phénomènes inflammatoires. Ces particules jouent un rôle dans la thrombose artérielle (mais pas veineuse). Elles entraînent une dysfonction endothéliale, favorisent l'agrégation plaquettaire qui augmente le risque de thromboses artérielles.

6. IMPACT SUR LA MORTALITÉ CARDIOVASCULAIRE

2C-075-PE-A09

6.1. Points clés (fiche LiSA)

Le tabac est la première cause de mortalité cardiovasculaire évitable et le premier facteur de risque cardiovasculaire de la femme non ménopausée. C'est le monoxyde de carbone (CO) qui est reconnu responsable des troubles cardiovasculaires. L'arrêt du tabac réduit la mortalité liée aux maladies cardiovasculaires.

Il est responsable d'insuffisance coronarienne, d'artériopathie oblitérante des membres inférieurs, d'anévrisme de l'aorte abdominale et d'accident vasculaire cérébral.

L'intoxication passive est également reconnue responsable de cardiopathies ischémiques

6.2. Pour mieux comprendre

Ils expliquent la possibilité de survenue d'accidents précoces sur des artères peu altérées et peu athéromateuses, sans sténose significative, voire sans lésion angiographiquement visible.

Le tabagisme intervient également dans l'évolution des lésions d'athérome par son impact pro-inflammatoire et son action sur les lipides, avec baisse du HDL-cholestérol et peroxydation du LDL-cholestérol.

Chez les patients ayant déjà des lésions artérielles, c'est un facteur aggravant d'ischémie chronique.

7. DIAGNOSTIC DE DÉPENDANCE 2C-075-DP-A02

Cf. Objectif 2.

8. SIGNES DE SEVRAGE EN TABAC 2C-075-DP-A03

8.1. Points clés (fiche LiSA)

Le tabac est une drogue dure. Le sevrage tabagique est la mesure de prévention secondaire ayant le plus fort impact sur la morbi-mortalité cardiovasculaire et le meilleur rapport coût/efficacité. Il est important d'en connaître les signes associés.

8.2. Pour mieux comprendre

Les signes de sevrage apparaissent rapidement après l'arrêt de consommation :

* humeur dépressive ;
* irritabilité ;
* frustration ;
* colère ;
* insomnie ;
* anxiété ;
* difficultés de concentration ;
* augmentation de l'appétit avec prise de poids.

9. Complications médicales non psychiatriques

2C-075-DP-A04

9.1. Points clés (fiche LiSA)

Les complications ne sont pas uniquement néoplasiques ou cardiovasculaires, mais aussi pulmonaires (BPCO, emphysème, bronchite chronique, insuffisance respiratoire chronique), dermatologiques (acné, vieillissement cutané, coloration des ongles, sécheresse cutanée), gynéco-obstétrique (diminution de la fécondité, accouchement prématuré, retard de croissance intra-utérin, mort fœtale in utero, grossesse extra-utérine, fausse couche), autres (coloration des dents, parodontopathie, déchaussement dentaire, polyglobulie, polynucléose).

9.2. Pour mieux comprendre

Il ne faut pas oublier l'intoxication passive, responsable de cardiopathies ischémiques, de cancer broncho-pulmonaire, de coronaropathie, d'otite, d'asthme de l'enfant et de bronchite.

10. Moment du sevrage : proposition d'aide à l'arrêt à chaque contact avec un professionnel de santé 2C-075-PC-A01

10.1. Points clés (fiche LiSA)

Tout professionnel de santé doit proposer l'arrêt à chaque consultation.

10.2. Pour mieux comprendre

La règle des 5A :

* **Ask** : demander si la personne fume ;
* **Assess** : évaluer son tabagisme ;
* **Advise** : conseiller à chaque fumeur d'arrêter de fumer ;
* **Assist** : évoquer la palette des aides et des accompagnements disponibles pour y arriver ;
* **Arrange** : proposer un support écrit d'informations pour appuyer ce conseil.

11. Connaître les moyens de prévention primaire et secondaire 2C-075-PC-A02

11.1. Points clés (fiche LiSA)

La prise en charge du tabagisme est une priorité dans les démarches de prévention cardiovasculaire. Le sevrage a un excellent rapport coût/bénéfice, le meilleur parmi toutes les mesures de prévention. La soustraction à l'exposition à la fumée de tabac (tabagisme actif et passif) a démontré son efficacité en prévention des événements aigus.

11.2. Pour mieux comprendre

11.2.1. En prévention primaire

Le bénéfice cardiovasculaire est d'autant plus important et rapide que le sevrage est précoce. Un sevrage tardif reste néanmoins bénéfique, même si le concept « de risque résiduel » lié à une consommation prolongée ne permet pas d'assurer un bénéfice cardiovasculaire optimal, ni de rejoindre totalement l'espérance de vie d'un sujet n'ayant jamais fumé.

11.2.2. En prévention secondaire

Un bénéfice majeur du sevrage est confirmé à tous les stades de la maladie athéromateuse et sur tous les territoires concernés. Il se manifeste précocement. Aucune autre démarche médicale ou chirurgicale ne donne un bénéfice clinique aussi rapide et important.

12. Connaître les traitements de la dépendance au tabac (pharmacologiques et non pharmacologiques) 2C-075-PC-A03

12.1. Points clés (fiche LiSA)

Quelle que soit l'aide médicamenteuse, elle ne doit pas être isolée et doit toujours être associée à une approche comportementale et faire l'objet d'un suivi prolongé.

12.2. Pour mieux comprendre

Il n'y a pas de seuil de consommation de tabac au-dessous duquel fumer est sans risque cardiovasculaire. Une consommation de tabac doit être systématiquement recherchée et documentée dans l'évaluation du risque. Tous les modes de consommation de tabac sont à risque. Tout fumeur doit être clairement informé des conséquences cardiovasculaires du tabagisme et une aide et un suivi doivent lui être proposés.

12.2.1. Les traitements pharmacologiques

Les traitements de substitution nicotinique permettent un apport quotidien de nicotine, en évitant la toxicité des cigarettes. Ils sont efficaces s'ils sont prescrits longtemps, avec un dosage adapté et bien expliqués (utilisation et effets indésirables).

Il existe différentes formes :

* transdermiques : timbres (ou patchs) pour une durée de 24 heures ou 16 heures ;
* orales : gommes, comprimés, pastilles, sprays buccaux ;
* inhaleurs.

Lors du traitement, les formes orales peuvent être associées aux patchs.

Les effets indésirables sont modérés :

* céphalées, palpitations, dysgueusie, hoquet, nausées, dyspepsie, douleurs et paresthésies de la cavité buccale, stomatite, hypersécrétion salivaire, brûlure des lèvres, sécheresse de la bouche et/ou de la gorge ;
* patchs : érythème et prurit au point d'application.

Varénicline et bupropion sont prescrits en seconde intention. La varénicline (Champix®) est un agoniste partiel des récepteurs nicotiniques. En dernière intention, sera prescrit du bupropion (Zyban®) qui est un inhibiteur de la recapture de la noradrénaline et de la dopamine.

12.2.2. Les traitements non pharmacologiques

* Accompagnement psychothérapique recommandé.
* Entretiens motivationnels afin de susciter ou de renforcer la motivation au changement.
* Psychothérapie de soutien.
* Thérapie cognitivo-comportementale (TCC).
* Accompagnement téléphonique : ligne Tabac Info Service (3989).

13. Après un événement aigu : infarctus du myocarde, décompensation respiratoire... 2C-075-PC-B01

13.1. Points clés (fiche LiSA)

Un bénéfice majeur du sevrage est confirmé à tous les stades de la maladie athéromateuse et sur tous les territoires concernés. Il se manifeste précocement.

Une substitution nicotinique immédiate, dès l'Unité de Soins Intensifs (patch et/ou formes orales) est recommandée et a montré son efficacité et sa bonne tolérance y compris chez les patients coronariens. La substitution nicotinique est un véritable outil de prévention secondaire au même titre que les autres mesures thérapeutiques (ß-bloquant, aspirine, statine, IEC, conseils diététiques...). La première dose quotidienne de nicotine peut être simplement déterminée par le nombre de cigarettes antérieurement consommées au quotidien, avec en pratique un grand patch de 21 mg/24 heures pour un paquet/jour. La posologie doit être adaptée en fonction des symptômes de sevrage (augmentation de la dose si envie impérieuse de fumer, nervosité, irritabilité) ou de signes éventuels de surdosage (diminution de la dose si nausées, bouche « pâteuse », palpitations, céphalées, insomnie sévère). À noter que le risque le plus important est le sous-dosage, qui explique beaucoup d'échecs de sevrage, alors que celui de surdosage est rare et n'a jamais de conséquences graves. Il existe 3 posologies de patchs : 7 mg/24 heures, 14 mg/24 heures et 21 mg/24 heures. À noter qu'il est déconseillé de fumer en parallèle d'une substitution pour éviter tout risque de surdosage.

13.2. Pour mieux comprendre

L'arrêt de la consommation de tabac est généralement immédiat pendant la phase d'hospitalisation, mais ne préjuge pas d'un sevrage à long terme. Cet arrêt est imposé par les événements et non lié à une réelle motivation. Le seul conseil d'« arrêter de fumer » ne suffit pas. Il faut « traiter » ce facteur, en proposant une stratégie précise immédiate et un suivi prolongé.

13.2.1. Prise en charge à long terme

* Maintien de l'arrêt, adaptation de la substitution et surveillance régulière.
* En cas de dépendance : traitement pharmacologique (diminue les symptômes de sevrage, le craving [envie irrépressible de consommer une substance] et la rechute).
* Évaluation des comorbidités psychiatriques et des co-addictions.

13.2.2. Traitements pharmacologiques

* Traitements de substitution nicotinique.
* Apport quotidien de nicotine.
* Efficaces si prescrits longtemps, avec dosage adapté et utilisation bien expliquée.
* Différentes formes (transdermiques, orales, inhaleurs).
* En seconde intention : varénicline (agoniste partiel des récepteurs nicotiniques).
* En dernière intention : bupropion (inhibiteur de la recapture de la noradrénaline et de la dopamine).

13.2.3. Traitements non pharmacologiques (accompagnement psychothérapique recommandé)

* Entretiens motivationnels afin de susciter ou de renforcer la motivation au changement.
* Psychothérapie de soutien.
* Thérapie cognitivo-comportementale (TCC).
* Accompagnement téléphonique : ligne Tabac Info Service (3989).

13.2.4. Cigarettes électroniques

Considérées comme une aide complémentaire pour arrêter ou diminuer (ne sont pas des produits de santé).

14. RECHERCHE DES COMORBIDITÉS EN FONCTION DU TERRAIN 2C-075-PC-B02

14.1. Points clés (fiche LiSA)

L'évaluation des comorbidités psychiatriques et des co-addictions est importante avant un sevrage tabagique, afin d'apprécier le terrain sous-jacent, qui peut modifier la prise en charge.

14.2. Pour mieux comprendre

14.2.1. Les troubles psychiatriques

* Schizophrénie 82 % de fumeurs.
* Trouble bipolaire 56 % de fumeurs.
* Rechercher troubles anxieux et épisode dépressif caractérisé.

Il existe des liens entre difficulté à arrêter et symptômes dépressifs.

Il existe des manifestations anxieuses et dépressives induites par le sevrage :

* si durée de quelques semaines : pas de traitement pharmacologique mais soutien en consultation ;
* au-delà : traitement spécifique psychiatrique.

14.2.2. Les co-addictions

* L'usage ou le mésusage d'alcool et/ou de cannabis.
* Les autres substances psycho-actives (dans le cadre d'une polyconsommation).

15. À LONG TERME : SAVOIR QUE LES RECHUTES SONT LA RÈGLE : IL FAUT SYSTÉMATIQUEMENT PROPOSER L'ARRÊT

2C-075-PC-B03

15.1. Points clés (fiche LiSA)

Les rechutes sont la règle. Il faut proposer systématiquement l'arrêt. Le craving et le syndrome de sevrage sont des facteurs de rechute. La consommation d'alcool et de cannabis sont également des facteurs de rechute.

15.2. Pour mieux comprendre

La qualité et la fréquence du suivi améliorent les chances de réussite du sevrage. La périodicité est à définir avec le fumeur (6 à 12 mois). Un sevrage « réussi » est un sevrage total sur une durée ≥ 1 an. Le suivi régulier permet une meilleure prévention des récidives. La rechute doit être dédramatisée (étape souvent nécessaire dans l'apprentissage de la vie sans tabac) :

* valoriser les efforts réalisés ;
* analyser les circonstances de la rechute ;
* maintenir le suivi en vue d'une nouvelle tentative.

16. AIDE MÉDICAMENTEUSE AUTRE QUE TRAITEMENTS SUBSTITUTIFS NICOTINIQUES (TSN) 2C-075-PC-B04

16.1. Points clés (fiche LiSA)

Après les traitements de substitution nicotinique on peut proposer en seconde intention la varénicline puis en dernière intention le bupropion.

16.2. Pour mieux comprendre

Varénicline :

* Agoniste partiel des récepteurs nicotiniques à l'acétylcholine.
* Indiqué en cas d'échec du sevrage tabagique par substitution nicotinique et dépendance forte à la nicotine.

* Les principaux effets secondaires sont : nausées, céphalées, cauchemars, insomnie, dépression, risque cardiovasculaire.
* Remboursement par l'assurance maladie.

Bupropion : inhibiteur de la recapture de la noradrénaline et de la dopamine.

17. Savoir quand adresser un patient en consultation de tabacologie 2C-075-PC-B05

17.1. Points clés (fiche LiSA)

Toute consultation médicale doit être l'occasion d'un conseil d'arrêt. Il s'agit pour le professionnel de conseiller à chaque fumeur d'arrêter de fumer, d'évoquer les aides et les accompagnements disponibles pour y arriver.

17.2. Pour mieux comprendre

Tous les professionnels de santé doivent proposer l'arrêt (selon la technique des 5A) à chaque consultation :

* demander si la personne fume (**Ask**) ;
* évaluer son tabagisme (**Assess**) ;
* conseiller à chaque fumeur d'arrêter de fumer (**Advise**) ;
* évoquer la palette des aides et accompagnements disponibles pour y arriver (**Assist**) ;
* proposer un support écrit d'information pour appuyer ce conseil (**Arrange**) ;

Ce conseil minimal permet d'augmenter le taux de sevrage.

Ne pas hésiter à orienter les patients vers le site http://www.tabac-info-service.fr et la ligne téléphonique gratuite 3989 qui proposent des accompagnements personnalisés (coaching).

5 LES 5 IDÉES-FORCES

- Le tabagisme est un facteur de risque cardiovasculaire majeur qui touche tous les territoires artériels.
- Le tabagisme est un facteur de risque de cancer.
- La recherche doit être systématique ; le sevrage doit être abordé à chaque consultation.
- Les traitements reposent sur les substituts nicotiniques en première intention avec un dosage adapté.
- Le sevrage tabagique a démontré son efficacité en prévention des événements cardiovasculaires aigus.

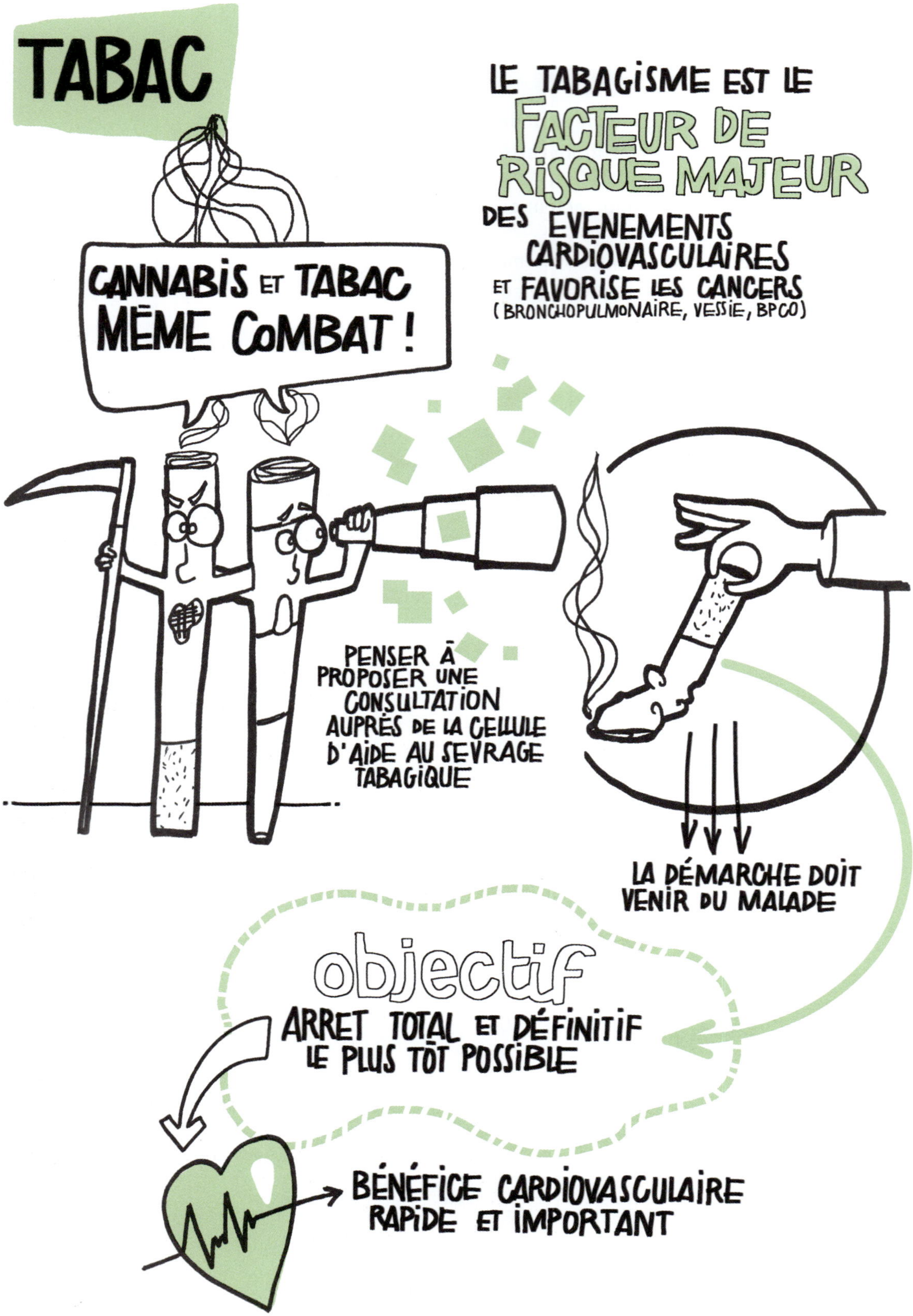
TABAC
LE TABAGISME EST LE FACTEUR DE RISQUE MAJEUR DES EVENEMENTS CARDIOVASCULAIRES ET FAVORISE LES CANCERS (BRONCHOPULMONAIRE, VESSIE, BPCO)
CANNABIS ET TABAC MÊME COMBAT !
PENSER À PROPOSER UNE CONSULTATION AUPRÈS DE LA CELLULE D'AIDE AU SEVRAGE TABAGIQUE
LA DÉMARCHE DOIT VENIR DU MALADE
objectif
ARRET TOTAL ET DÉFINITIF LE PLUS TÔT POSSIBLE
BÉNÉFICE CARDIOVASCULAIRE RAPIDE ET IMPORTANT

113

item 113

HÉMANGIOMES ET MALFORMATIONS VASCULAIRES CUTANÉES

1. SAVOIR DÉFINIR UN HÉMANGIOME ET SON HISTOIRE NATURELLE 2C-113-DE-A01

1.1. Points clés (fiche LiSA)

L'hémangiome infantile (HI) appartient au groupe des **tumeurs vasculaires**. L'HI apparaît durant les premières semaines de vie (70 % dans les 2 semaines qui suivent la naissance) et peut apparaître jusqu'à l'âge de 2 à 3 mois en cas de forme profonde. L'évolution naturelle de l'HI peut être décomposée en trois phases :

* la **phase proliférative** ou période d'expansion de la tumeur (de la naissance jusqu'à 6 à 12 mois) ;
* la **phase d'involution** avec arrêt de la croissance de l'HI qui survient généralement après 1 an puis régression ;
* la **phase de résolution** lorsque l'HI a involué avec une possible séquelle fibro-graisseuse et adipocytaire (entre 5 et 10 ans). Les HI peuvent laisser des modifications cutanées telles que des télangiectasies, des atrophies hypodermiques, des pigmentations et des cicatrices, surtout chez les patients aux antécédents d'HI ulcéré.

1.2. Pour mieux comprendre

La pathogénèse de l'HI reste inconnue. L'hypothèse la plus probable associe des facteurs intrinsèques (comme des facteurs angiogéniques ou de la vasculogénèse) et extrinsèques (hypoxie tissulaire). Les deux mécanismes pourraient être liés, l'hypoxie pouvant induire une hyperexpression de facteurs angiogéniques. La vasculogénèse est issue de cellules progénitrices endothéliales développées par expansion clonale. Les cellules progénitrices fœtales émanant de rupture placentaire durant la gestation ou la naissance seraient également impliquées. Une théorie globale suggère que l'HI serait la résultante d'une prolifération aberrante et d'une différenciation de cellules progénitrices pluripotentes.

1.3. Pour s'exercer

QRU#1 : Dans le cadre d'un hémangiome infantile, la phase proliférative peut survenir...

A. Jusqu'à 3 mois.

B. Jusqu'à 12 mois.

C. Jusqu'à 2 ans.

D. Jusqu'à 4 ans.

E. Jusqu'à 7 ans.

Réponse : B. La phase proliférative ou période d'expansion d'un hémangiome infantile se déroule de la naissance jusqu'à 6-12 mois.

2. Connaître les signes cliniques d'un hémangiome 2C-113-DP-A01

2.1. Points clés (fiche LiSA)

Le diagnostic de l'HI est le plus **souvent clinique**. L'HI se manifeste le plus souvent sous la forme d'une tache érythémateuse vasculaire, d'une tache bleutée et parfois sous la forme d'un halo « anémique ». En cas d'**HI superficiel**, la composante cutanée est rouge vif, surélevée par rapport au plan cutané sain et dépressible avec un temps de remplissage rapide lors du relâchement cutané. En cas d'**HI strictement sous-cutané ou profond**, la lésion se caractérise par une tuméfaction bleutée molle, au sein de laquelle on perçoit parfois des veines de drainage. L'**HI mixte** associe une composante cutanée et profonde.

2.2. Pour mieux comprendre

Il existe une classification internationale morphologique des HI avec les critères suivants :

* HI focal (lésions discrètes en un seul point) ;
* HI multifocal (plus d'un seul site) ;
* HI segmentaire (l'ensemble d'un membre par exemple avec risque de forme syndromique) ;
* HI indéterminé (ni localisé, ni segmentaire).

Il existe une classification des HI selon l'extension anatomique : HI superficiel, profond, mixte, réticulaire et avortif (HI avec une composante proliférative inférieure à 25 % de leur surface totale).

2.3. Pour s'exercer

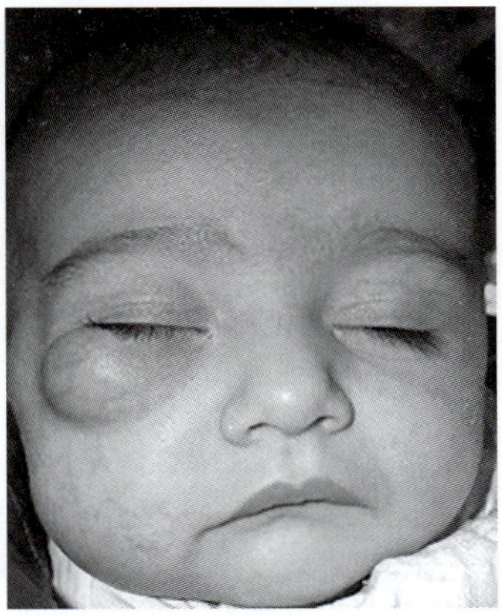

QRU#1 : Quelle est la classification morphologique de cet hémangiome infantile ?

A. Hémangiome infantile superficiel.

B. Hémangiome infantile profond.

C. Hémangiome infantile mixte.

D. Hémangiome infantile multifocal.

E. Hémangiome infantile segmentaire.

Réponse : B. Il s'agit d'un HI sous-cutané strict ou profond sans tache érythémateuse qui témoignerait de l'atteinte superficielle.

3. Connaître les principaux diagnostics différentiels des hémangiomes 2C-113- DP-B01

3.1. Points clés (fiche LiSA)

Dans certaines formes cliniques (HI profonds notamment), une imagerie peut être nécessaire pour confirmer le diagnostic ou éliminer une malformation vasculaire (malformations à flux lent de type malformation veineuse ou lymphangiome kystique). L'écho-Doppler doit être réalisé en première intention.

En cas d'atypie clinique, les diagnostics différentiels principaux sont les autres types de tumeurs vasculaires bénignes ou malignes. Parmi les tumeurs bénignes, il existe l'hémangiome congénital qui est présent à la naissance (environ 30 % des hémangiomes).

3.2. Pour mieux comprendre

Les diagnostiques différentiels des HI sont principalement :

* l'**hémangiome congénital** : il est présent à la naissance et représente environ 30 % ;
* l'**hémangiome congénital rapidement involutif** (RICH) : à la naissance, il démarre sa phase d'involution qui se poursuit jusqu'au 7e-14e mois. L'aspect clinique est un peu différent des hémangiomes classiques. Leur développement est essentiellement sous-cutané. La surface cutanée peut être saine et pâle ou parcourue de télangiectasies ou violacée avec une peau très fine fragile entourée d'un halo de peau claire. La régression s'accompagne d'une lipo-atrophie sous-cutanée ;
* l'**hémangiome congénital non involutif** (NICH) : il présente les mêmes caractéristiques cliniques et radiologiques que les hémangiomes congénitaux rapidement involutifs ou les hémangiomes infantiles dans leur phase proliférative mais n'atteint jamais la phase involuée. Il grandit proportionnellement à la taille de l'enfant ;
* l'**hémangiome congénital partiellement involutif** (PICH) : il est une forme intermédiaire entre le RICH et le NICH.

Les autres diagnostics différentiels des HI sont les **tumeurs bénignes** telles que le granulome pyogénique ou botryomycome (tumeur acquise bourgeonnante non épidermisée qui saigne facilement), l'angiome en touffes et l'hémangio-endothéliome kaposiforme (tumeurs rares). Ces deux types de tumeurs peuvent être congénitales ou acquises et peuvent se compliquer d'un syndrome de Kasabach-Merritt (association d'une thrombopénie profonde [< 10 g/L] et d'une tumeur vasculaire).

Les autres diagnostics différentiels des HI sont les **tumeurs malignes** telles que le fibrosarcome ou l'hémangiopéricytome. Le fibrosarcome est la tumeur qui prête le plus à confusion avec l'hémangiome dans la littérature. La tumeur se présente en général plus fine, brillante, violette et sphérique avec une ulcération centrale. En cas d'atypie d'un HI, une iconographie voire un bilan complémentaire allant jusqu'à la biopsie peut être nécessaire.

3.3. Pour s'exercer

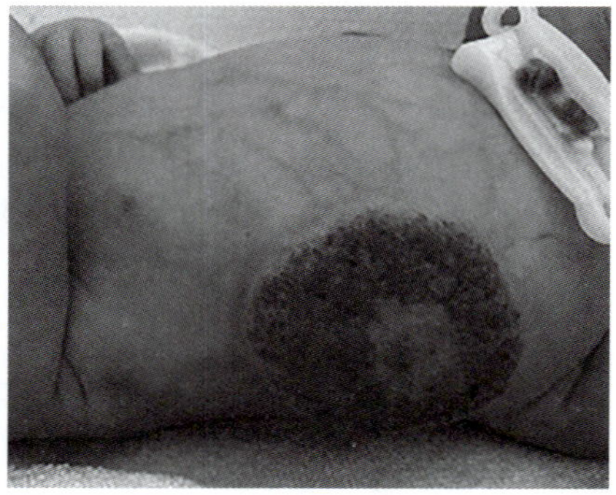

QRU#1 : Vous êtes appelé(e) en salle de naissance pour examiner cet enfant. Quel diagnostic évoquez-vous en première intention ?

A. Un hémangiome infantile superficiel.
B. Un hémangiome infantile mixte.
C. Un hémangiome infantile profond.
D. Un hémangiome congénital de type RICH.
E. Un hémangiome congénital de type NICH.

Réponse : D. L'hémangiome congénital comme l'indique son nom est présent dès la naissance. L'aspect clinique classique associe à la fois un aspect d'hémangiome avec souvent un aspect violacé ainsi qu'un halo péri-tumoral associé à un réseau veineux périphérique correspondant aux veines de drainage.

4. Connaître les localisations à risque et les complications des hémangiomes 2C-113-IU-A01

4.1. Points clés (fiche LiSA)

Une minorité des HI se complique. Ces complications peuvent être liées aux formes multiples ou syndromiques (hypothyroïdie associée, anomalie cardiaque…). Les complications les plus fréquentes des HI se produisent durant la phase proliférative et en cas d'HI segmentaires.

Les ulcérations sont les complications les plus fréquentes. Des nécroses peuvent survenir et se compliquer de saignement ou d'infection et, à terme, de cicatrice. D'autres complications sont liées au site anatomique et sont essentiellement l'apanage des HI péri-orificiels (amblyopie, astigmatisme, obstruction respiratoire haute, obstruction nasale, troubles sphinctériens, troubles de l'alimentation). Les complications sont liées au volume de l'HI avec destruction des organes atteints (hypo-développement mammaire, déformation nasale et alopécie). Le pronostic esthétique est également à considérer pour les HI de la face.

La plupart des hémangiomes reste localisée sur la peau et ne nécessite aucun bilan viscéral.

Les HI multiples (> 5) doivent faire rechercher une atteinte hépatique et, si cette dernière est présente, une hypothyroïdie. Certaines localisations doivent attirer l'attention et faire rechercher des formes syndromiques (les HI segmentaires périnéaux, les HI sacrés ou lombaires médians, les HI segmentaires de la face, du scalp ou du cou).

Après leur phase de résolution, un HI involué peut laisser des modifications cutanées telles que des télangiectasies, des atrophies hypodermiques, des pigmentations et des cicatrices, surtout chez les patients aux antécédents d'HI ulcéré.

4.2. Pour mieux comprendre

Dans la plupart des cas, aucun traitement n'est indiqué. Seuls les hémangiomes compliqués ou avec retentissement esthétique patent sont traités. Le traitement de référence est le propranolol. Une forme galénique buvable a été spécifiquement développée pour les nourrissons: l'Hémangiol®. Les indications sont: les urgences avec HI entraînant un risque vital ou fonctionnel, les HI ulcérés douloureux ou ne répondant pas à des soins simples, les HI avec un risque de cicatrices permanentes ou de défiguration. Le traitement doit être instauré chez les enfants âgés de 5 semaines à 5 mois. La posologie est de 3 mg/kg/jour en deux prises par jour pendant au moins 6 mois.

4.3. Pour s'exercer

QRM#1: Vous voyez en consultation Emma, âgée de 4 mois, pour un hémangiome infantile de la fesse droite. Alors que l'évolution était initialement favorable, la lésion grandit et une ulcération vient d'apparaître. Quelle attitude préconisez-vous?

A. Une surveillance clinique dans le mois car l'évolution devrait être la régression.

B. Des soins locaux avec nettoyage et pansement occlusif.

C. Un β-bloquant de type Hémangiol®.

D. Une corticothérapie locale.

E. Un traitement chirurgical.

Réponse: B et C. Une ulcération de l'hémangiome infantile est une complication qu'il convient de traiter par Hémangiol® car la lésion est douloureuse. Le site ulcéré au niveau de la fesse peut compliquer les soins locaux et augmenter le risque de surinfection du fait de la localisation.

5. Savoir diagnostiquer un angiome plan 2C-113-DP-B02

5.1. Points clés (fiche LiSA)

L'angiome plan est une malformation vasculaire cutanée de type capillaire. Il s'agit d'une tache érythémateuse présente à la naissance, plane et sans relief qui n'a pas de tendance à s'étendre, mais qui va grandir proportionnellement lors de la croissance de l'enfant. Le diagnostic est clinique. L'angiome plan pose le plus souvent un problème seulement esthétique. Certaines localisations doivent faire évoquer des formes syndromiques comme le syndrome de Sturge-Weber-Krabbe (qui associe un angiome plan de la face [territoire V1, 2, 3] à un angiome méningé et parfois un glaucome), le syndrome de Klippel-Trénaunay ou malformation capillaro-lymphatico-veineuse (qui associe un angiome plan d'un membre, une anomalie de longueur du membre, une malformation veineuse +/- un lymphœdème).

5.2. Pour mieux comprendre

Les angiomes plans peuvent être associés à des formes syndromiques. L'évolution va vers la disparition des noms propres pour nommer les formes syndromiques pour tendre vers une nomenclature plus descriptive.

6. Connaître les complications d'une malformation veineuse 2C-113-SP-B01

6.1. Points clés (fiche LiSA)

Les malformations veineuses (MV) se caractérisent le plus souvent par une masse bleutée compressible à la palpation. Elles peuvent être isolées ou multiples. Les complications sont liées à leurs localisations. Lorsqu'elles sont superficielles avec atteinte cutanée, le diagnostic est assez facile. La masse peut varier en volume et peut parfois être douloureuse de par sa mise en tension. Lorsqu'elles sont profondes (atteinte sous-cutanée, musculaire ou osseuse…), elles peuvent rester longtemps méconnues, et n'entraînent souvent aucun symptôme avant la puberté. Les complications symptomatiques sont liées à la localisation anatomique (douleur et handicap fonctionnel selon le territoire) et au volume. La localisation musculaire au niveau des membres semble la plus fréquente et la douleur est le mode de révélation le plus fréquent. Un des risques est le risque thrombotique. Ces thromboses peuvent être asymptomatiques et être révélées par un bilan radiologique ou écho-Doppler qui visualisent des phlébolithes. Elles peuvent également être douloureuses et le risque emboligène dépend du territoire atteint, pouvant aller jusqu'à l'embolie pulmonaire.

La MV peut être associée à d'autres malformations et/ou s'intégrer dans certains syndromes. Le plus connu est le syndrome de Klippel-Trénaunay ou malformation capillaro-lymphatico-veineuse. Sans traitement, l'évolution peut rester stable, mais elle se complique dans la plupart des cas avec survenue d'ulcération, d'infection, de saignement et de troubles orthopédiques (scoliose…) liés à l'inégalité de longueur de membre.

6.2. Pour mieux comprendre

Les malformations vasculaires veineuses sont ubiquitaires et touchent le plus fréquemment la sphère cervico-faciale (50 % des cas), les membres (37 %) et le tronc (13 %). Elles peuvent être superficielles ou profondes. Elles sont le plus fréquemment uniques. Les formes superficielles sont souvent cutanées ou sous-cutanées. Cependant, l'association localisation superficielle, constituant le point d'appel clinique, et extension en profondeur est fréquente et imposera fréquemment des explorations morphologiques. Les MV des membres sont fréquemment associées à des atteintes musculaires, voire osseuses, responsables de déformations articulaires à l'origine d'hémarthroses, d'ostéolyses, d'hypo ou d'hypertrophie osseuse, d'amyotrophie.

6.3. Pour s'exercer

QRU#1 : Quel est l'examen paraclinique de première intention dans le cadre d'une suspicion d'une malformation vasculaire veineuse ?

A. Un écho-Doppler.

B. Un scanner.

C. Un angioscanner.

D. Une IRM.

E. Une artériographie.

Réponse : A. L'écho-Doppler est l'examen de première intention. Cet examen complémentaire est indolore et non invasif, et permet le plus souvent de retenir le diagnostic positif. D'autres iconographies sont souvent nécessaires pour une analyse anatomique complète.

7. Connaître les complications d'une malformation artério-veineuse 2C-113-SPB02

7.1. Points clés (fiche LiSA)

Les malformations artério-veineuse (MAV) sont constituées de communications anormales entre les artères et les veines (nidus). Dans la petite enfance et l'enfance, la MAV est souvent dormante. Dans une seconde phase, la MAV s'étend, devient plus érythémateuse, chaude et pulsatile. Un thrill peut être perçu à la palpation ainsi qu'à l'auscultation. Des veines de drainage apparaissent en surface. Parmi toutes les malformations vasculaires, ce sont les MAV qui ont le pronostic le plus sévère. Elles peuvent être localisées ou diffuses. Les symptômes sont liés aux territoires qui peuvent tous être atteints (intra-crânien, moelle épinière, membres, tronc et organes). Elles sont généralement douloureuses et potentiellement toutes dangereuses car actives d'un point de vue hémodynamique. Les MAV intracrâniennes sont souvent la cause de maux de tête, de symptômes neurologiques ou d'hémorragies cérébrales. Les MAV cutanées ou sous-cutanées se compliquent de plaies, d'ischémies ou d'hémorragies. Des complications osseuses (ostéodystrophie) et/ou musculaires (amyotrophie) peuvent exister. À moyen ou long terme, l'évolution se fait vers un hyperdébit au sein de la malformation qui peut conduire à une insuffisance cardiaque voire au décès.

Le Syndrome de Parkes-Weber est la forme syndromique la plus connue. Elle associe une MAV diffuse d'un membre avec augmentation du volume de ce membre, et une malformation capillaire cutanée dans le même territoire.

7.2. Pour mieux comprendre

Le diagnostic des MAV ne peut être fait qu'avec l'écho-Doppler. Le diagnostic doit être confirmé au minimum avec un écho-Doppler. Une iconographie complémentaire peut être indiquée. Une échographie cardiaque est également discutée en cas de risque d'hyperdébit cardiaque. Un avis spécialisé est indispensable pour le suivi et la thérapeutique.

7.3. Pour s'exercer

QRM#1 : Quelles sont les complications possibles d'une malformation artério-veineuse au niveau de la jambe ?

A. Une ulcération cutanée.

B. Une insuffisance cardiaque.

C. Le décès.

D. Une impotence fonctionnelle de la jambe.

E. Une hémorragie.

Réponse : A, B, C, D et E. Toutes ces complications peuvent se présenter lors d'une malformation artério-veineuse étendue et évoluée d'un membre inférieur.

5 LES 5 IDÉES-FORCES

- L'hémangiome infantile HI appartient au groupe des tumeurs vasculaires. Le diagnostic est le plus souvent clinique. Dans certaines formes (HI profonds notamment), une imagerie (écho-Doppler en première intention) peut être nécessaire.

- Dans la plupart des cas, aucun traitement n'est indiqué dans les HI. Dans une minorité de cas, les hémangiomes infantiles se compliquent (localisation péri-orificielle, ulcérations). Le traitement de référence est alors le propranolol.

- L'angiome plan est une malformation vasculaire cutanée de type capillaire dont le diagnostic est clinique : il se présente comme une tache érythémateuse présente à la naissance, plane et sans relief.

- Les malformations veineuses (MV) se caractérisent le plus souvent par une masse bleutée compressible. L'écho-Doppler est l'examen complémentaire de première intention pour confirmer le diagnostic, évaluer la profondeur ainsi que les éventuelles complications thrombotiques.

- Les malformations artério-veineuse (MAV) sont les malformations les plus dangereuses car elles sont actives d'un point de vue hémodynamique. À moyen ou long terme, l'évolution se fait vers un hyperdébit au sein de la malformation qui peut conduire à une insuffisance cardiaque voire au décès.

153

item 153

Surveillance des porteurs de valve et prothèses vasculaires

1. Différents types de prothèses vasculaires

1.1. Points clés

Les différents types de prothèses vasculaires sont :

* les prothèses (remplaçant ou dérivant un segment de vaisseau) : structures tubulaires à base de polymères soit tissés soit tricotés (dacron) soit extrudés (PTFE) ;
* les endoprothèses (implantées dans la lumière du vaisseau [endo]) non couvertes, ou couvertes (prothèses en dacron ou PTFE fixées sur un stent ou intégrées à celui-ci).

La dénomination usuelle réserve le terme de **stent** pour les endoprothèses non couvertes, et **endoprothèses ou stents couverts** pour les endoprothèses couvertes dédiées respectivement à l'étage aortique, aux axes périphériques.

2. Principales complications des prothèses vasculaires

2.1. Points clés

Pour tous les types de prothèses, les complications précoces (lors des 30 jours suivant l'implantation) sont :

* thrombose pouvant entraîner une ischémie d'aval ;
* hémorragie ;
* sepsis.

Les complications tardives sont :

* thrombose pouvant entraîner une ischémie d'aval ;
* rupture de l'anastomose ou de la prothèse de cause mécanique ou infectieuse (faux anévrisme) ;
* infection de prothèse par contiguïté ou par greffe septicémique ou bactériémique.

À l'étage abdominal et thoracique s'ajoutent :

* **endofuites** sur les endoprothèses (défaut d'exclusion de la zone couverte) : **principales complications à craindre** car elles sont susceptibles de remettre en pression le sac anévrismal jusqu'à provoquer sa rupture ;
* fistules entre les prothèses ou les endoprothèses (sepsis de contiguïté) et les organes creux adjacents (bronches, duodénum, colon, etc.). De mécanisme septique par définition, elles imposent en principe l'ablation du matériel en place.

3. Modalités de surveillance des porteurs de prothèses vasculaires

3.1. Points clés

Les endoprothèses thoraciques et abdominales doivent faire l'objet d'une surveillance régulière par imagerie (scanner et échographie). L'organisation de cette surveillance est fixée règlementairement. Pour les autres prothèses vasculaires, la surveillance est clinique et un écho-Doppler est organisé au moins annuellement.

3.2. Pour s'exercer

Un homme de 75 ans vous consulte pour un renouvellement d'ordonnance. Il présente des antécédents de syndrome coronaire aigu 3 ans auparavant, d'hémicolectomie droite dix ans auparavant. Il a été traité pour anévrisme de l'aorte abdominale sous-rénale par endoprothèse un an auparavant. Le sujet est asymptomatique. Il pratique des marches d'une durée de 60 mn trois fois par semaine. Il est apyrétique. Le poids est de 85 kg pour une taille de 1m68. À la palpation, on perçoit des pouls au niveau des artères tibiales postérieures. On ne perçoit pas de souffle à l'auscultation des trajets vasculaires.

Le traitement quotidien comporte les médicaments suivants : bisoprolol 5 mg, ramipril 5 mg, clopidogrel 75 mg, atorvastatine 40 mg.

QROC#1 : Vous lui expliquez que l'endoprothèse nécessite une surveillance. Quelle complication principale cherche-t-on à éliminer par cette surveillance ?

Réponse : défaut d'exclusion par endofuites, endofuites.

QCM#2 : Les sujets traités pour un anévrisme par endoprothèse doivent bénéficier d'une surveillance régulière à la recherche de complication, en particulier d'endofuite. Quels sont les deux examens recommandés pour cette surveillance ?

A. Mesure de l'index de pression systolique.
B. Scanner abdominal non injecté.
C. Radiographie de l'abdomen sans préparation.
D. Angioscanner de l'aorte.

E. Imagerie par résonance magnétique de l'aorte.
F. Écho-Doppler de l'aorte.
G. Aorto-artériographie.
H. Tomographie d'émission de positons.
I. Scintigraphie aux leucocytes marqués.

Réponse : D et F.

4. Savoir que tout patient porteur d'une prothèse vasculaire est un sujet à risque infectieux

4.1. Points clés

Chez un sujet porteur d'une prothèse vasculaire aortique, une antibioprophylaxie antimicrobienne doit être considérée avant toute procédure dentaire à risque. Elle doit être discutée au cas par cas pour les autres gestes invasifs (endoscopie digestive).

221

item 221

ATHÉROME

ÉPIDÉMIOLOGIE ET PHYSIOPATHOLOGIE

1. DÉFINITION DE L'ATHÉROME 2C-221-DE-A01

1.1. Points clés (fiche LiSA)

En 1958, l'Organisation mondiale de la santé (OMS) définissait l'athérosclérose comme « une association variable de remaniements de l'intima des artères de gros et moyen calibre. Elle constitue une accumulation focale de lipides, de glucides complexes, de sang et de produits sanguins, de tissus fibreux et de dépôts calcaires. Le tout est accompagné de modifications de la media ». On considère que l'athérosclérose est une réponse inflammatoire à une agression de l'endothélium artériel.

1.2. Pour mieux comprendre

L'athérosclérose est considérée comme une réponse active de la paroi du vaisseau, en particulier de l'intima, à des agressions mécaniques, chimiques ou infectieuses. La plaque d'athérome correspond à un épaississement localisé de l'intima des vaisseaux.

Il faut différencier l'athérosclérose qui implique principalement l'intima et la media de l'artériosclérose qui est un processus de sclérose artérielle. Cette dernière est caractérisée par une sclérose des fibres musculaires de la media. Elle concerne essentiellement les artérioles et est secondaire au vieillissement.

1.3. Pour s'exercer

QRM#1 : Monsieur T., 77 ans, a un antécédent d'infarctus du myocarde, une hyper-LDL-cholestérolémie, un diabète de type 2 évoluant depuis plus de 20 ans et de l'hypertension artérielle. Il a des lésions d'athérosclérose. Que pourrait-on voir à l'analyse histologique d'une artère atteinte ?

A. Remaniements de l'intima.

B. Remaniements de la media.

C. Remaniements de l'adventice.

D. Accumulation de glucides complexes.

E. Dépôts calcaires.

Réponse : A, B, D et E. L'athérosclérose touche les artères de gros et de moyen calibre, atteint l'intima et la media avec accumulation de glucides complexes et dépôts calcaires mais aussi accumulation focale de lipides et dépôts fibreux.

QRU#2 : Monsieur U., 87 ans, a un antécédent d'infarctus du myocarde, une hypercholestérolémie, un diabète de type 2 évoluant depuis plus de 30 ans, de l'hypertension artérielle. Sa fonction rénale est altérée. Une ponction biopsie rénale a conclu à de l'artériosclérose. Que pourrait-on voir à l'analyse histologique d'une artère ?

A. Remaniements de l'intima.

B. Remaniements de la media.

C. Remaniements de l'adventice.

D. Accumulation de glucides complexes.

E. Dépôts calcaires.

Réponse : B. L'artériosclérose touche préférentiellement les artérioles, est secondaire au vieillissement et est caractérisée par une sclérose des fibres musculaires de la media.

2. Malade poly-athéromateux 2C-221-DE-A02

2.1. Points clés (fiche LiSA)

La maladie athéromateuse est une maladie inflammatoire systémique. Les localisations anatomiques préférentielles sont les artères coronaires, les artères à destinée cérébrale (troncs supra-aortiques), l'aorte et les artères des membres inférieurs, les artères rénales et les artères digestives. Le malade est dit poly-athéromateux ou polyvasculaire lorsqu'il a au moins deux sites anatomiques artériels différents atteints, que cette atteinte soit symptomatique ou non.

2.2. Pour mieux comprendre

Si la maladie athéromateuse est une maladie diffuse, les territoires artériels réagissent différemment aux facteurs de risque (FDR) cardiovasculaire. L'hypercholestérolémie est le principal FDR de l'athérome coronaire, l'HTA le principal FDR de l'athérome des troncs supra-aortiques et le tabac le principal FDR de l'AOMI. Enfin, il ne faut pas oublier que certains FDR cardiovasculaire sont aussi des facteurs de risque de cancer (tabac), aggravant la mortalité déjà élevée chez ce type de patient.

2.3. Pour s'exercer

QRU#1 : Monsieur H., 69 ans, est suivi pour une coronaropathie et a eu deux infarctus du myocarde à 10 ans d'intervalle. Il a aussi été opéré d'une sténose carotide d'origine athéromateuse. Il a de l'hypertension artérielle et une dyslipidémie (hyper-LDL-cholestérolémie et hypertriglycéridémie). Vous lui expliquez qu'il faut corriger au mieux tous ses facteurs de risque cardiovasculaire et qu'il est polyvasculaire. Pourquoi Monsieur H. est-il polyvasculaire ?

A. Car il a eu deux infarctus du myocarde.

B. Car il a été opéré d'une sténose de carotide.

C. Car il a deux sites artériels différents atteints.

D. Car il a deux facteurs de risque cardiovasculaire.

E. Car il a une dyslipidémie mixte (hyper-LDL et hypertriglycéridémie).

Réponse : C. Le malade est dit poly-athéromateux ou polyvasculaire lorsqu'il a au moins deux sites anatomiques artériels différents atteints (ici coronaires et carotides), que cette atteinte soit symptomatique ou non.

QRM#2 : Monsieur D., 67 ans, fume deux paquets de cigarettes par jour depuis l'âge de 17 ans. Vous le mettez en garde contre les risques liés à cette consommation élevée de cigarettes et notamment des risques de cancer et de la localisation athéromateuse la plus probable chez lui. Quelles sont les propositions exactes parmi les suivantes ?

A. Cancer du poumon.

B. Cancer de la vessie.

C. Athérome des artères coronaires.

D. Athérome des artères carotides.

E. Athérome des artères de membres inférieurs.

Réponse : A, B et E. Les cancers du poumon et de la vessie sont liés au tabac. Le tabac est le principal FDR cardiovasculaire de l'AOMI.

3. PRÉVALENCE ET INCIDENCE DE L'ATHÉROME (Y COMPRIS ATTEINTES INFRA-CLINIQUES) 2C-221-PE-B01

39

3.1. Points clés (fiche LiSA)

Principale cause des maladies cardiovasculaires, l'athérome est, derrière le cancer, la deuxième cause de mortalité en France et dans les pays à revenus élevés et la première cause de mortalité dans les autres pays.

L'incidence de l'athérosclérose symptomatique augmente progressivement avec l'âge dans les pays occidentaux.

Il existe un gradient Nord-Sud et Est-Ouest. L'incidence est plus faible en Europe du Sud, en Chine et au Japon.

Pour la population française, l'incidence des accidents vasculaires cérébraux et des cardiopathies ischémiques est, pour chaque pathologie, de l'ordre de 120 000 à 130 000 cas par an. Le taux de décès annuel attribuables aux maladies cardiovasculaires est de 230 par 100 000 habitants. On note une régression des taux d'incidence des complications de l'athérosclérose lors des trente dernières années.

3.2. Pour mieux comprendre

Aux États-Unis et en Europe de l'Ouest, les complications de l'athérosclérose ont diminué de 30 % ces trente dernières années à la fois grâce aux progrès de la prévention des facteurs de risque cardiovasculaire et aux progrès des thérapeutiques médicamenteuses et interventionnelles.

3.3. Pour s'exercer

QROC#1 : Quelle est la première cause de décès en France et dans les pays à revenu élevé ?

Réponse : Cancer, néoplasie.

4. Cardiopathie ischémique-AVC-AOMI-Anévrisme de l'aorte abdominale/Mortalité et morbidité : grandes tendances (causes de mortalité, influence de l'âge et du sexe, évolution dans le temps, gradient Nord-Sud) 2C-221-PE-B02

4.1. Points clés (fiche LiSA)

L'athérosclérose :

* touche plus fréquemment les hommes mais l'atteinte des femmes est sous-estimée,
* débute vers 50 ans chez les hommes et environ 10 ans plus tard chez les femmes, sa fréquence augmentant avec l'âge,
* s'aggrave progressivement dans le temps en l'absence de prise en charge,
* est responsable de 500 cas/100 000 habitants en Finlande contre 125 cas/100 000 habitants en Europe du Sud-Est, témoin d'un gradient Nord-Sud.

4.2. Pour mieux comprendre

La fréquence de l'athérosclérose est sous-estimée chez la femme dont la symptomatologie est souvent moins bruyante. Les œstrogènes naturels sont protecteurs vis-à-vis de l'athérosclérose et cette protection disparaît quelques années après l'installation de la ménopause.

4.3. Pour s'exercer

QRM#1 : Quelles sont les propositions exactes concernant l'épidémiologie de l'athérosclérose ?

A. Elle touche plus les hommes que les femmes.

B. Sa fréquence chez les femmes est surestimée.

C. Sa fréquence est plus élevée en France qu'en Finlande.

D. Son développement est favorisé par les œstrogènes naturels.

E. Sa fréquence augmente avec l'âge.

Réponse : A et E. La France est un pays européen à faible risque cardiovasculaire (score SCORE pays à faible risque). La fréquence de l'athérosclérose augmente avec l'âge en raison du nombre croissant d'années d'exposition aux FDR cardiovasculaire.

5. Connaître les mécanismes de formation et l'évolution de la plaque d'athérome 2C-221-EP-B01

5.1. Points clés (fiche LiSA)

La formation de la plaque d'athérome se fait par succession de plusieurs phénomènes :

* accumulation de lipoprotéines dans l'intima tout au long de la vie (stries lipidiques) ;
* augmentation de la composante lipidique ;
* modification du phénotype des cellules musculaires vasculaires lisses sous-jacentes qui deviennent contractiles ;
* croissance de la plaque d'athérome ;
* remodelage de la plaque d'athérome ;
* diminution progressive de la lumière de l'artère.

Plusieurs complications sont possibles :

* altération du flux d'aval à partir d'un certain degré de sténose liée à la plaque ;
* formation d'une thrombose ± embolie distale sur rupture de plaque ;
* survenue d'une hémorragie intra-plaque majorant la sténose.

5.2. Pour mieux comprendre

L'intima est constituée par une monocouche continue de cellules endothéliales, jointives, reposant sur une membrane basale, avec en dessous le sous endothélium, constitué de macro-molécules de la matrice extra cellulaire (MEC). L'endothélium n'est pas une simple enveloppe mais une véritable structure endocrine (rôle de vasodilatation par le biais du monoxyde d'azote NO et anti-plaquettaire par la prostacycline PGI2). Il peut, dans certains cas, exprimer des molécules d'adhésion (ICAM : Inter cellular adhesion molecule et VCAM-1 : Vascular cellular adhesion molecule) qui conditionnent le passage des leucocytes au sein de l'intima.

La media est constituée d'un seul type cellulaire, la cellule musculaire vasculaire lisse (CMVL), dont la densité varie selon le caractère élastique ou musculaire de l'artère. Cette CMVL est entourée des macromolécules de la matrice extra cellulaire. La frontière entre media et intima est la limitante élastique interne.

La matrice extra-cellulaire, outre son aspect de soutien de la paroi vasculaire, joue un rôle régulateur au niveau des cellules. Elle est composée de quatre familles de protéines: les fibres de collagène, les fibres élastiques, les glycoprotéines de structure et les protéoglycanes.

L'athérosclérose comporte quatre groupes d'intervenants :

* des **éléments cellulaires** : macrophages/monocytes, CMVL, cellules endothéliales, lymphocytes T, plaquettes ;
* des **médiateurs** : cytokines, facteurs de croissance ;
* des **enzymes** : métallo-protéases et inhibiteurs des métallo-protéases ;
* des **lipoprotéines**.

Les principales étapes de formation de l'athérosclérose sont :

1. Accumulation de LDL-c oxydées dans l'intima. C'est la première étape. Cette oxydation est fondamentale car est à l'origine de la présence de macrophages dans la paroi artérielle. La perméabilité vasculaire aux lipoprotéines augmente du fait d'un dysfonctionnement de l'endothélium exprimant à sa surface des molécules d'adhésion, permettant l'accumulation de particules lipidiques dans le sous-endothélium. Les monocytes adhèrent à la paroi, la traversent et se transforment en macrophages. Ces derniers se transforment à leur tour en cellules spumeuses en captant les LDL oxydées par l'intermédiaire de récepteurs scavengers (« éboueurs »). Ils induisent également une réaction inflammatoire chronique, par production de nombreuses cytokines pro-inflammatoires, entretenant ce dysfonctionnement endothélial et induisant la sécrétion de métallo-protéases délétères.

2. Formation de la strie lipidique. Dans un deuxième temps, les cellules spumeuses s'accumulent dans l'intima, s'organisent en amas dans le sous-endothélium pour donner les stries lipidiques. Les lipides d'abord intracellulaires deviennent extracellulaires. Ils se regroupent pour former un amas nommé « core lipidique ». Celui-ci est recouvert par une chape fibreuse constituée par de la MEC et des CMVL provenant de la media.

3. Migration des cellules musculaires vasculaires lisses vers le sous-endothélium. La migration en parallèle des CMVL vers le sous endothélium est facilitée par l'activation des plaquettes (sécrétion de PDGF: Platelet derived growth factor).

4. Différentiation des cellules musculaires vasculaires lisses. Les CMVL changent de phénotype en passant d'un phénotype « contractile » différencié à un phénotype « sécrétant », dédifférencié. À l'état dédifférencié, les CMVL synthétisent des facteurs de croissance et de la MEC (collagène, élastine, protéoglycanes).

5. Croissance de la lésion. L'évolution d'une lésion d'athérosclérose est le plus souvent lentement progressive sur de nombreuses années par augmentation de la composante lipidique et de la MEC. Les plaques très évoluées peuvent aussi résulter de l'incorporation de matériel thrombotique formé lors d'un épisode aigu avec ou sans manifestation clinique. La persistance des facteurs initiateurs avec constitution d'un état inflammatoire chronique local concourt au développement des lésions. La correction des FDR pourrait faciliter le contrôle voire la régression des lésions notamment en cas de lésions précoces.

6. Remodelage. Le développement de l'athérosclérose entraîne une augmentation de l'épaisseur pariétale. Le phénomène du remodelage se traduit par une augmentation compensatrice du diamètre du vaisseau ; il limite dans un premier temps le retentissement sur le calibre de la lumière artérielle.

Plusieurs complications sont possibles :

- l'augmentation progressive de l'épaisseur de la plaque athéromateuse finit par constituer une sténose avec retentissement hémodynamique ;
- une érosion endothéliale ou une rupture de la chape de la plaque peut survenir et provoquer l'activation plaquettaire puis la formation d'un thrombus (thrombus plaquettaire puis fibrino-cruorique). Le thrombus peut être secondairement intégré à la plaque et participer à la réduction de lumière du vaisseau ou se détacher et provoquer des emboles. Les ruptures de chape peuvent aussi donner lieu à des embolies de cristaux de cholestérol (libération de bouillie athéromateuse constituant le core lipidique) ;
- une hémorragie intra-plaque peut aussi survenir et occasionner une brutale augmentation de son volume, entraîner un clivage de la paroi, voire une rupture.

5.3. Pour s'exercer

QRM#1 : Monsieur L., 73 ans, est hospitalisé pour un AVC ischémique en lien avec une plaque d'athérome de la carotide interne droite. Quels sont les mécanismes possibles que vous recherchez qui pourraient expliquer la survenue de l'AVC ?

A. Plaque avec retentissement hémodynamique.

B. Hématome intraplaque.

C. Occlusion de carotide.

D. Plaque ulcérée.

E. Embole à partir de la plaque

Réponse : A, B, C, D et E. Toutes ces situations entraînent soit un rétrécissement de la lumière artérielle (A, B, C, D), soit un phénomène embolique à partir de la plaque carotide (D, E). Une plaque d'athérome ulcère provoque l'activation des plaquettes et peut entraîner la formation d'un thrombus majorant le degré de sténose.

6. Connaître les particularités de la physiopathologie de l'athérome (cibles et intervenants) 2C-221-EP-B02

6.1. Points clés (fiche LiSA)

Les FDR modifiables sont : tabagisme, diabète, hypertension artérielle, hypercholestérolémie.

Les FDR non modifiables sont : âge, sexe masculin, antécédents familiaux cardiovasculaires (mort subite ou infarctus du myocarde chez un apparenté homme de premier degré avant 55 ans ou chez une apparentée femme de premier degré avant 65 ans).

6.2. Pour mieux comprendre

Ces FDR modifiables et non modifiables sont des FDR indépendants. Le surpoids et la sédentarité sont des FDR modifiables indirects qui peuvent se surajouter (ce ne sont pas des FDR indépendants).

6.3. Pour s'exercer

QRM#1 : Madame M., 76 ans, est en surpoids sans répondre aux critères de syndrome métabolique. Elle a de l'HTA mal équilibrée, est sédentaire, a arrêté de fumer il y a 1 an, a un taux élevé de LDL-cholestérol et est traitée pour une HTA. Quels sont les facteurs de risque cardiovasculaire indépendants de Madame M. ?

A. Âge.

B. Sexe féminin.

C. Surpoids.

D. Sédentarité.

E. Ex-tabagisme.

Réponse : A et E. Surpoids et sédentarité ne sont pas des FDR cardiovasculaire indépendants, mais indirects. Le tabagisme reste un FDR cardiovasculaire indépendant même s'il est sevré (notion de risque cardiovasculaire résiduel dû aux lésions artérielles apparues lors de la consommation tabagique).

7. Localisations préférentielles de la maladie athéromateuse 2C-221-DP-A01

7.1. Points clés (fiche LiSA)

L'athérome affecte :

* les artères de gros et moyen calibre ;
* surtout les zones où les parois artérielles sont soumises à un stress hémodynamique (bifurcation, ostium...) ;
* principalement les artères coronaires, carotides, l'aorte abdominale terminale, les artères iliaques et les artères des membres inférieurs et notamment l'artère fémorale superficielle.

43

Les principaux organes atteints sont le cœur, le cerveau, les reins, les muscles et le système digestif.

7.2. Pour mieux comprendre

La diffusion de la maladie athéromateuse va au-delà de l'atteinte des trois grands territoires vasculaires classiquement cités : carotide, coronaire et artères des membres inférieurs.

En effet, des localisations athéromateuses concernent d'autres organes moins souvent symptomatiques mais tout aussi vitaux, en particulier les reins et le tube digestif.

Plus de la moitié des patients ayant une AOMI, une atteinte des TSA ou un AAA ont aussi une atteinte des coronaires.

	Lésions athéromateuses associées				
	Coronaires	AOMI	Carotides	AAA	Artères rénales
Coronaropathie	-	19	20	3	18
AOMI	57	-	15	8.5	15
Atteinte des TSA	53	35	-	6	6
AAA	53	25	20	-	28

Tableau 1. **Prévalence (pourcentage) des associations de localisation de l'athérosclérose (les chiffres sont donnés à titre indicatif). AAA = anévrisme de l'aorte abdominale ; AOMI = artériopathie des membres inférieurs ; TSA = troncs supra-aortiques.**

7.3. Pour s'exercer

QROC#1 : Quelle est la localisation athéromateuse la plus souvent associée à l'AOMI ?

Réponse : Coronaire, coronaires, coronaropathie, cœur.

QROC#2 : Quelle est la localisation athéromateuse la plus souvent associée à l'anévrisme de l'aorte abdominale ?

Réponse : Coronaire, coronaires, coronaropathie, cœur.

8. Connaître la stratégie d'exploration en imagerie devant une maladie athéromateuse

2C-221-EC-B01

8.1. Points clés (fiche LiSA)

Il s'agit de choisir l'examen complémentaire à réaliser en fonction des lésions à explorer.

8.1.1. Choix de la modalité d'examen en dehors d'un contexte d'urgence

L'exploration par ultrasons (écho-Doppler) est réalisée en première intention car elle est non invasive, non irradiante, et sans risque allergique.

L'exploration par résonance magnétique ou par angio-TDM (angioscanner) avec injection d'un produit de contraste (gadolinium pour l'IRM, produit iodé pour le scanner) est réalisée en deuxième intention. Le choix entre ces deux imageries dépend du territoire vasculaire exploré et du plateau technique disponible. IRM et scanner n'apportent pas les mêmes informations.

1.1.1. Choix du territoire vasculaire à explorer

L'exemple type du patient poly-athéromateux est le patient ayant une AOMI, chez qui le choix des territoires vasculaires à explorer s'effectuera en se basant sur l'ordre de fréquence des atteintes artérielles chez ces patients :

* les coronaires, et ce même chez des patients asymptomatiques. Le cardiologue décidera de la stratégie diagnostique à adopter ;
* les artères à destinée cérébrale (TSA), et ce même chez des patients asymptomatiques, par un écho-Doppler des TSA ;
* les artères rénales, en cas d'HTA résistante à une triple association médicamenteuse à doses optimales incluant un thiazidique, par un écho-Doppler des artères rénales ;
* les artères digestives, en cas d'angor mésentérique, par un écho-Doppler des artères digestives.

8.2. Pour mieux comprendre

Quelle que soit la localisation athéromateuse, il est primordial de débuter le bilan de diffusion de la maladie par un examen clinique appréciant les différents territoires artériels et recherchant un anévrisme de l'aorte abdominale. Il faut réaliser un ECG, éventuellement complété par d'autres investigations non invasives (épreuve d'effort, échocardiographie de stress, scintigraphie myocardique) d'où la nécessité d'adresser le patient à un cardiologue. Il faut réaliser une échographie de l'aorte abdominale pour dépister un anévrisme et un écho-Doppler des artères cervicales pour dépister une lésion des artères subclavières, des carotides ou des artères vertébrales.

8.3. Pour s'exercer

QRM#1 : Monsieur O., 63 ans, a une sténose de fémorale commune droite avec une distance de marche de 50 mètres nécessitant une revascularisation. Il n'a aucun autre symptôme. Il a arrêté de fumer il y a 3 ans, a une HTA équilibrée par une bithérapie et sa fonction rénale est normale. Qu'allez-vous prescrire pour son bilan pré-opératoire ?

A. Consultation de cardiologie.
B. Écho-Doppler des troncs supra-aortiques.
C. Écho-Doppler des artères rénales
D. Écho-Doppler des artères digestives.
E. Angioscanner de l'aorte thoracique.

Réponse : A et B. Les localisations athéromateuses les plus fréquemment associées à une AOMI sont les coronaires puis les TSA. Aucune indication à chercher une sténose d'artère rénale car HTA équilibrée avec une bithérapie. Aucune indication à chercher une sténose des artères digestives car pas d'angor mésentérique. Pas d'indication d'angioscanner d'aorte thoracique car la vignette clinique ne parle pas d'anévrisme de l'aorte abdominale.

9. Connaître les principes de prise en charge du malade poly-athéromateux 2C-221-PC-A01

9.1. Points clés (fiche LiSA)

La prise en charge des FDR cardiovasculaire et les médicaments sont indiqués à tous les stades : asymptomatique, symptomatique, revascularisation.

9.1.1. Prise en charge des FDR cardiovasculaire modifiables

* Arrêt du tabagisme actif et passif ;
* régime alimentaire dit méditerranéen : privilégier les poissons (3 fois par semaine), les fruits, les légumes, les huiles d'olive et de colza ; avoir un apport en acides gras surtout poly-insaturés et mono-insaturés ;
* réduire la consommation en sel et sucres libres ;
* limiter la consommation d'alcool ;
* pratiquer une activité physique régulière : au moins 150 minutes par semaine d'intensité modérée (30 minutes, 5 fois par semaine à type de marche et au mieux active, course, vélo, natation). Cette activité doit être adaptée à chaque patient, réaliste et réalisable ;
* traitement d'une dyslipidémie, d'une HTA, d'un diabète.

9.1.2. Médicaments

* Statine systématique en prévention secondaire et à discuter en fonction du niveau de risque cardio vasculaire en prévention primaire et des cibles de LDL-cholestérol ;
* IEC ou ARA2 car ils permettent de réduire le risque d'IDM, d'AVC, de décès d'origine cardiovasculaire et de freiner l'altération de la fonction rénale en prévention secondaire ;
* antiplaquettaire chez les patients symptomatiques, en évaluant le risque hémorragique.

Prise en charge du stress et des conditions psychosociales défavorables.

9.1.3. Prise en charge chirurgicale

* En dehors de l'urgence, l'atteinte qui sera traitée en priorité est soit l'atteinte la plus symptomatique, soit l'atteinte la plus à risque de complication (à définir au cas par cas ; par exemple : lésion menaçante selon les critères HAS) ;
* carotides internes : endartériectomie en cas de sténose « serrée » symptomatique ou asymptomatique. ;
* coronaires : angioplastie-stenting ou chirurgie en fonction de la clinique et des lésions ;
* anévrisme de l'aorte abdominale : chirurgie à partir d'un diamètre supérieur à 50 mm ou si augmentation de diamètre de plus de 1 cm par an ;
* artères des membres inférieurs : revascularisation en fonction du stade et de la localisation. Adresser au chirurgien en cas de lésion du carrefour fémoral (fémorale commune).

9.2. Pour mieux comprendre

Parmi les médicaments, ce sont les bloqueurs du système rénine angiotensine (IEC et ARA2) qui diminuent le plus fortement la morbi-mortalité liée à l'athérome, puis les statines puis les antiplaquettaires.

Les thérapeutiques développées dans le domaine de l'athérosclérose interviennent à différents niveaux : prévention de l'athérogénèse, prévention de la croissance des lésions, prise en charge du retentissement des lésions.

L'impact des statines n'est pas limité à une baisse du cholestérol car cette classe a un effet pléiotrope, indépendant de la baisse du LDL-cholestérol. Cet effet permet de rendre les plaques plus stables c'est-à-dire à moindre risque de progression ou complication.

Concernant la revascularisation de sténose de carotide interne, la décision dépend du caractère symptomatique ou non, du degré de sténose, de l'espérance de vie du patient et du risque opératoire.

En dehors d'une situation d'urgence, certaines localisations athéromateuses des artères de membres inférieurs nécessitent d'adresser le patient au chirurgien : ce sont les lésions de fémorale commune et de fémorale profonde (moindre développement de collatéralité lors de l'entrainement à la marche).

9.3. Pour s'exercer

QRM#1 : Monsieur O., 63 ans, a une sténose de fémorale commune droite avec une distance de marche de 50 mètres nécessitant une revascularisation. Il n'a aucun autre symptôme. Il a arrêté de fumer il y a 3 ans, a une PA limite haute et sa fonction rénale est normale. Son bilan pré-opératoire a révélé une sténose de carotide interne sans conséquence hémodynamique. Son bilan lipidique est normal. Quel traitement allez-vous proposer à Monsieur O. ?

A. Antiplaquettaire.

B. Anticoagulant.

C. Fibrate.

D. Statine.

E. Inhibiteur de l'enzyme de conversion.

Réponse : A, D et E. En cas d'AOMI symptomatique : antiplaquettaire, statine et IEC même si taux de LDL normal et si PA normale.

QRU#2 : Monsieur O., 63 ans, vient d'être opéré d'une sténose athéromateuse de fémorale commune droite. Il a arrêté de fumer il y a 3 ans, a un régime alimentaire de type méditerranéen, a une PA limite haute. Sa fonction rénale est normale ainsi que son bilan lipidique. Son traitement comporte un antiplaquettaire, une statine, de l'ézétimibe, un inhibiteur de l'enzyme de conversion et un β-bloquant. Quelle est la classe médicamenteuse diminuant le plus la morbi-mortalité liée à l'athérome ?

A. Antiplaquettaire.

B. Statine.

C. Ézétimibe.

D. Inhibiteur de l'enzyme de conversion.

E. β-bloquant.

Réponse : D. Ce sont les bloqueurs du système rénine angiotensine qui diminuent le plus la morbi-mortalité liée à l'athérome, puis les statines puis les antiplaquettaires.

10. Connaître les spécificités de l'éducation thérapeutique du patient athéromateux 2C-221-PC-B01

10.1. Points clés (fiche LiSA)

L'éducation thérapeutique repose sur :

* la compréhension par le patient de la maladie athéromateuse et des FDR cardiovasculaire ;
* la compréhension par le patient des signes d'appel de la maladie et de la conduite à tenir en cas de symptôme ;
* la définition d'objectifs thérapeutiques qui seront ré-évalués régulièrement ;
* la sensibilisation du patient à l'importance de l'adhésion au suivi et aux traitements, et à la surveillance de l'efficacité et la tolérance des médicaments ;
* la réalisation d'entretiens motivationnels répétés dans le but de permettre des changements d'habitude de vie (sevrage tabagique, alimentation et activité physique) et de s'assurer du maintien de ceux-ci.

10.2. Pour mieux comprendre

La vérification de l'adhésion du patient à la correction de tous les FDR cardiovasculaire, au traitement médicamenteux et à l'atteinte des cibles thérapeutiques (LDL-cholestérol, hémoglobine glyquée, pression artérielle, activité physique, IMC) est primordiale. L'adhésion au long cours permet de diminuer la morbi-mortalité inhérente à cette maladie.

5 LES 5 IDÉES-FORCES

- **Maladie fréquente :**
  - fréquence augmentant avec l'âge ;
  - gradient Nord-Sud avec moindre fréquence en Europe du Sud ;
  - impact financier de santé publique car maladie chronique avec fréquence élevée et morbimortalité importante.

- **Trois localisations principales :**
  - coronaires ;
  - artères à destinée cérébrale ;
  - artères de membres inférieurs ;
  - polyvasculaire si au moins 2 territoires artériels différents atteints.

- **Localisations préférentielles selon les facteurs de risque :**
  - HTA : artères à destinée cérébrale ;
  - diabète, tabagisme : artères de membres inférieurs ;
  - tabagisme, LDL cholestérol : coronaires.

- **Maladie avec une composante inflammatoire diffuse avec plusieurs étapes successives :**
  - accumulation du LDL cholestérol dans l'intima ;
  - strie lipidique ;
  - migration des cellules musculaires vasculaires lisses de la media vers le sous endothélium ;
  - différentiation et multiplication des cellules musculaires vasculaires lisses ;
  - formation d'une plaque d'athérome qui peut s'épaissir, se fissurer, se rompre ou emboliser.

- **Traitement reposant sur la correction des facteurs de risque cardiovasculaire et les médicaments (antiplaquettaire, statine, bloqueur du système rénine-angiotensine).**

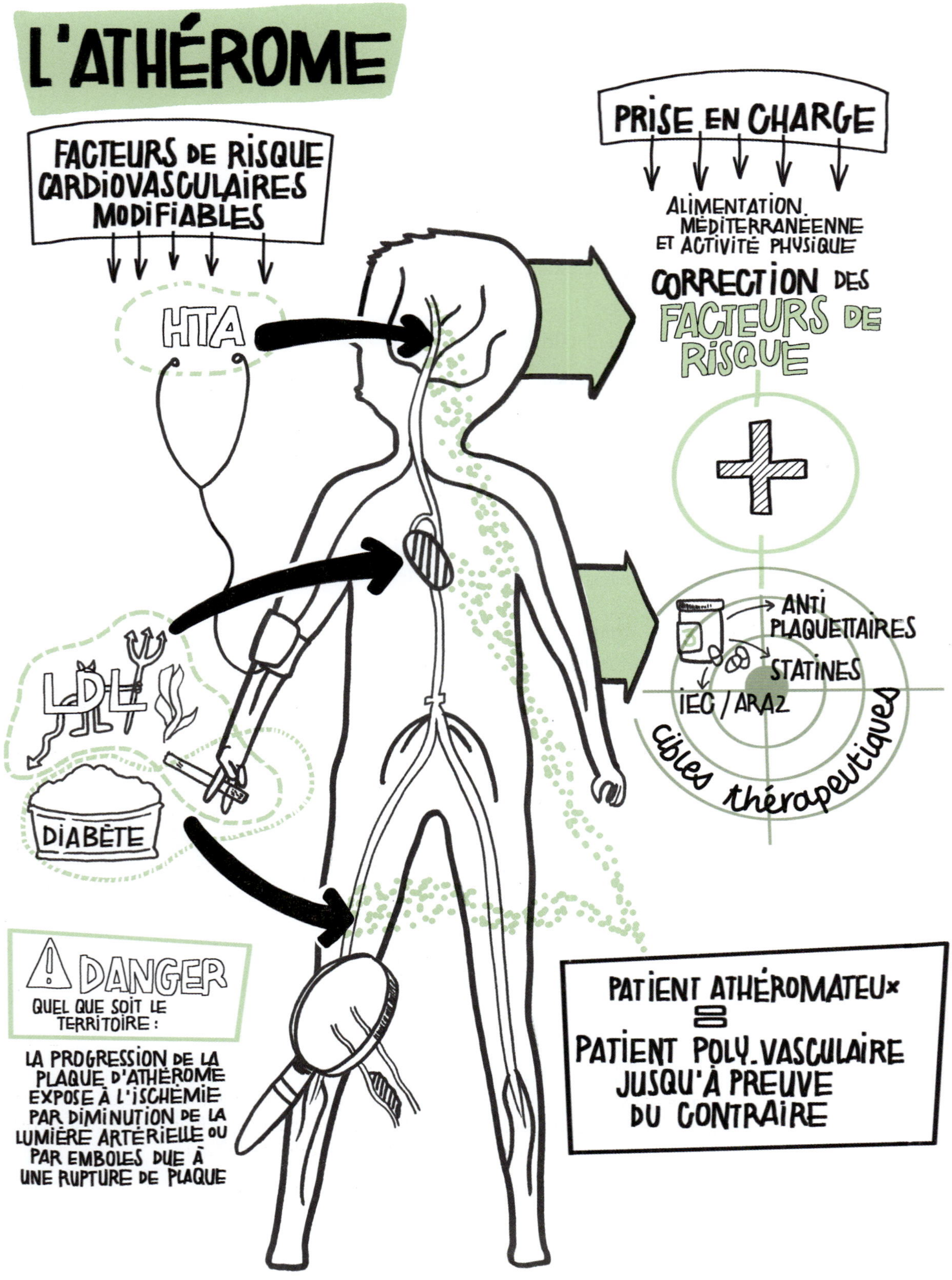
L'ATHÉROME
FACTEURS DE RISQUE CARDIOVASCULAIRES MODIFIABLES
HTA
LDL
DIABÈTE
PRISE EN CHARGE
ALIMENTATION MÉDITERRANÉENNE ET ACTIVITÉ PHYSIQUE
CORRECTION DES FACTEURS DE RISQUE
ANTI PLAQUETTAIRES
STATINES
IEC / ARA2
cibles thérapeutiques
DANGER
QUEL QUE SOIT LE TERRITOIRE :
LA PROGRESSION DE LA PLAQUE D'ATHÉROME EXPOSE À L'ISCHÉMIE PAR DIMINUTION DE LA LUMIÈRE ARTÉRIELLE OU PAR EMBOLES DUE À UNE RUPTURE DE PLAQUE
PATIENT ATHÉROMATEUX = PATIENT POLY.VASCULAIRE JUSQU'À PREUVE DU CONTRAIRE

222

item 222

FACTEURS DE RISQUE CARDIOVASCULAIRE ET PRÉVENTION

1. DÉFINITION DE LA PRÉVENTION CARDIOVASCULAIRE PRIMAIRE, PRIMO-SECONDAIRE ET SECONDAIRE 2C-222-DE-A01

1.1. Points clés (fiche LiSA)

Le développement des maladies induites par l'athérosclérose est favorisé par les facteurs de risque (FDR) cardiovasculaire. La diminution de la charge induite par ces affections repose sur des mesures collectives et des mesures individuelles. Sur le plan collectif, les efforts portent sur la mise en place de stratégies de réduction des FDR modifiables. Sur le plan individuel, on dépiste les sujets à risque, on contrôle leurs FDR modifiables et on prescrit des traitements adaptés à leur niveau de risque cardiovasculaire.

Quel que soit le FDR cardiovasculaire, le seuil de traitement (médicamenteux ou non médicamenteux) s'est progressivement abaissé au cours des dernières années. La conséquence principale de cet abaissement a été la prise en charge d'un nombre croissant d'individus asymptomatiques à l'échelon de la population. Un grand nombre d'individus exposés à un faible risque sont responsables d'un plus grand nombre d'accidents ou de décès cardiovasculaires qu'un petit nombre d'individus exposés à un grand risque.

Trois types de prévention peuvent être considérés : primaire, primo-secondaire et secondaire.

1.1.1. Prévention primaire

Population cible : patients indemnes de toute pathologie cardiaque ou vasculaire décelable.

Objectif : réduire l'incidence d'événements cardiovasculaires avérés, mortels ou non mortels (syndrome coronaire chronique, syndrome coronaire aigu, AVC ischémique, artériopathie oblitérante des membres inférieurs, angor mésentérique, HTA rénovasculaire, décès d'origine cardiovasculaire).

Moyens : prise en charge thérapeutique des FDR cardiovasculaire adaptée au niveau de risque cardiovasculaire individuel.

1.1.2. Prévention primo-secondaire

Population cible : patients indemnes de pathologie cardiaque ou vasculaire cliniquement décelable mais ayant des lésions athéromateuses infracliniques (plaques d'athérome dans les parois carotides par exemple).

Objectifs : prévenir la progression et l'expression clinique ultérieure des lésions infracliniques.

Moyens : prise en charge thérapeutique vigoureuse des FDR cardiovasculaire.

1.1.3. Prévention secondaire

Population cible : patients ayant au moins un antécédent cardiovasculaire clinique.

Objectifs : réduire le risque de récidive d'événements cardiovasculaires, la morbidité et la mortalité cardiovasculaires.

Moyens : prise en charge thérapeutique et médicamenteuse vigoureuse des FDR cardiovasculaire.

1.2. Pour mieux comprendre

1.2.1. Prévention primaire individuelle

Elle comprend aussi le dépistage familial des sujets à risque (descendants, fratrie) en cas de famille à haut risque (décès ou IDM chez un apparenté homme de premier degré avant 55 ans ou chez une apparentée femme de premier degré avant 65 ans) et la prévention de l'installation des FDR cardiovasculaire.

1.2.2. Prévention primo-secondaire et secondaire individuelle

L'objectif est de dépister d'autres localisations athéromateuses, et de favoriser leur régression.

La prévention collective s'ajoute à la prévention individuelle.

1.2.3. Prévention collective

Lors d'une stratégie collective, il s'agit de réduire la fréquence des FDR cardiovasculaire dans une population par des moyens non pharmacologiques tels que des campagnes de lutte contre le tabagisme, la sédentarité et l'alcoolisme, des campagnes de sensibilisation de l'opinion sur la consommation en sel, en graisses saturées, en fruits et fibres et en impliquant l'industrie agro-alimentaire, etc. L'impact d'une stratégie de prévention en population est large. Ainsi une diminution de 3 à 5 mmHg de la PA moyenne de la population pourrait réduire à elle seule de 10 % environ la mortalité cardiovasculaire. On estime qu'une baisse de 2 mmHg de la PA diastolique de l'ensemble de la population réduirait autant l'incidence des événements coronaires et participerait à hauteur de 93 % à la réduction de l'incidence des AVC directement en rapport avec la prescription d'un traitement antihypertenseur chez les hypertendus ayant une PA diastolique > 95 mmHg.

La stratégie de prévention en population a pour **objectifs** :

* d'éviter l'apparition des FDR cardiovasculaire, en particulier chez les enfants ;
* d'empêcher l'augmentation du niveau de risque cardiovasculaire au cours du temps chez les sujets à niveau de risque cardiovasculaire moyen ;
* de réduire le nombre de sujets à haut risque cardiovasculaire.

Les bénéfices de cette stratégie sont larges pour la société mais non mesurables à l'échelon individuel. Cet aspect de la prévention ne peut être entrepris qu'avec l'aide des autorités sanitaires et politiques d'un pays (exemple : loi anti-tabac, messages télévisuels de prévention nutritionnelle et de lutte contre la sédentarité...). En population générale, la prévention primaire s'appuie sur des campagnes destinées aux enfants, aux adolescents et aux adultes jeunes.

L'Organisation mondiale de la santé (OMS) propose aux États de prendre en particulier les mesures suivantes :

* Pour la **lutte contre le tabagisme** :
  - surveiller la consommation de tabac et les politiques de prévention ;
  - protéger la population contre la fumée du tabac dans les lieux publics et le lieu de travail ;
  - offrir une aide à ceux qui veulent arrêter la consommation de tabac ;
  - mettre en garde contre les méfaits du tabagisme ;
  - faire respecter l'interdiction de la publicité en faveur du tabac, de la promotion et du parrainage ;
  - augmenter les taxes et le prix sur le tabac.
* Pour la **promotion d'une alimentation saine** :
  - élaborer une politique et un plan d'action nationaux sur l'alimentation et la nutrition en mettant l'accent sur les priorités nationales en matière de nutrition, et notamment sur la lutte contre les maladies non transmissibles liées à l'alimentation ;
  - mettre sur pied et appliquer des principes directeurs pour l'alimentation et préconiser des produits alimentaires plus favorables à la santé :
    - en réduisant la teneur en sel ;
    - en éliminant les acides gras trans produits industriellement ;
    - en diminuant les acides gras saturés ;
    - en limitant les sucres libres.
  - de fournir au consommateur des informations exactes afin de lui permettre de faire des choix favorables à sa santé en toute connaissance de cause.

1.3. Pour s'exercer

QRU#1 : Monsieur T., 65 ans, vient vous consulter car il sait qu'il a des facteurs de risque cardiovasculaire et qu'il faudrait qu'il change ses habitudes de vie. Il est sédentaire, obèse, a de l'hypertension, du cholestérol et un diabète de type 2. Il a fumé pendant 20 ans et a arrêté il y a 2 ans. Vous lui prescrivez un bilan biologique (glycémie, bilan lipidique). L'écho-Doppler des TSA a montré une plaque d'athérome à l'origine d'une carotide interne et sa scintigraphie myocardique est normale. Monsieur T. n'a jamais eu d'événement cardiovasculaire. De quel type de prévention cardiovasculaire relève-t-il ?

A. Prévention primaire.

B. Prévention primo-secondaire.

C. Prévention secondaire.

D. Prévention tertiaire.

E. Pas de prévention.

Réponse : B. La prévention primo-secondaire s'adresse à des patients ayant des lésions infracliniques (non symptomatiques) d'athérome (ici, plaque athéromateuse de carotide).

53

QRM#2 : Madame U., 54 ans, vous consulte car elle a des antécédents vasculaires familiaux précoces. Son père est décédé subitement à 54 ans et son frère de 49 ans vient d'être hospitalisé en unité de soins intensifs de cardiologie pour syndrome coronaire. Madame U. a des facteurs de risque cardiovasculaire : ex-tabagisme à 20 PA arrêté il y a 1 an, IMC à 32 kg/m². Elle consomme 4 verres d'alcool par jour. Sa glycémie à jeun est à 1.3 g/L (plusieurs dosages concordants). Que lui conseillez-vous ?

A. Avoir un IMC à 27 kg/m².

B. Manger moins de sucres rapides.

C. Diminuer sa consommation quotidienne d'alcool.

D. Consulter un cardiologue.

E. Faire réaliser un écho-Doppler des troncs supra-aortiques.

Réponse : B, C, D et E. Objectifs : IMC normal, < 2 verres d'alcool par jour (lien alcool et athérome), glycémie normale, s'assurer de l'absence d'HTA, pratiquer 150 min par semaine d'activité physique régulière d'intensité modérée. Compte tenu des antécédents familiaux, Madame U. a un risque cardiovasculaire élevé et il est nécessaire, dans le cadre de la prévention primaire, de réaliser un dépistage des lésions coronaires et carotides.

2. Facteurs de risque majeurs, indépendants, modifiables et non modifiables (hérédité, âge, sexe masculin) 2C-222-DE-A02

2.1. Points clés (fiche LiSA)

Un FDR cardiovasculaire est défini comme une condition associée à une augmentation de l'incidence de la maladie avec un lien supposé causal, contrairement au marqueur de risque qui est une condition associée à la maladie mais sans nécessairement de lien causal.

Les FDR sont classés en deux groupes :

* les **facteurs majeurs, indépendants et modifiables** sont représentés par le tabagisme, l'HTA, le diabète et l'hypercholestérolémie (cf. 5.1.1.) ;
* les **FDR majeurs, indépendants et constitutionnels ou non modifiables** regroupent l'hérédité, l'âge et le sexe masculin.

2.1.1. Hérédité

Les antécédents familiaux de maladie cardiovasculaire ayant touché un ou plusieurs apparentés du premier degré sont un FDR cardiovasculaire d'autant plus important que l'âge de survenue des événements a été précoce dans la famille (mort subite ou infarctus du myocarde (IDM) chez un apparenté homme de premier degré avant 55 ans, ou chez une apparentée femme de premier degré avant 65 ans).

2.1.2. Âge

Les lésions d'athérome apparaissent très précocement et s'aggravent avec l'âge. Elles intéressent chronologiquement l'aorte, les coronaires puis les carotides. L'âge est un FDR car il reflète la durée d'exposition d'un individu à l'ensemble des FDR cardiovasculaire et des marqueurs de risque.

2.1.3. Sexe masculin

La femme a un risque cardiovasculaire plus faible que l'homme grâce à l'influence bénéfique des œstrogènes naturels sur le profil lipidique, sur la sensibilité à l'insuline et sur la pression artérielle. Cette protection disparaît 10 à 15 ans après la ménopause. Contrairement au risque cardiaque qui est plus faible chez la femme, le risque d'AVC est identique pour les deux sexes.

2.2. Pour mieux comprendre

Sous le terme de maladies cardiovasculaires, on regroupe les affections liées à l'athérosclérose. Il peut s'agir d'une atteinte des coronaires (angor, infarctus du myocarde), des artères à destinée cérébrale (accidents vasculaires cérébraux [AVC]), des artères des membres inférieurs, des artères digestives et rénales et de l'insuffisance cardiaque. Les complications de l'athérosclérose représentent la première cause de mortalité et de morbidité dans la plupart des pays.

La recherche des FDR cardiovasculaire et des marqueurs de risque est fondamentale car elle permet d'identifier les sujets à risque de survenue d'événement cardiovasculaire et de définir des stratégies de prévention en fonction des FDR cardiovasculaire présents.

L'association de plusieurs FDR cardiovasculaire entraîne une augmentation exponentielle du risque cardiovasculaire (et non pas une addition), ce qui justifie une détermination personnalisée du niveau de risque pour chaque individu. Certains FDR cardiovasculaire, comme l'âge, le sexe, ou les facteurs génétiques, ne sont pas modifiables ; d'autres FDR cardiovasculaire sont dits modifiables car ils sont accessibles à une intervention. Une quantification du risque cardiovasculaire global est possible en prenant en compte le poids respectif des différents FDR cardiovasculaire à partir des données issues de grandes études épidémiologiques.

L'atteinte des organes cibles doit être dépistée (cœur, cerveau, reins, artères de membres inférieurs) car elle témoigne du retentissement des FDR cardiovasculaire et des marqueurs de risque sur ces organes. L'atteinte de plusieurs organes (sujet polyvasculaire) est associée à un pronostic plus grave.

55

2.3. Pour s'exercer

QROL#1 : Monsieur Y. vous consulte pour savoir s'il a des facteurs de risque cardiovasculaire. Quels sont les facteurs de risque indépendants non modifiables que vous cherchez ?

Réponse : Sexe masculin, âge, hérédité (infarctus du myocarde, mort subite...) chez apparenté homme du premier degré avant 55 ans ou apparentée femme du premier degré avant 65 ans.

3. Agrégation de facteurs de risque et facteurs de risque indirects (obésité, sédentarité, syndrome métabolique) 2C-222-DE-A03

3.1. Points clés (fiche LiSA)

3.1.1. Obésité

Elle est évaluée par l'indice de masse corporelle ou IMC (poids/taille²). Les normales vont de 20 à 25 kg/m² chez l'homme et de 19 à 24 kg/m² chez la femme. On parle de surpoids lorsque l'IMC est > 25 et < 30 et d'obésité lorsque l'IMC est > 30 kg/m². L'obésité est dite sévère pour des IMC > 40 kg/m².

3.1.2. Sédentarité

Le manque d'activité physique régulière est associé à une augmentation du risque de mortalité cardiovasculaire dans la plupart des études épidémiologiques. Elle est définie par une activité physique d'intensité modérée < 150 minutes par semaine. L'activité physique modifie certains FDR (maintien d'un IMC normal, diminution de la consommation de tabac et amélioration du régime alimentaire). Par ailleurs, l'activité physique diminue le LDL-cholestérol, augmente le HDL-cholestérol et diminue la pression artérielle.

3.1.3. Agrégation de facteurs de risque

L'obésité et la sédentarité favorisent l'évolution vers une entité clinico-biologique appelée syndrome métabolique qui constitue un modèle d'agrégation de marqueurs de risque et de FDR cardiovasculaire incluant :

* l'obésité abdominale (définie par un tour de taille > 80 cm chez la femme et > 94 cm chez l'homme) ;
* certains FDR majeurs indépendants (prédiabète ou diabète, PA > 130/85 mmHg) ;
* un profil lipidique particulier (hypertriglycéridémie, hypo-HDLémie).

Sur le plan physiopathologique, il résulte d'une insulinorésistance.

Le syndrome métabolique est défini par l'association d'au moins trois des éléments suivants :

* obésité abdominale : tour de taille ≥ 94 cm (homme) ou ≥ 80 cm (femme). À noter que ce critère n'est plus indispensable depuis le consensus de 2009 car les paramètres de tour de taille varient selon les pays ;
* triglycéridémie ≥ 150 mg/dL (1,7 mmol/l) ;
* HDL-cholestérolémie < 40 mg/dL (1 mmol/l) chez l'homme et < 50 mg/dL (1,3 mmol/l) chez la femme ;
* pression artérielle ≥ 130 / ≥ 85 mmHg ;
* glycémie à jeun > 1,10 g/L (6,1 mmol/l).

3.2. Pour mieux comprendre

L'obésité peut être de type gynoïde ou androïde. C'est la répartition androïde des graisses, avec l'augmentation de la masse grasse viscérale ou abdominale, qui augmente le plus le risque cardiovasculaire. Elle est estimée par la mesure de la circonférence abdominale à hauteur de l'ombilic : < 94 cm chez l'homme et < 80 cm chez la femme.

3.3. Pour s'exercer

QRU#1 : Monsieur J., 67 ans, essaie de corriger au mieux ses facteurs de risque cardiovasculaire car il a déjà été hospitalisé pour un infarctus du myocarde il y a 3 ans. Il a arrêté de fumer depuis plus de 15 ans. Il prend bien son traitement (antiplaquettaire, statine et IEC). Vous lui posez quelques questions, vous mesurez sa pression artérielle et il vous montre le résultat de sa dernière prise de sang. Quels sont les facteurs de risque cardiovasculaire parmi la liste ci-dessous ?

A. HDL < 0.40 g/L.

B. Pression artérielle ≥ 133/86 mmHg.

C. Glycémie à jeun > 1,15 g/L.

D. Stress.

E. Triglycéridémie > 1 ,5 g/L.

Réponse : A. Pression artérielle ≥ 130/≥ 85 mmHg et glycémie à jeun > 1,10 g/L ne sont pas des FDR cardiovasculaire mais entrent dans la définition du syndrome métabolique (agrégation de FDR cardiovasculaire). L'hypo-HDL est un FDR cardiovasculaire (< 0.40 g/L chez l'homme et < 0.50 g/L chez la femme). Le stress et l'hypertriglycéridémie (> 1,5 g/L) sont des marqueurs de risque cardiovasculaire, pas des FDR.

4. Stratégies individuelles de prévention : mesures hygiéno-diététiques et traitements médicamenteux 2C-222-DE-A04

4.1. Points clés (fiche LiSA)

La **prévention individuelle** repose en premier lieu sur l'identification des sujets à risque cardiovasculaire. Le recours aux médicaments en complément des règles hygiéno-diététiques est fonction du nombre et de l'intensité des FDR cardiovasculaire (niveau de risque cardiovasculaire à évaluer). En prévention secondaire, le risque cardiovasculaire est élevé et explique le recours systématique aux médicaments en plus des règles hygiéno-diététiques.

4.1.1. Mesures hygiéno-diététiques

Les mesures hygiéno-diététiques comprennent: alimentation saine, activité physique, sommeil, lutte contre le tabagisme, limitation de la consommation d'alcool.

4.1.1.1. Alimentation saine

Un régime alimentaire sain est un élément fondamental du contrôle des maladies cardiovasculaires. Il repose sur :

- un apport en acides gras saturés < 10 % avec une substitution par des acides gras poly-insaturés ;
- < 5-6 g de sel par jour ;
- 30 à 45 g de fibres par jour ;
- 200 g de fruits/jour ;
- 200 g de légumes/jour ;
- du poisson 2 fois/semaine ;
- une consommation limitée en sucres libres ;
- une consommation d'alcool limitée à 20 g/jour pour les hommes et 10 g/jour pour les femmes ;
- un contrôle du poids en cas de surpoids ou d'obésité.

4.1.1.2. Activité physique

L'activité physique (AP) se définit comme tout mouvement corporel produit par les muscles squelettiques, entraînant une dépense d'énergie supérieure à celle du métabolisme de repos. L'AP comprend les activités physiques de la vie quotidienne, les exercices physiques et les activités sportives.

4.1.1.3. Tabagisme

Dans tous les cas, il faut réaliser le conseil minimum (cf. Item 75). On recommande la mise en place de stratégies comportementales afin de lutter contre le tabagisme actif et passif et parvenir à un sevrage total.

4.1.2. Traitements médicamenteux

Ceci correspond à la prescription d'un principe actif pour la prévention cardiovasculaire ainsi que l'éducation thérapeutique et l'obtention des cibles thérapeutiques.

4.1.2.1. Médicaments de support de sevrage tabagique

cf. Item 75.

4.1.2.2. Médicaments anti-HTA

Les règles hygiéno-diététiques décrites ci-dessus sont à appliquer chez tous les hypertendus. Un traitement médicamenteux sera initié d'emblée en cas d'HTA de grade 3 ainsi que chez les sujets avec HTA de grade 1 ou 2 et ayant un risque cardiovasculaire haut ou très haut. La valeur cible de pression artérielle dépend de l'âge du patient et de son statut glycémique et rénal. En cas d'athérome, on prescrit en première intention un bloqueur du système rénine-angiotensine.

4.1.2.3. Médicaments antidiabétiques

La cible d'HbA1c dépend de l'âge, de l'atteinte d'organes cibles et de l'extension de la maladie athéromateuse. En l'absence d'antécédent cardiovasculaire ou de mise en évidence de lésion athéromateuse, il n'y a pas d'indication de prescription d'aspirine chez le diabétique.

4.1.2.4. Médicaments hypolipémiants

Chez les sujets à très haut risque cardiovasculaire, l'objectif de LDL-cholestérol est de 0,55 g/L; pour les patients à haut risque il est porté à 0.7 g/L. Certaines sociétés proposent la prescription systématique de 80 mg d'atorvastatine lors des situations de prévention secondaire. La prescription de statine est recommandée chez les diabétiques.

4.1.2.5. Médicaments antiplaquettaires

Un traitement antiplaquettaire est recommandé en monothérapie en prévention secondaire. Cette prescription n'est pas systématique en prévention primaire.

4.2. Pour mieux comprendre

L'idéal est d'inscrire le patient dans un programme d'éducation thérapeutique qui complète la prise en charge. Elle participe à l'observance et a pour objectif d'impliquer le sujet dans sa prise en charge et le contrôle de ses FDR cardiovasculaire. Elle est organisée dans le cadre de programmes bien définis et soumis à autorisation.

4.3. Pour s'exercer

QRU#1: Madame L., 49 ans, vient vous voir car elle a entendu parler de prévention cardiovasculaire et voudrait savoir ce qu'elle doit faire car la ménopause arrive à grands pas et cela l'inquiète. Elle est asymptomatique. Elle n'a jamais fumé, a une pression artérielle de 120/70 mmHg au repos, pratique 200 min par semaine d'activité physique d'intensité modérée et a un IMC à 23 kg/m^2. Sa glycémie à jeun est normale ainsi que son bilan lipidique avec un HDL à 0.80 g/L. Elle n'a aucun antécédent vasculaire familial précoce. Cette patiente relève de:

A. Une prévention primaire.

B. Une prévention primo-secondaire.

C. Aucune prévention.

D. Un antiplaquettaire.

E. Une statine.

Réponse : A. Madame L. a un niveau faible de risque cardiovasculaire mais elle a 49 ans donc prévention primaire (dépistage régulier et correction des FDR cardiovasculaire, hygiène de vie optimale [alimentation, activité physique, sommeil]). Il n'y a pas de médicament à prévoir en prévention primaire chez un patient à faible risque cardiovasculaire et sans FDR cardiovasculaire. Il n'y a pas d'indication à dépister des lésions athéromateuses infracliniques donc nous ne sommes pas dans une situation de prévention primo-secondaire.

QRU#2 : Madame M., 49 ans, vient vous voir car elle a entendu parler de prévention cardiovasculaire et voudrait savoir ce qu'elle doit faire car la ménopause arrive à grands pas et cela l'inquiète. Elle est asymptomatique. Elle n'a jamais fumé, a une pression artérielle de 130/80 mmHg au repos, pratique moins d'une heure par semaine d'activité physique d'intensité modérée et a un IMC à 28 kg/m^2. Sa glycémie à jeun est normale, son bilan lipidique objective un HDL-cholestérol à 0.60 g/L. Son père est décédé subitement à 45 ans sans notion de tabagisme. Cette patiente relève de :

A. Une prévention primaire.

B. Une prévention primo-secondaire.

C. Une prévention secondaire.

D. Un antiplaquettaire.

E. Une statine.

Réponse : A. Madame M. a des FDR cardiovasculaire : 49 ans, sédentarité, surpoids, antécédent de mort subite chez un apparenté homme de premier degré avant 55 ans. On lui propose une prévention primaire (dépistage régulier et correction des FDR cardiovasculaire, hygiène de vie optimale [alimentation, activité physique, sommeil]). Il n'y a pas d'indication d'antiplaquettaire ni de statine (HDL est protecteur). On lui conseille aussi de consulter un cardiologue compte tenu de l'antécédent familial. En cas de lésion coronaire, on se retrouverait en prévention primo-secondaire.

QRM#3 : Madame N., 54 ans, vient vous voir car elle a entendu parler de prévention cardiovasculaire et voudrait savoir ce qu'elle doit faire. Elle est asymptomatique. Elle fume 10 cigarettes par jour, a une pression artérielle de 145/90 mmHg au repos, pratique moins de 60 min d'activité physique d'intensité modérée par semaine et a un IMC à 28 kg/m^2. Sa glycémie à jeun est normale ainsi que son bilan lipidique avec un HDL-cholestérol à 0.60 g/L. Le cardiologue vient de lui prescrire un coroscanner car son père est décédé subitement à 45 ans sans notion de tabagisme. Le coroscanner montre de nombreuses calcifications coronaires. Que lui proposez-vous lors de cette consultation ?

A. Une prévention primaire.

B. Une prévention primo-secondaire.

C. Une prévention secondaire.

D. Faire moins d'activité physique.

E. Manger plus d'acides gras polyinsaturés.

Réponse : B et E. Madame N. a un risque cardiovasculaire élevé (plusieurs FDR cardiovasculaire indépendants modifiables et non modifiables, FDR cardiovasculaire indirects, calcifications coronaires). Il y a des lésions coronaires donc prévention primo-secondaire incluant toutes les règles d'hygiène optimale de vie (alimentation, activité sportive, sommeil) et prise en charge spécifique du tabagisme, de l'HTA, de la sédentarité, du surpoids.

5. Prévalence, risque cardiovasculaire associé et pourcentage de pathologies cardiovasculaires évitables en cas de prise en charge des facteurs de risque majeurs modifiables, connaître l'existence de scores 2C-222-PE-B01

5.1. Points clés (fiche LiSA)

5.1.1. Facteurs de risque majeurs modifiables

5.1.1.1. Hypertension artérielle

L'hypertension artérielle (HTA) se définit par une pression artérielle systolique (PAS) ≥ 140 mmHg ou une pression artérielle diastolique (PAD) ≥ 90 mmHg. Son impact cardiovasculaire est cérébral (risque relatif d'AVC x 7), coronaire (risque relatif d'IDM x 3) et cardiaque, rénal et à un moindre degré artériel périphérique (risque relatif d'artériopathie des membres inférieurs x 2). Elle est la première cause mondiale de décès prématurés. La prévalence de l'HTA augmente avec l'âge, le poids et le sexe masculin pour atteindre un plateau après 60 ans. En population générale, un tiers des adultes en France est hypertendu, la fréquence augmentant avec l'âge (5 % avant 45 ans et › 50 % après 65 ans). Comparés aux sujets indemnes, les hypertendus ont un risque de décès 5 fois plus important lorsqu'ils présentent un à deux FDR cardiovasculaire associés, au-delà le risque est 15 fois plus important. Le risque d'événement coronaire fatal double pour chaque augmentation de PAS de 20 mmHg. Une diminution de 10 mmHg de la PAS et de 5 mmHg de la PAD est associée à une réduction relative annuelle de 20 % du risque de maladie coronaire et à une réduction relative annuelle de 32 % du risque d'AVC.

5.1.1.2. Tabagisme

En plus de son effet cancérigène, le tabac est un FDR cardiovasculaire majeur quel que soit le type de tabagisme, actif ou passif. Les effets délétères du tabac sont liés à la quantité quotidienne de tabac consommée, à l'âge de début et à la durée de l'exposition, d'où l'évaluation de l'exposition au tabac en nombre de paquets/années (nombre de paquets consommés par jour multiplié par le nombre d'années de consommation). Le risque augmente linéairement avec l'augmentation du nombre de paquets/années. Le tabagisme est responsable d'environ 10 % des affections cardiovasculaires. Son effet est plus marqué chez les femmes, les hommes jeunes et les grands fumeurs. Il s'exprime en particulier au niveau des artères des membres inférieurs et au niveau coronaire. Le tabagisme augmente le risque relatif de décès cardiovasculaire d'un facteur 2.8.

En 2019, environ un quart de la population fumait, la fréquence ayant diminué de 4 points depuis 2016. Le risque de coronaropathie décroit après l'interruption du tabagisme ; il rejoint celui de la population générale au terme de 15 ans de sevrage. Le sevrage tabagique diminue de 36 % le risque relatif de décès cardiovasculaire et de 32 % le risque relatif de récidive d'IDM après un événement coronaire aigu.

60

5.1.1.3. Diabète

Les diabètes de type 1 et 2 sont associés à une augmentation importante du risque cardiovasculaire (risque relatif d'événement cardiovasculaire x 2). Pour le diabète de type 1, le risque cardiovasculaire apparaît dès l'âge de 30 ans et est plus important en cas de mauvais contrôle glycémique et en cas de néphropathie diabétique associée (micro- ou macro-albuminurie, insuffisance rénale). En France, sa prévalence est de 4 à 5 %, et en augmentation de 5 % par an. Neuf fois sur dix, il s'agit d'un diabète de type 2 dont la prévalence augmente avec l'âge (20 % après 75 ans). Cette prévalence est sous-estimée de 20 % environ par absence de diagnostic.

L'impact d'un contrôle intensif de la glycémie sur les événements cardiovasculaires, notamment dans le diabète de type 2, varie selon les études, le mode d'analyse, la durée de suivi et les molécules utilisées. Notamment, l'impact d'un traitement par metformine dépend de la population étudiée, de l'ancienneté du diabète et reste débattu. Récemment, deux classes thérapeutiques (inhibiteurs des SGLT2 et analogues du GLP-1) ont montré une réduction du nombre d'événements cardiovasculaires mais pas exclusivement via le contrôle de l'HbA1c.

5.1.1.4. Hypercholestérolémie

L'élévation du cholestérol total, du LDL-cholestérol et la diminution du HDL-cholestérol sont des FDR indépendants de maladie cardiovasculaire. À l'inverse, l'élévation du HDL-cholestérol est protectrice.

L'impact de l'hypercholestérolémie prédomine sur le risque coronaire. La relation entre le LDL-cholestérol et le risque de survenue d'événement cardiovasculaire est corrélée positivement de façon quasiment linéaire puis exponentielle dans les valeurs extrêmes et sans effet de seuil.

En France, environ 20 % des 18-74 ans ont un LDL-c > 1,6 g/L, et environ 6 % des 18-74 ans ont un LDL-c > 1,9 g/L.

À chaque diminution de 1 mmol/l (39 mg/dL) de LDL-cholestérol, le risque relatif d'événement cardiovasculaire diminue de 20 %.

Le **risque cardiovasculaire global** est la probabilité de développer sur une période donnée un événement cardiovasculaire majeur (décès CV, AVC, IDM). Il peut être très élevé, élevé, intermédiaire ou faible.

Il peut s'exprimer sous forme :

* de risque **absolu** (probabilité pour un sujet de survenue d'un événement CV sur une période donnée) ;
* de risque **relatif** (probabilité de survenue d'un événement CV chez un sujet ayant un ou plusieurs FDR rapporté à la probabilité de survenue de ce même événement en l'absence de ces FDR).

Des modèles permettant l'évaluation de ce risque cardiovasculaire ont été développés à partir de grandes études épidémiologiques en population générale. Le risque d'un sujet est déduit à partir de quelques critères (âge, sexe, FDR cardiovasculaire). Comme tous les critères potentiels ne sont pas pris en compte, les performances de ces modèles dépendent des caractéristiques des populations. Il est donc préférable d'utiliser des échelles adaptées à la population étudiée. Certains modèles prennent en compte le risque d'événement cardiovasculaire (score de Framingham, USA), d'autres le risque de décès (score SCORE Europe).

5.1.2. Modèle européen SCORE

Les recommandations françaises de la Haute Autorité de santé (HAS) et les recommandations européennes (ESC) se basent sur l'utilisation de l'outil SCORE (*sytematic coronary risk estimation*) classant les patients en fonction de leur risque estimé de mortalité cardiovasculaire à 10 ans (en fonction de : âge 40 à 65 ans), sexe, statut tabagique, pression artérielle systolique et concentration de cholestérol total). Il existe un score SCORE pour les pays européens à faible risque cardiovasculaire et un autre pour les pays européens à haut risque cardiovasculaire. Pour la France, il faut utiliser le premier. Il est à noter que ce score n'est pas valable pour les patients diabétiques ni les sujets ayant un ou des antécédents cardiovasculaires.

Le score SCORE peut sous-estimer le risque cardiovasculaire des sujets :

* sédentaires ;
* avec obésité abdominale (en particulier jeunes) ;

* désocialisés ;
* avec antécédents familiaux de manifestation cardiovasculaire précoce ;
* avec lésions d'athérosclérose asymptomatique (exemple : plaque d'athérome en échographie) ;
* avec une insuffisance rénale modérée à sévère ;
* avec un HDL-cholestérol bas, des triglycérides élevés ou d'autres marqueurs de risque biologiques.

5.2. Pour mieux comprendre

La notion de risque global est suffisamment pertinente pour avoir été intégrée dans les dernières recommandations pour la pratique clinique soit de manière implicite (encouragement à traiter les patients à plus haut risque pour un même niveau de pression artérielle) voire de manière explicite. Dans le contexte de la prévention primaire, un haut niveau de risque cardiovasculaire à 10 ans justifie une stratégie thérapeutique agressive et le recours à des traitements pharmacologiques.

Quatre **catégories de risque cardiovasculaire** ont été définies :

* **très haut risque cardiovasculaire** :
  - antécédents de maladie cardiovasculaire symptomatique (syndrome coronaire aigu, AVC, revascularisation myocardique ou des artères des membres inférieurs ou des troncs supra-aortiques, anévrisme de l'aorte) ;
  - diabète (type 1 ou 2) avec au minimum un autre FDR ou une atteinte d'organe cible (exemple microalbuminurie 30-300 mg/24 heures) ;
  - insuffisance rénale sévère (clairance de la créatinine < 30 mL/mn/1,73 m^2) ;
  - score SCORE > 10 % ;
* **haut risque cardiovasculaire** :
  - un FDR marqué (HTA sévère ou hypercholestérolémie familiale par exemple) ;
  - diabète (type 1 ou 2) sans autre FDR ou atteinte d'organe cible ;
  - insuffisance rénale modérée (clairance de la créatinine 30-59 mL/mn/1,73 m^2) ;
  - score SCORE ≥ 5 % et ≤ 10 % ;
* **risque modéré** : score SCORE ≥ 1 % et < 5 % ;
* **risque faible** : score SCORE < 1 %.

Le score de Framingham s'applique à une population américaine et estime le risque de survenue d'événements cardiovasculaires fatals ou non.

5.3. Pour s'exercer

QRU#1 : Monsieur S., 64 ans, vit en France et est hospitalisé pour un infarctus du myocarde. Il n'a jamais fumé, n'a pas d'HTA ni de diabète ni de dyslipidémie. Il n'est pas sédentaire. Son IMC est normal. Sa mère a eu un infarctus du myocarde à 57 ans dans un contexte de tabagisme. Quel est le niveau de risque cardiovasculaire de Monsieur S. ?

A. Risque très élevé.

B. Risque élevé.

C. Risque intermédiaire.

D. Risque faible.

E. Impossible de répondre sans connaître le score SCORE.

Réponse : A. Le risque cardiovasculaire est très élevé car maladie coronaire athéromateuse symptomatique.

6. Rôle de l'alcool dans le risque cardiovasculaire 2C-222-EP-B01

6.1. Points clés (fiche LiSA)

L'alcool agit sur les FDR cardiovasculaire : il favorise l'obésité en raison de son apport calorique, une consommation chronique importante (> 30 g/j) augmente la pression artérielle et le risque de diabète, et l'alcool augmente la triglycéridémie mais aussi le HDL-cholestérol.

Il faut distinguer consommation chronique et intoxication aiguë (*binge drinking*). Une consommation chronique peut être faible (10-20 g/j soit 1-2 verres/j), modérée (20-30 g/j soit 2-3 verres/j) ou importante (> 30 g/j soit > 3 verres/j).

À doses faibles à modérées, l'alcool a un effet potentiellement protecteur : il augmente le HDL-cholestérol et la sensibilité à l'insuline, il a un effet antioxydant, anti-inflammatoire et antiplaquettaire. Le risque relatif de décès suit une courbe en J en cas de consommation chronique : en cas de consommation chronique faible à modérée, le risque relatif de syndrome coronaire aigu et de décès cardiovasculaire diminue de 15 à 30 % ; en cas de consommation chronique importante, il existe un sur-risque cardiovasculaire proportionnel à la quantité consommée et notamment sur-risque de cardiopathie dilatée.

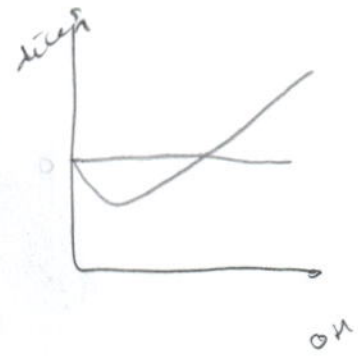

En post-intoxication aiguë (*binge drinking*), le risque relatif de syndrome coronaire aigu et de mortalité cardiovasculaire augmente de 40 %.

6.2. Pour mieux comprendre

L'alcool est un marqueur de risque cardiovasculaire.

6.3. Pour s'exercer

QRM#1 : Monsieur H., 56 ans, est un bon vivant. Il fume 15 cigarettes par jour, boit 40 g d'alcool par jour, a une alimentation trop grasse, trop sucrée et trop salée, de l'hypertension artérielle (HTA). Il est obèse et bien sûr sédentaire. Il ronfle et fait des apnées du sommeil. Quels sont les facteurs de risque cardiovasculaire indirects dans la liste ci-dessous ?

A. Consommation chronique de 40 g d'alcool par jour.

B. Sédentarité.

C. HTA.

D. Syndrome obstructif d'apnées du sommeil.

E. Obésité.

Réponse : B et E. La consommation d'alcool favorise des FDR cardiovasculaire mais ce n'est pas un FDR cardiovasculaire *stricto sensu*. L'HTA est un FDR cardiovasculaire indépendant. Les FDR cardiovasculaire indirects sont : sédentarité, obésité, syndrome métabolique.

7. Rôle des facteurs psychosociaux dans le risque cardiovasculaire 2C-222-EP-B02

7.1. Points clés (fiche LiSA)

Ils sont représentés par :

* un niveau socio-économique bas, l'absence de soutien social, le stress au travail et en famille ;
* la dépression, l'anxiété, une personnalité de type D.

Le **stress** entraîne une activation neuro-endocrine et une dysfonction du système autonome, augmente la pression artérielle et le rythme cardiaque, active la coagulation et a des effets pro-inflammatoires.

Le stress peut induire :

* une instabilité rythmique : tachycardie ventriculaire, fibrillation ventriculaire, fibrillation atriale ;
* une rupture de plaque athéromateuse avec réaction thrombotique (syndrome coronaire aigu, AVC ischémique, etc).

Dans la population générale, une exposition au stress chez l'adulte multiplie le risque relatif d'événement cardiovasculaire par 1.1 à 1.6.

Le sur-risque cardiovasculaire lié au stress semble plus important chez les patients considérés à haut risque cardiovasculaire et chez ceux déjà atteints d'une pathologie athéromateuse établie. Dans cette population, l'exposition au stress semble jouer le rôle de déclencheur d'événement marquant l'entrée dans la maladie ou accélérant la progression d'une pathologie établie (risque relatif › 2).

Le stress est à prendre en compte notamment en prévention primo-secondaire et secondaire.

64

7.2. Pour mieux comprendre

Le stress est un marqueur de risque cardiovasculaire.

7.3. Pour s'exercer

QRM#1 : Monsieur J., 56 ans, est un bon vivant. Il a arrêté de fumer depuis plus de 15 ans mais boit 40 g d'alcool par jour et a une alimentation trop grasse, trop sucrée et trop salée. Sa pression artérielle est trop élevée. Il est obèse, sédentaire, très stressé voire dépressif. Quels sont les marqueurs de risque cardiovasculaire présentés par Monsieur J. ?

A. Consommation chronique de 40 g d'alcool par jour.

B. Sédentarité.

C. HTA.

D. Stress.

E. Obésité.

Réponse : A et D. L'HTA est un FDR cardiovasculaire indépendant. Sédentarité et obésité sont des FDR cardiovasculaire indirects.

8. RÔLE DE L'HYPERTRIGLYCÉRIDÉMIE DANS LE RISQUE CARDIOVASCULAIRE 2C-222-EP-B03

8.1. Points clés (fiche LiSA)

L'hypertriglycéridémie est souvent associée à une baisse du HDL-cholestérol (HDL-c) et à une augmentation de la quantité de LDL petites et denses. L'hypertriglycéridémie est fréquente chez les sujets insulino-résistants (diabétiques de type 2) et les sujets en surpoids ou obèses (entrant ou non dans le cadre d'un syndrome métabolique).

Le LDL-cholestérol (LDL-c) doit rester l'objectif principal prioritaire d'un traitement hypolipémiant.

Toutefois, un risque substantiel persiste malgré un traitement par statine de forte intensité et des données d'essais cliniques récents suggèrent qu'une élévation des triglycérides est un marqueur de risque cardiovasculaire malgré un traitement abaissant le LDL-c.

L'effet d'une baisse isolée des triglycérides de 40 mg/dL est corrélée à une diminution absolue des événements cardiovasculaires de 4 à 5 % (*vs* 20 % pour la même baisse de LDL-c).

Pour information, une étude récente (REDUCE-IT) a montré, qu'en prévention secondaire, chez les patients ayant un traitement par statine et un taux de triglycérides › 2 g/L, l'icosapent éthyl réduit significativement la survenue d'un critère combiné (associant décès CV, IDM, AVC, revascularisation et angor instable) à 5 ans (réduction du risque relatif de 25 % et du risque absolu de près de 5 %).

8.2. Pour mieux comprendre

L'hypertriglycéridémie est un marqueur de risque cardiovasculaire.

Les autres marqueurs de risque cardiovasculaire sont rénaux, cardiaques, vasculaires, biochimiques.

* **Marqueurs d'atteinte rénale** : insuffisance rénale (diminution de la clairance de la créatinine [formule de Cockcroft-Gault ou filtration glomérulaire par la formule MDRD], micro-albuminurie [30 à 300 mg/24 h]).
* **Marqueurs cardiaques** : hypertrophie concentrique du ventricule gauche (index de Sokolow-Lyons et produit de Cornell à l'ECG ; index de masse ventriculaire gauche à l'échocardiographie), fréquence cardiaque élevée (difficile de proposer une valeur seuil du fait de la plage de normalité de la fréquence cardiaque au repos [60 à 90 battements/min]).
* **Marqueurs vasculaires** : index de pression systolique cheville/bras anormal (‹ 0.90 ou › 1.40 ; mesure recommandée chez les sujets dont le risque cardiovasculaire est modéré ou intermédiaire car la mise en évidence d'un IPS pathologique peut faire évoluer le sujet dans la classe de risque plus élevée) ; sténose asymptomatique de carotide ; calcifications coronaires (haut risque CV) ; augmentation de l'épaisseur intima-media (échographie), augmentation de la vitesse de l'onde de pouls carotido-fémorale, dysfonction endothéliale ; dysfonction érectile.
* **Marqueurs biochimiques** : hyperhomocystéinémie (tout territoire vasculaire confondu, les études de prévention n'ont pas montré à ce jour d'efficacité de l'acide folique à réduire la morbidité et la mortalité cardiovasculaires même chez les patients ayant une atteinte vasculaire associée à l'hyperhomocystéinémie) ; C Reactiv Protein mesurée par méthode ultrasensible (CRPus) ; autres (interleukine 6, leptine, insuline, adiponectine, lipoprotéine a [Lpa] et rénine plasmatique).
* **Autres** : syndrome d'apnée du sommeil ; maladies auto-immunes ; pré-éclampsie.

8.3. Pour s'exercer

QRM#1: Monsieur P., 70 ans, diabétique et dyslipidémique a aussi des marqueurs de risque cardiovasculaire. Quels sont les marqueurs de risque dans la liste ci-dessous?

A. Hyper-LDL-cholestérolémie.

B. Hypertriglycéridémie.

C. Micro-albuminurie > 30 mg/jour.

D. Dysfonction érectile.

E. Hypertrophie ventriculaire gauche.

Réponse: B, C, D et E. L'hyper LDL-cholestérolémie est un FDR cardiovasculaire indépendant modifiable. L'hyper HDL-cholestérolémie est protectrice.

9. Expliquer l'influence de l'excès de poids dans le risque cardiovasculaire 2C-222-ET-B01

9.1. Points clés (fiche LiSA)

L'obésité augmente le risque d'HTA. L'obésité abdominale (graisse péri-viscérale) augmente le risque de diabète de type 2, d'hypertriglycéridémie et de syndrome métabolique. L'obésité favorise aussi la sédentarité par difficulté d'accès aux activités sportives.

Les bases physiopathologiques du lien entre obésité et risque cardiovasculaire sont:

* augmentation de l'insulino-résistance;
* « dyslipidémie athérogène » associant hypertriglycéridémie, hypo-HDL-émie et augmentation de la proportion de LDL petites et denses;
* augmentation de la pression artérielle;
* augmentation de l'inflammation systémique.

9.2. Pour mieux comprendre

L'excès de poids est un des éléments du syndrome métabolique.

9.3. Pour s'exercer

QRM#1: Madame E., 76 ans, diabétique et hypertendue, a un IMC à 37 kg/m^2 et est dyspnéique au moindre effort. Elle vous pose plein de questions sur l'obésité. Quelles sont les affirmations exactes?

A. L'obésité abdominale est la moins délétère.

B. L'obésité augmente l'insulinorésistance.

C. L'obésité diminue l'inflammation systémique.

D. L'obésité augmente la pression artérielle.

E. L'obésité est associée à l'hypertriglycéridémie.

Réponse: B, D et E. L'obésité est associée à un profil lipidique athérogène: hypertriglycéridémie, hypo HDL-émie et augmentation de la proportion de LDL petites et denses.

10. Connaître le bénéfice de l'activité physique pour la prise en charge du risque cardiovasculaire 2C-222-PC-A01

10.1. Points clés (fiche LiSA)

Les effets bénéfiques de l'activité physique (AP) sur les FDR cardiovasculaire sont multiples :

* baisse de la pression artérielle ;
* baisse du LDL-cholestérol et des triglycérides, augmentation du HDL-cholestérol ;
* perte de poids ;
* amélioration du contrôle glycémique par baisse de l'insulinorésistance.

10.2. Pour mieux comprendre

À tout âge, une AP régulière peut diminuer la mortalité cardiovasculaire de 30 % (réponse dose-dépendante) que ce soit en prévention primaire, primo-secondaire ou secondaire.

11. Décrire la quantité d'activité physique à conseiller en prévention cardiovasculaire primaire 2C-222-PC-B01

11.1. Points clés (fiche LiSA)

La prescription d'une AP doit être individualisée, c'est-à-dire adaptée à l'âge, au niveau habituel d'AP, au niveau de risque cardiovasculaire, à la condition physique, aux capacités physiques fonctionnelles et aux capacités cognitives. Elle doit être réaliste et réalisable, et répondre au mieux aux objectifs et aux préférences du patient et aux ressources en AP de son environnement, afin d'assurer une meilleure observance à long terme. Des évaluations et des conseils réguliers pour favoriser l'observance et, si nécessaire, pour soutenir une augmentation du volume d'exercice au fil du temps sont utiles.

Une AP d'intensité modérée est une activité aérobie sans lactate à 40-70 % de la VO_2 max ou 55-74 % de la fréquence cardiaque maximale.

Quantité à conseiller en prévention primaire chez les patients présumés en bonne santé :

* au moins 150 minutes/semaine d'AP d'intensité modérée ;
* ou 75 minutes/semaine d'AP aérobie d'intensité vigoureuse ou élevée ,
* ou une combinaison équivalente des deux schémas précédents.

Une augmentation progressive à 300 minutes/semaine d'AP d'intensité modérée, ou 150 minutes/semaine d'AP aérobie d'intensité vigoureuse ou une combinaison équivalente est conseillée pour obtenir des bénéfices supplémentaires.

Une fréquence minimale de 3 séances par semaine est préconisée et, si possible, une séance tous les jours.

Populations spécifiques :

* Obèses (IMC > 30 kg/m^2 ou tour de taille > 80 cm chez la femme et > 94 cm chez l'homme), sujets avec hypertension contrôlée, diabétiques : ajouter au moins 3 séances/semaine d'exercices en résistance (renforcement musculaire) en plus des 150 minutes hebdomadaires d'activité physique d'intensité modérée.
* Une AP d'intensité vigoureuse est contre-indiquée en cas d'HTA non contrôlée.
* En cas d'antécédent de maladie cardiovasculaire, il est recommandé de réaliser au minimum 30 minutes d'activité physique d'intensité modérée 5 fois/semaine (soit au minimum 150 min/semaine).

Ces mesures peuvent être complétées par la participation à des protocoles d'éducation thérapeutique, ou d'autres programmes à visée comportementale.

11.2. Pour mieux comprendre

La pratique régulière d'une activité physique d'intensité modérée fait partie de la prévention individuelle primaire, primo-secondaire et secondaire, et aussi de la prévention collective.

11.3. Pour s'exercer

QRM#1 : Monsieur H., 60 ans, a un risque cardiovasculaire faible et aucun facteur de risque indépendant modifiable. Il a un antécédent de colique néphrétique. Que lui conseillez-vous à titre de prévention cardiovasculaire ?

A. Alimentation riche en acides gras poly-insaturés.

B. Poisson au moins 2 fois par semaine.

C. Au moins 150 minutes d'activité physique d'intensité modérée par semaine.

D. Au moins 75 minutes d'activité physique d'intensité élevée par semaine.

E. Une séance d'activité physique chaque jour de la semaine.

Réponse : A, B, C et D. En prévention primaire, il est recommandé de faire au moins 150 minutes d'activité physique d'intensité modérée par semaine ou au moins 75 minutes d'activité physique d'intensité élevée par semaine ou un mélange des deux, en répartissant en au moins 3 séances par semaine.

QRM#2 : Monsieur K., 60 ans, a un risque cardiovasculaire élevé avec une HTA moyennement équilibrée, une cholestérolémie LDL à 0.55 g/L, un surpoids et un antécédent d'infarctus du myocarde deux ans auparavant traité par stents. Son épreuve d'effort myocardique récente est maximale et négative. Que lui conseillez-vous à titre de prévention cardiovasculaire ?

A. Alimentation riche en acides gras poly-insaturés.

B. Poisson au moins 2 fois par semaine.

C. Au moins 150 minutes d'activité physique d'intensité modérée par semaine.

D. Au moins 75 minutes d'activité physique d'intensité élevée par semaine.

E. Une séance d'activité physique de 30 minutes, 5 jours par semaine.

Réponse : A, B, C et E. En prévention secondaire, il est recommandé de faire au moins 150 minutes d'activité physique d'intensité modérée par semaine, en répartissant en 5 séances de 30 min par semaine.

QRM#3 : Monsieur L., 60 ans, a un risque cardiovasculaire élevé avec une HTA mal contrôlée, une hypercholestérolémie équilibrée, une obésité, un diabète de type 2 évoluant depuis dix ans et un antécédent d'AVC ischémique mineur sans séquelle survenu il y a deux ans. Son épreuve d'effort myocardique récente est maximale et négative. Que lui conseillez-vous à titre de prévention cardiovasculaire ?

A. Au moins 150 minutes d'activité physique d'intensité modérée par semaine.
B. Au moins 75 minutes d'activité physique d'intensité élevée par semaine.
C. Une combinaison équivalente d'activité physique d'intensité modérée et d'intensité élevée.
D. Au moins 3 séances par semaine d'exercices en résistance (renforcement musculaire).
E. Au moins 5 séances d'activité physique par semaine.

Réponse : A, D et E. En prévention secondaire, il est recommandé de faire au moins 150 minutes d'activité physique d'intensité modérée par semaine, en répartissant en 5 séances par semaine. L'activité physique d'intensité élevée n'est pas recommandée en cas d'HTA mal équilibrée. L'obésité et le diabète nécessitent des exercices de renforcement musculaire en plus de l'activité physique, à raison de 3 séances par semaine.

12. Connaître l'efficacité de la prévention cardiovasculaire centrée sur le patient en soins primaires 2C-222-SP-A01

12.1. Points clés (fiche LiSA)

La prévention cardiovasculaire centrée sur le patient est efficace, pertinente et réalisable en soins primaires.

Les **principaux acteurs des programmes de prévention** sont les médecins, les infirmiers et les coachs d'activité physique.

12.1.1. Médecins généralistes

La mise en place de ces programmes repose en grande partie sur le médecin généraliste qui peut initier une évaluation, mettre en place et coordonner un programme de prévention. Il participe au suivi sur le long terme.

12.1.2. Médecins spécialistes

Les autres spécialistes (médecins vasculaires, cardiologues, diabétologues...) sont impliqués en particulier dans les situations de prévention secondaire.

12.1.3. Autres acteurs de santé

Le personnel infirmier et les autres acteurs de l'éducation thérapeutique doivent être intégrés à ces programmes.

12.2. Pour mieux comprendre

Les soins de santé primaires s'appliquent à la santé mais aussi au bien-être physique, mental et social. L'objectif est de fournir des soins complets et de qualité aux personnes dans leur globalité au plus proche de leur environnement (prévention, traitements médicamenteux, réadaptation, soins palliatifs).

5 LES 5 IDÉES-FORCES

- **Facteurs de risque cardiovasculaire :**
  - **indépendants non modifiables :** âge, sexe, hérédité (mort subite ou IDM chez apparenté homme de premier degré avant 55 ans ou chez apparentée femme de premier degré avant 65 ans) ;
  - **indépendants modifiables :** tabagisme, HTA, diabète, cholestérol (hyper-LDL, hypo-HDL) ;
  - **indirects :** obésité (IMC > 30 kg/m^2), sédentarité, syndrome métabolique.

- **Le score européen SCORE2 des pays à faible risque permet d'évaluer et de quantifier le risque de mortalité à 10 ans en France d'un sujet de 40 à 65 ans n'ayant pas d'antécédent cardiovasculaire ni de diabète (le score de Framingham s'applique à une population américaine et estime le risque de survenue d'événements cardiovasculaires fatals ou non).**

- **Le risque cardiovasculaire de la femme augmente 10 à 15 ans après la ménopause.**

- **Prévention primaire : mieux vaut prévenir que guérir.**

- **Prévention collective et individuelle.**

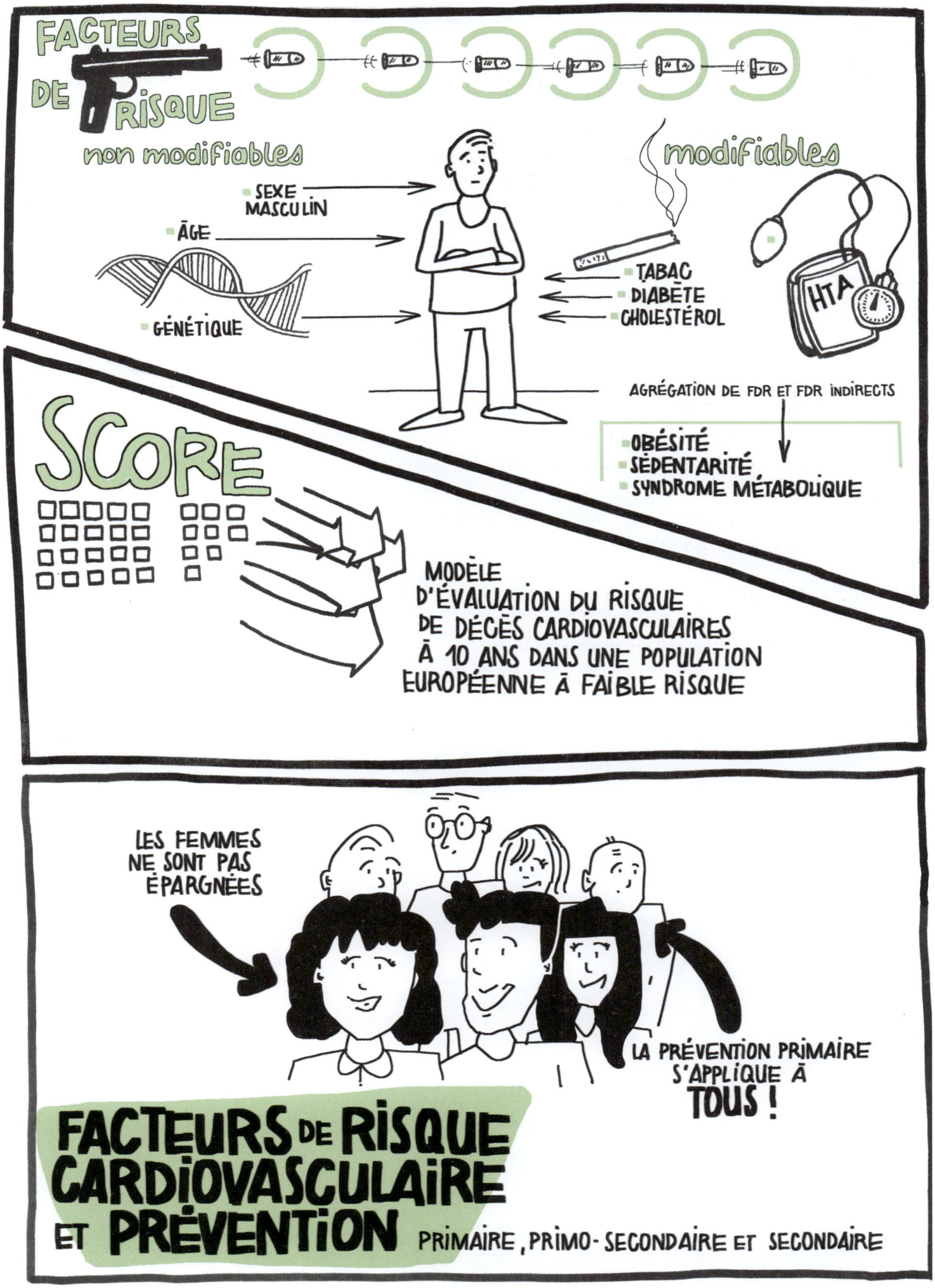
FACTEURS DE RISQUE
non modifiables
modifiables
SEXE MASCULIN
ÂGE
GÉNÉTIQUE
TABAC
DIABÈTE
CHOLESTÉROL
HTA
AGRÉGATION DE FDR ET FDR INDIRECTS
OBÉSITÉ
SÉDENTARITÉ
SYNDROME MÉTABOLIQUE
SCORE
MODÈLE D'ÉVALUATION DU RISQUE DE DÉCÈS CARDIOVASCULAIRES À 10 ANS DANS UNE POPULATION EUROPÉENNE À FAIBLE RISQUE
LES FEMMES NE SONT PAS ÉPARGNÉES
LA PRÉVENTION PRIMAIRE S'APPLIQUE À TOUS !
FACTEURS DE RISQUE CARDIOVASCULAIRE ET PRÉVENTION
PRIMAIRE, PRIMO-SECONDAIRE ET SECONDAIRE

223

Dyslipidémies

1. Quand dépister une dyslipidémie ? 2C-223-DP-A01

Dépistage impératif :

* en situation de prévention secondaire cardiovasculaire : ATCD d'accident cardiovasculaire ou d'athérosclérose asymptomatique authentifiée à l'imagerie ;
* en cas de facteurs de risque cardiovasculaire : ATCD familiaux de maladie coronaire précoce, tabagisme, hypertension artérielle, diabète, insuffisance rénale chronique ;
* en cas de prescription de médicaments susceptibles d'entraîner des modifications du métabolisme lipidique : corticoïdes, œstroprogestatifs, rétinoïdes, antirétroviraux, neuroleptiques, inhibiteurs mTOR…

Dépistage conseillé en dehors de tout facteur de risque cardiovasculaire :

* chez tout homme ≥ 40 ans ;
* chez toute femme ≥ 50 ans ou ménopausée ou lors de la mise en place d'une contraception hormonale.

2. Évaluation du risque cardiovasculaire global 2C-223-DE-A01

2.1. Évaluation du risque cardiovasculaire par équations multifactorielles

Les équations européennes SCORE2 (*systematic coronary risk evaluation*) et SCORE2-OP (*older people*) :

* sont basées sur la concentration sérique de cholestérol non-HDL, le tabagisme, la pression artérielle systolique, l'âge et le sexe ;
* évaluent le risque de survenue à 10 ans d'une ischémie coronaire ou d'un accident vasculaire cérébral, mortels ou non mortels ;
* ne sont valides que chez les sujets d'âge ≥ 40 et < 70 ans pour SCORE2 et les sujets d'âge ≥ 70 ans pour SCORE2-OP ;
* ne s'utilisent pas en cas de diabète, d'insuffisance rénale chronique, d'hypercholestérolémie familiale ou de pathologie athéromateuse symptomatique.

Cholestérol non-HDL (mmol/L : 3.0-3.9, 4.0-4.9, 5.0-5.9, 6.0-6.9 ; mg/dL : 150, 200, 250)

SCORE2-OP — Pression artérielle systolique (mmHg)

Âge	PAS (mmHg)	Femme Non fumeuse 3.0-3.9	4.0-4.9	5.0-5.9	6.0-6.9	Femme Fumeuse 3.0-3.9	4.0-4.9	5.0-5.9	6.0-6.9	Homme Non fumeur 3.0-3.9	4.0-4.9	5.0-5.9	6.0-6.9	Homme Fumeur 3.0-3.9	4.0-4.9	5.0-5.9	6.0-6.9
85-89 ans	160-179	28	29	30	31	31	32	33	34	29	35	42	49	29	35	42	49
	140-159	26	27	28	29	29	30	31	32	28	33	40	47	27	33	40	47
	120-139	24	25	26	27	27	28	29	30	26	32	38	45	26	32	38	45
	100-119	23	24	25	26	25	26	27	28	25	30	36	43	25	30	36	43
80-84 ans	160-179	20	21	22	23	25	26	28	29	23	27	32	37	26	31	36	41
	140-159	18	19	20	21	23	24	25	26	21	25	29	34	24	28	33	38
	120-139	16	17	18	19	20	21	22	23	19	22	26	31	22	25	30	34
	100-119	15	15	16	17	18	19	20	21	17	20	24	28	19	23	27	31
75-79 ans	160-179	15	15	16	17	21	22	23	24	19	21	24	27	24	27	31	34
	140-159	13	13	14	15	18	19	20	21	16	18	2&	23	21	23	26	30
	120-139	11	11	12	13	15	16	17	18	14	15	18	20	18	20	23	26
	100-119	9	10	10	11	13	14	15	15	12	13	15	17	15	17	19	22
70-74 ans	160-179	10	11	12	12	17	18	19	20	15	16	18	19	22	24	26	28
	140-159	9	9	10	10	14	15	16	16	12	13	14	16	18	19	21	23
	120-139	7	7	8	8	11	12	13	14	10	11	12	13	14	16	17	19
	100-119	6	6	6	7	9	10	10	11	8	8	9	10	12	13	14	15

SCORE2 — Pression artérielle systolique (mmHg)

Âge	PAS (mmHg)	Femme Non fumeuse 3.0-3.9	4.0-4.9	5.0-5.9	6.0-6.9	Femme Fumeuse 3.0-3.9	4.0-4.9	5.0-5.9	6.0-6.9	Homme Non fumeur 3.0-3.9	4.0-4.9	5.0-5.9	6.0-6.9	Homme Fumeur 3.0-3.9	4.0-4.9	5.0-5.9	6.0-6.9
65-69 ans	160-179	8	8	9	9	12	12	13	13	11	12	12	13	15	16	17	19
	140-159	7	7	7	7	10	10	11	11	9	10	11	11	13	14	15	16
	120-139	5	6	6	6	8	9	9	9	8	8	9	10	11	12	13	13
	100-119	5	5	5	5	7	7	7	8	6	7	7	8	9	10	11	11
60-64 ans	160-179	6	6	7	7	10	10	11	11	8	9	10	11	13	14	15	17
	140-159	5	5	5	6	8	8	9	9	7	8	8	9	10	11	13	14
	120-139	4	4	4	5	6	7	7	8	6	6	7	8	9	10	10	11
	100-119	3	3	4	4	5	6	6	6	5	5	6	6	7	8	9	10
55-59 ans	160-179	4	5	5	5	8	8	9	10	7	7	8	9	10	12	13	15
	140-159	3	4	4	4	6	7	7	8	5	6	7	8	9	10	11	12
	120-139	3	3	3	3	5	6	6	6	4	5	5	6	7	8	9	10
	100-119	2	2	3	3	4	4	5	5	4	4	4	5	6	6	7	8
50-54 ans	160-179	3	4	4	4	6	7	7	8	5	6	7	8	9	10	11	13
	140-159	3	3	3	3	5	5	6	6	4	5	5	6	7	8	9	10
	120-139	2	2	2	3	4	4	5	5	3	4	4	5	6	6	7	8
	100-119	2	2	2	2	3	3	4	4	3	3	3	4	4	5	6	7
45-49 ans	160-179	2	3	3	3	5	5	6	7	4	5	6	6	7	8	10	11
	140-159	2	2	2	3	4	4	5	5	3	4	4	5	6	7	8	9
	120-139	1	2	2	2	3	3	4	4	2	3	3	4	4	5	6	7
	100-119	1	1	1	1	2	2	3	3	2	2	3	3	3	4	5	5
40-44 ans	160-179	2	2	2	3	4	4	5	6	3	4	5	5	6	7	8	10
	140-159	1	2	2	2	3	3	4	4	2	3	3	4	5	5	6	8
	120-139	1	1	1	1	2	3	3	3	2	2	3	3	3	4	5	6
	100-119	1	1	1	1	2	2	2	2	1	2	2	2	3	3	4	5

Figure 1. SCORE2-OP et SCORE2. Risque de survenue à 10 ans d'une ischémie coronaire ou d'un accident vasculaire cérébral, mortels ou non, dans les populations à faible risque cardiovasculaire.

	< 50 ans	50-69 ans	≥ 70 ans
Vert clair	< 2.5 %	< 5 %	< 7.5 %
Vert moyen	2.5 à < 7.5 %	5 à < 10 %	7.5 à < 15 %
Vert foncé	≥ 7.5 %	≥ 10 %	≥ 15 %

	< 50 ans	50-69 ans	≥ 70 ans
Risque faible à modéré	< 2,5 %	< 5 %	< 7,5 %
Risque élevé	≥ 2,5 à < 7,5 %	≥ 5 à < 10 %	≥ 7,5 à < 15 %
Risque très élevé	≥ 7,5 %	≥ 10 %	≥ 15 %

Tableau 1. Évaluation du risque de mortalité cardiovasculaire à 10 ans chez des individus « apparemment » sains, c'est-à-dire sans insuffisance rénale, diabète, dyslipidémie familiale génétique ou maladie cardiovasculaire avérée.

2.2. En cas de non-utilisation des équations SCORE2 ou SCORE2-OP

En cas de non-utilisation des équations SCORE2 ou SCORE2-OP, le niveau de risque peut éventuellement être apprécié de façon pragmatique par sommation des facteurs de risque traditionnels (consensus SFE-SFD-NSFA, 2016) :

* âge (≥ 50 ans chez l'homme, ≥ 60 ans chez la femme) ;
* antécédents familiaux d'accident cardiovasculaire ischémique (≤ 55 ans chez le père ou un parent du premier degré, ≤ 60 ans chez la mère ou une parente du premier degré) ;
* tabagisme (actuel ou arrêté depuis moins de 3 ans) ;
* hypertension artérielle ;
* HDL-c ≤ 1,0 mmol/L (≤ 0,4 g/L).

Nombre de facteurs de risque	Niveau de risque
0 ou 1	faible
2	modéré
3, 4 ou 5	élevé
ATCD cardiovasculaires (prévention secondaire)	très élevé

Tableau 2. Niveau de risque cardiovasculaire selon la sommation des facteurs de risque traditionnels (consensus SFE-SFD-NSFA, 2016).

2.3. Situations particulières

2.3.1. Patients avec maladie rénale chronique isolée

ACR / eDFG mL/min/1,73 m²	≤ 3 mg/mmol	> 3 à ≤ 30 mg/mmol	> 30 mg/mmol
≥ 60	risque faible à modéré	risque faible à modéré	risque élevé
45-59	risque faible à modéré	risque élevé	risque élevé
30-44	risque élevé	risque très élevé	risque très élevé
< 30	risque très élevé	risque très élevé	risque très élevé

Tableau 3. Risque cardiovasculaire chez des patients avec maladie rénale chronique isolée.
ACR = albumine sur créatinine ratio urinaire (pour passer de mg/mmol à mg/g multiplier par 10) ;
eDFG = débit de filtration glomérulaire estimé.

2.3.2. Patients avec diabète de type 2 ou de type 1 (consensus SFD/SFC 2021 : Diabetes Metab. 2021 Mar;47(2):101185)

Risque	Critères
Faible à modéré	Diabète de type 2 < 10 ans ou diabète de type 1 < 20 ans contrôlé, sans atteinte d'organe cible, sans autre facteur de risque cardiovasculaire.
Élevé	Diabète de type 2 ou diabète de type 1 **avec au moins deux critères parmi les suivants** : * diabète de type 2 depuis ≥ 10 ans ou de type 1 depuis ≥ 20 ans ; * antécédents familiaux précoces de maladie coronaire (H < 50 ans, F < 60 ans) ; * facteurs de risque cardiovasculaire non contrôlés (HbA1c, LDL-cholestérol, pression artérielle, tabagisme) ; * ACR > 3 mg/mmol ou eDFG < 60 mL/min/1.73 m² ; * rétinopathie sévère ou neuropathie végétative ou dysfonction érectile ; * faible activité physique.
Très élevé	Diabète de type 2 ou diabète de type 1 **avec au moins un critère parmi les suivants** : * maladie cardiovasculaire avérée y compris la fibrillation atriale ; * eDFG < 30 mL/min/1,73 m² quel que soit l'ACR ; * ACR > 30 mg/mmol ; * LDL-c > 4,9 mmol/L (soit 1,9 g/L) avec traitement ; * ondes Q à l'ECG ; * anomalies du ventricule gauche à l'échocardiographie ; * sténose artérielle périphérique ≥ 50 %.

Tableau 4. **Risque cardiovasculaire chez des patients avec insuffisance rénale chronique ou diabète de type 1 ou 2. ACR = albumine sur créatinine ratio urinaire (pour passer de mg/mmol à mg/g multiplier par 10) ; eDFG = débit de filtration glomérulaire estimé ; HbA1c = hémoglobine glyquée ; H = homme ; F = Femme ; LDL-c = cholestérol LDL ; ECG = électrocardiogramme.**

2.3.3. Patients avec hypercholestérolémie familiale

Ils sont d'emblée au minimum à risque élevé.

2.3.4. Patients avec maladie cardiovasculaire

Ils sont tous à risque très élevé et ont :

* soit une **atteinte athéromateuse symptomatique** définie par au moins un antécédent :
  - d'accident vasculaire cérébral ischémique ;
  - d'accident cérébral ischémique transitoire ;
  - d'infarctus du myocarde ;
  - de syndrome coronaire aigu ;
  - de revascularisation coronaire et de toute autre revascularisation artérielle ;
  - d'anévrisme de l'aorte abdominale ;
  - d'atteinte artérielle périphérique : artères sub-clavières, artères rénales, artères digestives, artères des membres inférieurs ;
* soit une **atteinte athéromateuse asymptomatique** documentée par l'imagerie :
  - plaque coronaire ;
  - plaque carotide et/ou fémorale.

3. Connaître les relations entre lipides et athérosclérose 2C-223-EP-B01

Le cholestérol, et plus précisément le LDL-cholestérol est directement impliqué dans le développement de la plaque d'athérome formée à partir de macrophages qui se sont progressivement enrichis en LDL-cholestérol, avec une contribution importante de l'oxydation et de l'inflammation.

Le lien entre LDL-cholestérol et risque cardiovasculaire est très fort. Il a clairement été démontré que la diminution du taux de LDL-c entraînait une réduction significative du risque d'accidents cardiovasculaires.

Le lien entre hypertriglycéridémie et athérosclérose apparaît probable, en particulier en cas d'association avec un HDL-cholestérol bas (dans le cadre du syndrome métabolique). Cependant, le niveau de preuve n'est pas aussi élevé que pour le LDL-cholestérol.

4. Connaître les trois grands types de dyslipidémies 2C-223-DE-A02

Ci-après les trois grands types d'hyperlipidémies primaires :

* hypercholestérolémies pures ;
* hypertriglycéridémies pures ;
* hyperlipidémies mixtes.

Les hyperlipidémies sont distinguées en fonction de leur cause en hyperlipidémies primaires, hyperlipidémies secondaires (à des maladies ou des médicaments) et dyslipidémie associée au diabète de type 2 et syndrome métabolique.

77

Pour aller plus loin

On distingue classiquement cinq grands types de dyslipidémies primaires selon la classification de Fredrickson en fonction du type de lipoprotéines le plus élevé :

* **type I** : hyperchylomicronémie (triglycéridémie exogène) ;
* **type II** : β-lipoprotéine et cholestérol-LDL dominant ;
* **type IIa** : hypercholestérolémie pure ;
* **type IIb** : hypercholestérolémie mixte (LDL-c + VLDL augmentés) ;
* **type III** : augmentation des β- et pré- β-lipoprotéines (LDL-c + VLDL) ;
* **type IV** : augmentation des VLDL, hypertriglycéridémie endogène ;
* **type V** : hypertriglycéridémie endogène + exogène (type I + type IV).

5. Diagnostic positif et classification des dyslipidémies 2C-223-DP-A02

5.1. Diagnostic

Le diagnostic est réalisé par l'« **exploration d'une anomalie lipidique (EAL)** » sur sérum après 12 heures de jeûne. Elle comporte :

* la quantification du cholestérol total, la quantification des triglycérides ;
* la quantification du HDL-cholestérol ;
* l'estimation par calcul du LDL-cholestérol si triglycérides < 3,8 mmol/L (soit 3,4 g/L), sinon par mesure directe.

Pour aller plus loin

Le calcul du LDL-cholestérol (LDL-c), si les triglycérides sont < 3,8 mmol/L, s'effectue selon la formule de Friedewald ci-après :
LDL-cholestérol = Cholestérol Total – HDL-cholestérol – Triglycérides/2 (en mmol/L) ;
ou encore LDL-cholestérol = Cholestérol Total – HDL-cholestérol – Triglycérides/5 (en g/L).

Le facteur de correction pour passer de g/L en mmol/L est × 2,59 pour le cholestérol et × 1,14 pour les TG.

Le dosage des apolipoprotéines ne fait pas partie de l'EAL et n'est pas justifié en pratique courante. Néanmoins dans certaines situations, cela permet de mieux appréhender le niveau de risque du patient :

* l'apo A1 évolue parallèlement au taux d'HDL-cholestérol ;
* l'apo B100 évolue parallèlement au taux de LDL-cholestérol ;
* la diminution de l'apo A1, l'augmentation de l'apo B100 augmentent le risque cardiovasculaire.

5.2. Hyperlipidémies primaires et hyperlipidémies secondaires

On distingue :

* les **hyperlipidémies primaires**, caractérisées par une anomalie primitive du métabolisme lipidique (voir ci-dessous) avec :
    - l'hypercholestérolémie pure : augmentation isolée du LDL-cholestérol ;
    - l'hypertriglycéridémie pure : augmentation isolée (ou fortement prépondérante) des triglycérides. On parle d'hypertriglycéridémie pour des valeurs de triglycérides à jeun > 1,7 mmol/L (soit 1,50 g/L) ;
    - l'hyperlipidémie mixte : augmentation conjointe du LDL-cholestérol et des triglycérides ;
* les **hyperlipidémies secondaires** (voir ci-dessous) dont la dyslipidémie spécifique liée au diabète de type 2 et au syndrome métabolique. Cette dernière comprend une augmentation des triglycérides ainsi qu'une baisse du HDL-cholestérol et est associée à un risque cardiovasculaire élevé.

5.3. Différents types d'hypercholestérolémies pures

* **Hypercholestérolémies familiales** (classées IIa dans la classification de Fredrickson) :
  - Formes sévères secondaires à des mutations monogéniques (récepteur LDL, apoB, PCSK9), à l'origine d'accidents cardiovasculaires précoces ;
  - **hypercholestérolémie familiale homozygote rare**, caractérisée par des taux de LDL-cholestérol extrêmement élevés > 10 mmol/L (soit 4 g/L) et la survenue d'accidents cardiovasculaires dans l'enfance ;
  - **hypercholestérolémie familiale hétérozygote beaucoup plus fréquente**, caractérisée par des taux de LDL-cholestérol très élevés entre 5 et 10 mmol/L (soit 1,90 et 4 g/L) et la survenue d'accidents cardiovasculaires précoces (avant 50 ans), en l'absence de traitement hypocholestérolémiant efficace.
* **Hypercholestérolémies polygéniques** (classées IIa dans la classification de Fredrickson) : fréquente, apparition au cours de la vie, favorisée par une mauvaise hygiène de vie, taux de LDL-cholestérol modérément élevé souvent < 5,7 mmol/L (soit < 2,20 g/L).

5.4. Différents types d'hypertriglycéridémies pures

* **Hyperchylomicronémies** (ou hypertriglycéridémies exogènes ; classées I dans la classification de Fredrickson) séparées en hyperchylomicronémies familiales et hyperchylomicronémies multifactorielles. Elles sont à risque élevé de pancréatite aiguë :
  - les hyperchylomicronémies familiales sont rares et secondaires à une anomalie génétique responsable d'un déficit d'activité de la lipoprotéine lipase (enzyme responsable de la dégradation des chylomicrons et des VLDL) ;
  - les hyperchylomicronémies multifactorielles sont beaucoup plus fréquentes que les hyperchylomicronémies familiales et d'origine multigénique associée à l'exposition aux facteurs environnementaux.
* **Hypertriglycéridémies endogènes** (classées IV dans la classification de Fredrickson), caractérisées par un excès de VLDL, hypertriglycéridémies pures marquées par un risque élevé de pancréatite aiguë, lorsque les valeurs de triglycérides dépassent 11 mmol/L (soit 10 g/L).

5.5. Différents types d'hyperlipidémies mixtes

* **Dysβ-lipoprotéinémie** (classée III dans la classification de Fredrickson), rare, caractérisée par une élévation conjointe du cholestérol et des triglycérides.
* **Hyperlipidémie combinée familiale**, assez fréquente, caractérisée par une variabilité des phénotypes lipidiques (classiquement augmentation conjointe du LDL-cholestérol et des triglycérides [classée IIb dans la classification de Fredrickson], parfois augmentation isolée du LDL-cholestérol [classée IIa dans la classification de Fredrickson] ou des triglycérides [classée IV dans la classification de Fredrickson]) au sein d'une famille et chez un même patient et par un risque élevé d'accidents cardiovasculaires.

6. Connaître les manifestations cliniques des dyslipidémies : xanthelasma 2C-223-CM-A01

Voici les signes cliniques que l'on peut observer dans les hypercholestérolémies. Ils sont surtout présents dans les formes sévères, notamment les hypercholestérolémies familiales :

* xanthomes tendineux ;
* xanthelasma (avant l'âge de 60 ans) ;
* arc cornéen (avant l'âge de 60 ans).

79

Voici les signes cliniques parfois observés dans les hypertriglycéridémies sévères :

* xanthomatose éruptive et lipémie rétinienne (au fond d'oeil).

7. Connaître les principales causes des hyperlipidémies secondaires 2C-223-ET-A01

* Endocrinopathies : hypothyroïdie, hypercorticisme.
* Maladies rénales : syndrome néphrotique, glomérulopathie.
* Cholestase.
* Médicaments : corticoïdes, œstroprogestatifs, rétinoïdes, antirétroviraux, neuroleptiques, inhibiteurs mTOR…

Pour aller plus loin

* L'hypercholestérolémie prédomine :
  - hypothyroïdie (TSHus) ;
  - cholestase (phosphatases alcalines) ;
  - anorexie mentale.
* L'hypertriglycéridémie prédomine :
  - diabète de type 2 (glycémie à jeun) ;
  - syndrome métabolique (glycémie à jeun, tour de taille) ;
  - syndrome néphrotique (protéinurie) ;
  - alcool.

8. Quel bilan biologique à la recherche d'une dyslipidémie secondaire ? 2C-223-EC-B01

Bilan biologique, guidé par le contexte clinique : TSHus, créatininémie, protéinurie (bandelette urinaire), phosphatases alcalines.

9. Connaître les principes du traitement des dyslipidémies 2C-223-PC-A01

9.1. Traitement de l'hypercholestérolémie

Décision d'un traitement prise selon le taux de LDL-cholestérol en fonction du profil de risque cardiovasculaire du patient :

* Traitement par statine, en première intention.
* Si objectif non atteint avec statine, associer ézétimibe voire cholestyramine.
* Dans les formes sévères, on pourra avoir recours aux inhibiteurs de PCSK9.

Pour aller plus loin

Les statines

Les statines (fluvastatine, pravastatine, simvastatine, atorvastatine, rosuvastatine) ont démontré, depuis plus de 20 ans, des bénéfices significatifs supérieurs à 20 % de réduction de la morbi-mortalité tant en prévention primaire qu'en prévention secondaire. C'est la classe thérapeutique à utiliser en première intention dès lors qu'un traitement médicamenteux est nécessaire pour le traitement d'une hypercholestérolémie ou d'une dyslipidémie mixte. Les myalgies sont fréquemment signalées par les patients mais les rhabdomyolyses sont exceptionnelles. Il existe un risque faible d'hépatites mais elles doivent être recherchées par un dosage des transaminases.

Les résines

Les résines (cholestyramine) sont peu utilisées en France du fait d'un problème de tolérance (constipation sévère aux doses efficaces de 2 g/jour) et par la nécessité de les prendre à distance de plus de 6 heures de tout autre médicament liposoluble dont elles peuvent compromettre l'absorption. Elles sont surtout utilisées en cas d'intolérance aux statines. La preuve de leur efficacité sur la réduction de la morbi-mortalité cardiovasculaire ne repose que sur un seul essai clinique datant de plus de 40 ans.

Les inhibiteurs de l'absorption du cholestérol

Les inhibiteurs de l'absorption intestinale du cholestérol (ézétimibe) sont surtout utilisés en association avec les statines quand l'objectif cible de LDL-cholestérol n'a pas pu être atteint avec la seule statine. Ils peuvent représenter une alternative en cas d'intolérance aux statines.

Les fibrates

Les fibrates (fénofibrate), bien qu'utilisés très largement en France depuis plus de 40 ans, n'ont jamais démontré d'efficacité pour faire baisser la morbi-mortalité cardiovasculaire en dehors du cas particulier de sujets avec LDL-cholestérol et HDL-cholestérol bas. Sur le plan métabolique, ils permettent une diminution significative des VLDL (TG) > 20 % et une augmentation d'environ 8 % du HDL-cholestérol. Leur efficacité sur la baisse du LDL-cholestérol est très inférieure à celle des statines. L'absence de bénéfice clinique démontré conduit à ne pas recommander leur prescription en première intention dans le traitement des hypercholestérolémies et à réserver leur utilisation en cas de contre-indications aux autres thérapeutiques médicamenteuses hypocholestérolémiantes ou au traitement des hypertriglycéridémies pures après échec de la diététique.

Les inhibiteurs de proprotein convertase subtilisin kexin 9 (PCSK9)

La proprotéine convertase subtilisine/kexine de type 9 (PCSK9), est une enzyme clé dans l'homéostasie du cholestérol. C'est une sérine protéase qui se lie aux récepteurs des LDL. L'inhibition de PCSK9 réduit ainsi le taux de LDL-c circulant. Actuellement 2 anticorps monoclonaux inhibiteurs de PCSK9 (alirocumab et evolocumab) sont disponibles en France. Une réduction du LDL-cholestérol d'environ 50 % et une baisse des événements cardiovasculaires ont été observées dans les essais cliniques.

81

9.2. Chez le sujet ≥ 40 ans non atteint de diabète, d'hypercholestérolémie familiale, d'insuffisance rénale ou de maladie cardiovasculaire avérée

* En cas de **risque cardiovasculaire très élevé**, un **objectif de LDL-cholestérol < 1,4 mmol/L** (soit < 0,55 g/L) est conseillé (consensus européen ESC 2019 : European Heart Journal 2020;41:111-188).
* En cas de **risque cardiovasculaire élevé**, un **objectif de LDL-cholestérol < 1,8 mmol/L** (soit < 0,70 g/L) est conseillé (consensus européen ESC 2019 : European Heart Journal 2020;41:111-188).
* En cas de **risque cardiovasculaire intermédiaire**, un **objectif de LDL-cholestérol < 2,6 mmol/L** (soit < 1,00 g/L) est conseillé (consensus européen ESC 2019 : European Heart Journal 2020;41:111-188).
* En cas de **risque cardiovasculaire faible**, l'objectif de LDL-cholestérol est moins clair. Si les recommandations européennes (consensus européen **ESC 2019** : European Heart Journal 2020;41:111-188) indiquent qu'il « est possible d'envisager » un **objectif de LDL-cholestérol < 3,0 mmol/L** (soit < 1,16 g/L), les recommandations de la **NSFA-SFD-SFE 2014** fixent une valeur **< 4,9 mmol/L** (soit < 1,90 g/L).

9.3. Chez le sujet atteint de diabète

* En cas de **risque cardiovasculaire très élevé**, un **objectif de LDL-cholestérol < 1,4 mmol/L** (soit < 0,55 g/L) est conseillé (consensus européen ESC 2019 : European Heart Journal 2020;41:111-188).
* En cas de **risque cardiovasculaire élevé**, un **objectif de LDL-cholestérol < 1,8 mmol/L** (soit < 0,70 g/L) est conseillé (consensus européen ESC 2019 : European Heart Journal 2020;41:111-188).
* En cas de **risque cardiovasculaire intermédiaire ou faible**, un **objectif de LDL-cholestérol < 2,6 mmol/L** (soit < 1,00 g/L) est conseillé (consensus européen ESC 2019 : European Heart Journal 2020;41:111-188).

9.4. Chez le sujet atteint d'insuffisance rénale

* En cas de **risque cardiovasculaire très élevé**, un **objectif de LDL-cholestérol < 1,4 mmol/L** (soit < 0,55 g/L) est conseillé (consensus européen ESC 2019 : European Heart Journal 2020;41:111-188).
* En cas de **risque cardiovasculaire élevé**, un **objectif de LDL-cholestérol < 1,8 mmol/L** (soit < 0,70 g/L) est conseillé (consensus européen ESC 2019 : European Heart Journal 2020;41:111-188).
* En cas de **risque cardiovasculaire intermédiaire ou faible**, un **objectif de LDL-cholestérol < 2,6 mmol/L** (soit < 1,00 g/L) est conseillé (consensus européen ESC 2019 : European Heart Journal 2020;41:111-188).

9.5. Chez le sujet atteint d'hypercholestérolémie familiale

* **Objectif de LDL-cholestérol < 3,5 mmol/L** (soit < 1,35 g/L) **chez les enfants** (souvent 4 mmol/L [soit 1,6 g/L] jusqu'à la puberté), **objectif de LDL-cholestérol < 2,6 mmol/L** (soit < 1,00 g/L) **chez les adultes traités précocement** sans facteur de risque cardiovasculaire additionnel (certains praticiens ciblent 3,3 mmol/L [soit 1,3 g/L], la concentration médiane de la population française).
* **Objectif de LDL-cholestérol < 1,8 mmol/L** (soit < 0,70 g/L) **chez les adultes traités tardivement** avec cumul de facteurs de risque cardiovasculaire additionnels.
* **Objectif de LDL-cholestérol < 1,4 mmol/L** (soit < 0,55 g/L) **en prévention secondaire** (niveau de preuve limité dans l'hypercholestérolémie familiale hétérozygote).

9.6. Traitement des hypertriglycéridémies

Hypertriglycéridémie isolée :

* privilégier les mesures diététiques dans un premier temps ;
* si triglycérides > 5,6 mmol/L (soit > 5 g/L) : traitement par fibrates voire fibrates + omega 3, si nécessaire.

9.7. Traitement des hyperlipidémies mixtes

L'objectif prioritaire est la normalisation du LDL-cholestérol (selon les règles ci-dessus).

Quand l'objectif de LDL-cholestérol est atteint, l'ajout d'un traitement par fibrates (fénofibrate préférentiellement ; jamais par le gemfibrozil) pourra être proposé chez les patients à haut risque cardiovasculaire dont le taux de triglycérides est ≥ 5,2 mmol/L (soit > 2,0 g/L) et dont le HDL-cholestérol est bas.

9.8. Surveillance

* **Efficacité du traitement** : bilan lipidique 2 à 3 mois après l'initiation du traitement afin de vérifier que les objectifs lipidiques sont atteints, puis annuellement.
* **Tolérance clinique** : recherche de myalgies.
* **Tolérance biologique** : dosage des transaminases, avant et dans les 3 mois qui suivent l'instauration du traitement, dosage des CPK seulement si myalgies.

10. Connaître les modifications thérapeutiques du mode de vie (alimentation et activité physique) 2C-223-PC-A02

10.1. Hypercholestérolémies

* Apport quotidien en graisses < 35 % de l'apport calorique total, réduction des acides gras saturés (< 10 %).
* Privilégier les acides gras mono-insaturés et polyinsaturés omega-3.
* Encourager la consommation de fruits et de légumes.

10.2. Hypertriglycéridémies modérées

* Réduction pondérale (diététique + activité physique), réduction (voire suppression) de l'alcool.
* Réduction des apports glucidiques, en particulier des sucres simples.

10.3. Hypertriglycéridémies sévères

* Régime hypolipidique, utilisation d'huile à base de triglycérides à chaînes moyennes.

11. Pour s'exercer

QRM#1 : Concernant votre stratégie thérapeutique hypolipémiante, qu'est-il recommandé de prescrire en première intention chez un patient avec artériopathie des membres inférieurs au stade d'ischémie d'effort ou claudication ?

A. Introduire une statine, par exemple atorvastatine.

B. Introduire un fibrate, par exemple fénofibrate.

C. Introduire un autre hypolipidémiant, par exemple ézétimibe.

D. Introduire un inhibiteur de PCSK9, par exemple evolocumab.

E. Introduire les règles hygiéno-diététiques.

Réponse : A et E. Chez un patient atteint d'AOMI, il faut introduire un traitement par statine, en raison du bénéfice avec réduction de la mortalité cardiovasculaire, quel que soit le niveau de LDL-c. Les règles hygiéno-diététiques sont à débuter en parallèle. L'introduction d'un traitement hypolipémiant dépend du niveau de LDL-c ainsi que du niveau de risque cardiovasculaire du patient. Le traitement par statine est à privilégier comme premier traitement médicamenteux. L'ézétimibe est un inhibiteur de l'absorption intestinale du cholestérol, traitement à privilégier en association avec les statines si celles-ci sont insuffisantes pour atteindre la valeur cible de LDL-c. Les inhibiteurs de PCSK9 ne sont indiqués que chez les patients en prévention secondaire ou avec hypercholestérolémie familiale, avec LDL-c non contrôlé malgré une dose de statine ± ézétimibe à posologie maximale tolérée.

QRM#2 : Vous choisissez de débuter un traitement par atorvastatine. Votre patient vous demande quels sont les bénéfices et les risques potentiels de ce traitement. Que lui répondez-vous ?

A. Réduction de la mortalité par accident vasculaire cérébral ischémique.
B. Réduction du risque d'infarctus du myocarde.
C. Apparition possible de douleurs musculaires de faible intensité.
D. Hépatite aiguë fréquente.
E. Insuffisance rénale aiguë fréquente.

Réponse : A, B et C. Les statines réduisent la mortalité cardiovasculaire globale, la mortalité par AVC ischémique et infarctus du myocarde. Le principal effet secondaire est l'apparition fréquente de myalgies de faible intensité. La rhabdomyolyse est une complication exceptionnelle, ne justifiant pas la surveillance des CPK. L'hépatite aiguë médicamenteuse est une complication, mais de fréquence rare, nécessitant néanmoins la surveillance des transaminases.

11.1. Mini-DP

Monsieur H., 42 ans, sans antécédent hormis des furoncles à répétition et un tabagisme à 20 cigarettes par jour depuis l'âge de 12 ans, vient vous voir à votre cabinet d'ophtalmologie pour des lunettes car il ne voit pas bien depuis plusieurs mois, ce qui le gêne dans son travail. Il pèse 118 kg pour 1 m 70, sa pression artérielle est de 179/105 mmHg.

QROC#1 : Calculez l'index de masse corporelle en kg/m^2 (1 mot) et la consommation tabagique du patient en paquet-années (1 mot). Séparez ces deux mots d'un point-virgule dans votre réponse.

Réponse : 40,8 ; 30. Index de masse corporelle = poids (kg)/ [taille (m)]^2 ; 20 cigarettes par jour pendant 1 an équivaut à 1 paquet-année, comme 10 cigarettes par jour pendant 2 ans.

QROC#2 : Le fond d'œil retrouve à droite et à gauche des néo-vaisseaux pré-rétiniens. Quel diagnostic retenez-vous devant ce tableau clinique ?

Réponse : Probable rétinopathie diabétique proliférante non compliquée.

QRM#3 : Parmi les éléments suivants, lesquels font partie du bilan minimal que vous allez demander devant l'hypertension artérielle du patient ?

A. NFS.
B. Ionogramme.
C. Créatininémie.
D. Uricémie.
E. Glycémie à jeun.
F. Cholestérolémie à jeun.
G. $HbA1_c$.
H. Bandelette urinaire.
I. Index de pression systolique à la cheville.

J. Électrocardiogramme.

K. Lipoprotéine (a).

Réponse : B, C, E, F, H et J. Le bilan OMS d'une hypertension artérielle comporte ces 6 éléments.

QROC#4 : Le bilan que vous avez demandé montre une hypertriglycéridémie à 28 mM (25 g/L) et une cholestérolémie totale à 20mM (8 g/L). Le laboratoire peut-il vous calculer le LDL-cholestérol ?

Réponse : Non. La formule de Friedewald ne s'applique pas en cas de triglycéridémie supérieure à 3,8 mM (soit > 3,4 g/L). Il convient ici de mesurer le LDL-cholestérol.

QRM#5 : Quelles sont les trois étiologies d'hypertriglycéridémie les plus probables à évoquer chez ce patient ?

A. Diabète décompensé.

B. Syndrome néphrotique.

C. Médicamenteuse.

D. Consommation excessive d'alcool.

E. Familiale.

Réponse : A, B et D.

QROC#6 : Quelle est l'étiologie la plus probable d'hypertriglycéridémie chez Monsieur H. ?

Réponse : Diabète décompensé.

QROC#7 : Quel est le principal risque auquel expose une hypertriglycéridémie > 11 mmol/L (10 g/L) ?

Réponse : Pancréatite aiguë.

QRM#8 : Quelles sont les principes de la prise en charge thérapeutique à proposer pour Monsieur H. ?

A. Mise à jeun strict en hospitalisation.

B. Insulinothérapie.

C. Photocoagulation panrétinienne.

D. Introduction d'un antihypertenseur.

E. Aide au sevrage tabagique.

Réponse : A, B, C, D et E.

QRM#9 : Grâce à votre prise en charge, le patient va mieux et la nouvelle exploration lipidique retrouve une triglycéridémie à 4,5 mmol/L (3,9 g/L) avec un LDL-cholestérol 3 mmol/L (1,2 g/L). Quel est votre diagnostic concernant cette dyslipidémie ?

Réponse : Dyslipidémie spécifique liée au diabète de type 2 et au syndrome métabolique.

QRM#10 : Vous choisissez de prescrire un traitement hypolipémiant au décours de l'hospitalisation du patient. Quelle classe privilégiez-vous ?

Réponse : Statine. En première intention, prescription d'une statine car 1) il ne s'agit pas d'une hypertriglycéridémie isolée qui justifiera un fibrate, 2) il existe une hypercholestérolémie chez ce patient à risque cardiovasculaire élevé voire très élevé.

5 LES 5 IDÉES-FORCES

- **Le dépistage d'une dyslipidémie repose sur l'évaluation d'une anomalie lipidique (EAL) :**
  - mesure des taux de cholestérol total, du HDL-cholestérol et des triglycérides ;
  - calcul du taux de LDL-cholestérol.

- **On distingue :**
  - les **hyperlipidémies primaires** :
    - de cause monogénique, polygénique, familiale le plus souvent ;
  - les **hyperlipidémies secondaires** :
    - en cas de diabète, syndrome métabolique, alcool, hypothyroïdie, néphropathies, médicaments.

- **Prise en charge par modifications thérapeutiques du mode de vie.**

- **Prise en charge médicamenteuse par statine en première intention.**

- **Cible de LDL-cholestérol selon le niveau de risque cardiovasculaire.**

DYSLIPIDÉMIES

DÉCOUVRIR UNE DYSLIPIDÉMIE C'EST LA RECHERCHER PAR UNE **EAL** (EXPLORATION D'ANOMALIE LIPIDIQUE)

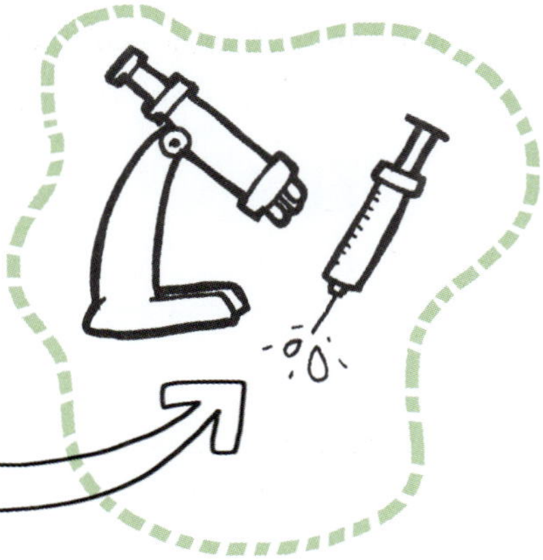

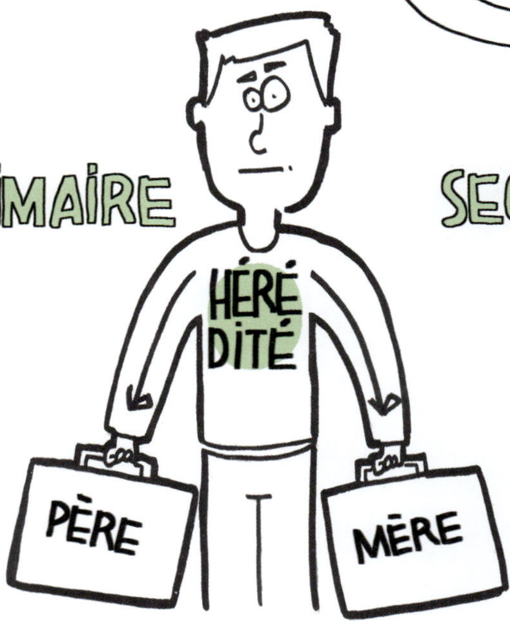

PRIMAIRE

SECONDAIRE

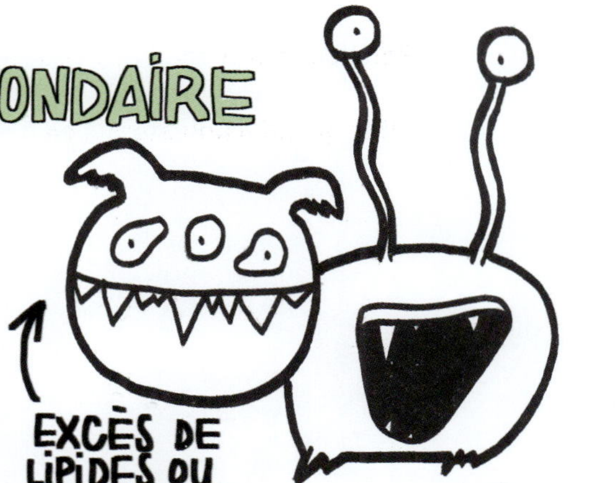

EXCÈS DE LIPIDES OU DE SUCRES

MALADIES OU MÉDICAMENTS

PRISE EN CHARGE

- CORRECTION DES FACTEURS DE RISQUE CARDIOVASCULAIRE
- MESURES HYGIÉNODIÉTÉTIQUES
- MÉDICAMENTS

LES MESURES SONT PLUS OU MOINS DRASTIQUES EN FONCTION DU TAUX DE LIPIDES CIBLES DÉTERMINÉ EN FONCTION DU NIVEAU DE RISQUE CARDIOVASCULAIRE

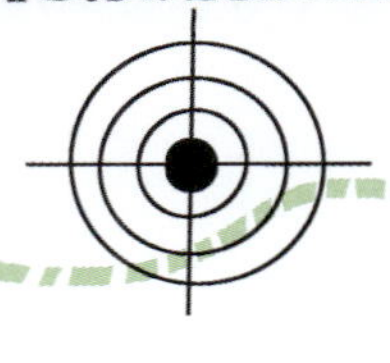

item 224

HYPERTENSION ARTÉRIELLE DE L'ADULTE

1. DÉFINITIONS 2C-224-DE-A01

1.1. Points clés (fiche LiSA)

L'hypertension artérielle (HTA) est définie par des mesures de pression artérielle (PA) élevées en consultation :

* pression artérielle systolique (PAS) ≥ 140 mmHg ou pression artérielle diastolique (PAD) ≥ 90 mmHg ;
* répétées à plusieurs minutes d'intervalle dans la même consultation ;
* persistantes dans le temps, sur plusieurs consultations.

L'HTA est considérée comme sévère en cas de PAS > 180 mmHg et/ou de PAD > 110 mmHg.

Les mesures de PA en dehors du cabinet médical par automesure tensionnelle (AMT) ou mesure ambulatoire de pression artérielle sur 24 heures (MAPA) confirment l'HTA si la moyenne des mesures est élevée comme présentée dans le Tableau 1.

	Systolique	Diastolique
Consultation	≥ 140 mmHg	≥ 90 mmHg
Automesure à domicile	≥ 135 mmHg	≥ 85 mmHg
MAPA 24 heures	≥ 130 mmHg	≥ 80 mmHg
MAPA jour (6 h-22 h)	≥ 135 mmHg	≥ 85 mmHg
MAPA nuit (22 h-6 h)	≥ 120 mmHg	≥ 70 mmHg

Tableau 1. **Définition de l'HA en fonction de la technique de mesure utilisée.**

1.2. Pour mieux comprendre

HTA systolique : PA systolique élevée avec PA diastolique normale (fréquente après 60 ans en raison de la rigidité artérielle, traitement nécessaire).

HTA de consultation (anciennement appelée « HTA blouse blanche ») : HTA en consultation avec PA normale en automesure ou en MAPA 24 heures (risque majoré de survenue ultérieure d'HTA). Elle représente 30 % des patients qui n'ont au final pas de diagnostic d'HTA.

HTA masquée: PA normale en consultation avec HTA en automesure ou en MAPA 24 heures (touche 20 % des patients, risque CV induit identique à celui de l'HTA « classique », possible atteinte d'organe cible).

HTA non-dipper: chute insuffisante de la pression artérielle pendant la nuit sur la MAPA.

HTA maligne: élévation de la pression artérielle avec rétinopathie hypertensive de stade III ou IV au fond d'œil selon la classification de Keith et Wagener (hémorragies rétiniennes et œdème papillaire).

HTA résistante: pression artérielle non contrôlée malgré trois médicaments à dose optimale dont un diurétique thiazidique.

Urgence hypertensive: élévation aiguë de pression artérielle associée à une atteinte viscérale.

La mesure de la pression artérielle permet également de dépister:

* **une anisotension**: écart de PAS ≥ 20 mmHg entre les bras;
* **une hypotension orthostatique**: chute de la PAS de 20 mmHg ou de la PAD ≥ 10 mmHg dans les trois premières minutes suivant le passage à l'orthostatisme.

1.3. Pour s'exercer

QRM#1: Ces patients ont eu une mesure de pression artérielle (PA) en consultation et une MAPA. Lesquels ont une hypertension artérielle?

A. PA 148/87 mmHg , MAPA diurne 142/83 mmHg.

B. PA 143/86 mmHg, MAPA diurne 128/73 mmHg.

C. PA 135/87 mmHg, MAPA diurne 139/88 mmHg.

D. PA 122/79 mmHg, MAPA diurne 112/79 mmHg.

E. PA 136/87 mmHg, MAPA diurne 129/86 mmHg.

Réponse: A, C et E. La MAPA permet de poser le diagnostic d'HTA. Une seule mesure de PA ne suffit pas quels que soient les chiffres.

2. ÉPIDÉMIOLOGIE DE L'HTA 2C-224-PE-A01

2.1. Points clés (fiche LiSA)

L'HTA:

* est un facteur de risque cardiovasculaire majeur modifiable dont la prise en charge diminue la morbi-mortalité, c'est-à-dire qu'elle réduit le risque d'accident vasculaire cérébral, de démence, d'insuffisance cardiaque, d'infarctus du myocarde, de décès d'origine cardiovasculaire et retarde la survenue d'une insuffisance rénale chronique terminale;
* concerne environ 30 % de la population adulte française;
* a une prévalence qui augmente avec l'âge;
* est d'origine essentielle dans plus de 90 % des cas;
* requiert une évaluation et une prise en charge plus générales du risque cardiovasculaire global, individualisées et centrées sur chaque patient;
* pourrait être mieux prise en charge puisqu'environ 20 % des patients hypertendus ne sont pas traités et 50 % des patients hypertendus traités sont mal contrôlés.

2.2. Pour mieux comprendre

En France, près de 20 % des patients ayant une HTA ne sont pas traités et, pour ceux qui le sont, la valeur cible de la pression artérielle (PA) n'est atteinte qu'une fois sur deux.

3. Physiopathologie de l'HTA 2C-224-EP-B01

3.1. Points clés (fiche LiSA)

Différents mécanismes endogènes sont impliqués dans la régulation de la pression artérielle :

* le baroréflexe et le système sympathique ;
* la volémie et le système rénine-angiotensine-aldostérone ;
* la natriurèse et le système arginine-vasopressine.

L'HTA est essentielle dans plus de 90 % des cas chez l'adulte, due à un défaut d'excrétion du sodium et une rigidification des parois artérielles avec l'âge. Des facteurs environnementaux liés au mode de vie peuvent agir comme des facteurs aggravants (consommation salée, surcharge pondérale, sédentarité, stress...).

3.2. Pour mieux comprendre

Le système nerveux autonome régule :

* la fréquence cardiaque ;
* l'inotropisme (force et rapidité de contraction myocardique) donc le volume d'éjection systolique ventriculaire ;
* le niveau général des résistances hémodynamiques périphériques.

Le système rénine-angiotensine régule :

* la volémie par le biais de l'aldostérone ;
* la vasoconstriction vasculaire induite par l'angiotensine II.

L'hormone anti-diurétique (ADH) est libérée dans la circulation en cas de baisse de la pression artérielle. L'ADH augmente la réabsorption d'eau dans le tube collecteur rénal.

4. Mesure de la pression artérielle 2C-224-DP-A01

4.1. En consultation

* Utiliser un tensiomètre électronique et validé avec un brassard brachial.
* Effectuer 2 à 3 mesures avec un brassard adapté à la circonférence du bras. Calculer la moyenne des mesures. Sur 3 mesures, on retire la première et on calcule la moyenne des deux dernières.
* Mesurer la PA la première fois aux deux bras (considérer le bras où la mesure est la plus haute) et mesurer la fréquence cardiaque (FC).
* Effectuer les mesures chez un patient en position assise ou allongée, au repos durant au moins 5 minutes, dans le calme et sans parler.
* Lors de la mesure initiale et au cours du suivi, il faut rechercher une hypotension orthostatique après 1 et 3 minutes au moins en position debout.

Le diagnostic d'HTA nécessite plusieurs mesures réalisées au cours de plusieurs consultations rapprochées. Il est recommandé de mesurer la pression artérielle en dehors du cabinet médical pour confirmer le diagnostic d'HTA (automesure de pression artérielle ou mesure ambulatoire de la pression artérielle) avant de débuter un traitement. Ceci n'est pas appliqué si la PA est d'emblée ≥ 180/110 mmHg.

Grades d'hypertension artérielle

Il existe des grades d'HTA qui sont corrélés à la gravité de cette dernière et qui conditionnent la prise en charge thérapeutique. Ils correspondent à des chiffres de pression artérielle mesurés en consultation sans traitement :

* **grade 1 ou HTA légère** : PAS 140-159 mmHg ou PAD 90-99 mmHg ;
* **grade 2 ou HTA modérée** : PAS 160-179 mmHg ou PAD 100-109 mmHg ;
* **grade 3 ou HTA sévère** : PAS ≥ 180 mmHg ou PAD ≥ 110 mmHg.

Pour définir le grade auquel appartient le patient, on considère la valeur de pression artérielle systolique ou diastolique la plus élevée.

4.2. Automesure de pression artérielle à domicile

Elle améliore la prédiction du risque CV, est mieux corrélée à l'atteinte des organes cibles et améliore l'adhésion du patient à sa prise en charge.

* Utiliser un appareil validé et de préférence avec un brassard au bras.
* Former le patient à la technique de l'automesure de PA (et si besoin son entourage).
* Prendre les mesures en position assise, au repos avec l'avant-bras posé sur la table.
* Effectuer 3 mesures le matin avant le petit-déjeuner et la prise de médicaments, et 3 mesures avant le coucher, 3 jours de suite (« règle des 3 ») en espaçant les mesures de quelques minutes.
* Demander au patient de noter par écrit les valeurs de PA (systolique et diastolique) et de la FC observées.

4.3. Mesure ambulatoire de pression artérielle ou MAPA

* Mesure de la PA par méthode oscillométrique pendant 24 heures (période diurne et sommeil) avec un matériel automatique portable, 2 à 4 mesures par heure pendant la période diurne (8 h-22 h), et 1 à 2 mesures par heure pendant la période nocturne (22 h-8 h).
* Le patient doit poursuivre ses activités habituelles, sans effort excessif, et tenir un agenda d'activité : heure de lever et de coucher, sommeil, activité ou émotion particulière, prise médicamenteuse, ingestion d'excitant (alcool, tabac).
* La MAPA est à répéter si moins de 70 % des mesures sont valides.

4.4. Pour s'exercer

QRM#1 : Une patiente de 62 ans consulte pour « faire le point ». Elle n'a pas de plainte fonctionnelle, pas d'antécédent médical particulier. Son IMC est de 31 kg/m². Vous mesurez une pression artérielle à 158/93 mmHg. Vous contrôlez la mesure à 2 reprises dans les minutes qui suivent avec des pressions artérielles à 162/92 mmHg et 149/89 mmHg. Le reste de l'examen clinique est sans particularité. Quelle est votre attitude ?

A. HTA de grade 3 justifiant l'introduction d'un traitement antihypertenseur.

B. Diagnostic d'HTA confirmé, mise en place de mesures hygiéno-diététiques dans un premier temps.

C. Revoir la patiente en consultation d'ici une semaine avec une automesure tensionnelle.

D. Lui poser une mesure ambulatoire de la pression artérielle.

E. Revoir la patiente en consultation d'ici une semaine pour un contrôle de la mesure clinique.

Réponse : C, D et E. L'HTA de grade 3 se définit par une PAS ≥ 180 ou une PAD ≥ 110 mmHg. Le diagnostic d'HTA ne peut être posé après une seule consultation, même s'il y a eu plusieurs mesures. Il faut alors, soit faire une MAPA ou une automesure, soit contrôler la PA lors d'une consultation ultérieure.

5. ÉVALUATION INITIALE D'UN PATIENT HYPERTENDU 2C-224-DP-A02

5.1. Points clés (Fiche LiSA)

L'évaluation initiale d'un patient hypertendu a pour objectifs :

* de rechercher une atteinte des organes cibles et des pathologies associées à l'HTA ;
* d'évaluer le risque cardiovasculaire global via l'utilisation de grilles adaptées telles que le score de risque SCORE2 ;
* de dépister une HTA secondaire et des facteurs aggravants ;
* de rechercher une hypotension orthostatique.

5.2. Pour mieux comprendre

L'évaluation initiale comprend un interrogatoire, un examen clinique ainsi que des examens complémentaires.

5.2.1. Interrogatoire

* Ancienneté de l'HTA et grade initial.
* Tolérance des antihypertenseurs antérieurs.
* Antécédents personnels : pathologies cardiovasculaires, uro-néphrologiques, endocrines.
* Antécédents familiaux : HTA, maladies vasculaires précoces, polykystose rénale, endocrinopathie.
* Symptômes à la recherche d'une atteinte cardiaque ou vasculaire, symptômes catécholaminergiques (céphalées, sueurs, palpitations).
* Consommation de substances pressives.

5.2.2. Examen clinique

* Poids, taille, périmètre abdominal, calcul de l'index de masse corporelle.
* Palpation des pouls, recherche de souffles le long des trajets vasculaires, notamment périombilical.
* Index de pression systolique aux chevilles de repos.
* Palpation abdominale (anévrisme aortique).
* Palpation des fosses lombaires (polykystose rénale).
* Recherche d'hypercortisolisme (vergetures pourpres, amyotrophie, répartition facio-tronculaire) des graisses, bosse de bison et d'autres hypersécrétions hormonales.
* Bandelette urinaire (néphropathie).

6. Examens complémentaires de première intention 2C-224-EC-A01

6.1. Points clés (Fiche LiSA)

Le **bilan paraclinique initial minimal** d'un patient hypertendu comprend :
* natrémie, kaliémie et créatininémie avec estimation du débit de filtration glomérulaire ;
* glycémie à jeun ;
* exploration d'une anomalie lipidique à jeun ;
* recherche d'une protéinurie (rapport protéinurie/créatininurie) ;
* électrocardiogramme de repos.

6.2. Pour mieux comprendre

En plus du bilan systématique, certains examens sont réalisés dans des conditions spécifiques :
* micro-albuminurie des 24 heures : chez le patient diabétique. La micro-albuminurie est pathologique si elle excède 30 mg/j ou 20 mg/L. Au-delà de 300 mg/j ou 200 mg/L, on parle de protéinurie ;
* fond d'œil chez les patients diabétiques et devant une HTA de grade 3 ;
* l'hypertrophie ventriculaire gauche est évaluée :
    - sur l'ECG : indice de Sokolow (S1, RV5 – V6 > 35 mm) ; indice de Cornell (R AVL + S V3 > 28 mm) ;
    - sur l'échographie cardiaque : masse VG > 115 g/m² chez l'homme et 95 g/m² chez la femme (ESH/ESC 2018).

L'échographie cardiaque n'a pas d'indication systématique dans un bilan d'HTA.

6.3. Pour s'exercer

QRM#1 : L'automesure confirme une HTA à 142/87 mmHg. Vous prescrivez un bilan. Que contient-il ?

A. TSH.
B. Kaliémie.
C. Calcémie.
D. Créatinine, calcul du DFG.
E. Troponine.
F. Glycémie.
G. Exploration d'une anomalie lipidique.
H. Dosages rénine/aldostérone.
I. Recherche de protéinurie.
J. Électrocardiogramme de repos.
K. Écho-Doppler des TSA.

Réponse : B, D, F, G, I et J. Il n'y a pas d'indication à doser la TSH et la calcémie en première intention. La troponine ne doit être dosée que devant une douleur thoracique et en urgence. La recherche d'hyperaldostéronisme primaire ne doit pas être réalisée systématiquement devant la découverte d'une HTA. L'écho-Doppler des TSA n'a pas d'indication systématique chez les patients hypertendus.

7. Complications de l'HTA, retentissement sur les organes cibles 2C-224-SP-A01

7.1. Points clés (Fiche LiSA)

L'HTA insuffisamment contrôlée peut être responsable de complications au niveau :

* cardiaque ;
* vasculaire ;
* cérébral ;
* rénal ;
* ophtalmologique.

Le risque de complications liées à l'HTA est déterminé par les valeurs de PA, mais aussi par :

* la présence d'une atteinte des organes cibles ;
* la préexistence d'une atteinte cardiovasculaire ou d'une pathologie concomitante associée à un risque cardiovasculaire élevé (diabète, insuffisance rénale chronique) ;
* l'évaluation du risque cardiovasculaire global.

7.2. Pour mieux comprendre

L'HTA est à l'origine d'une forte morbi-mortalité cardiovasculaire et rénale. C'est le premier facteur de risque (FDR) d'accident vasculaire cérébral (AVC), la première cause de mortalité vasculaire chez la femme et la deuxième chez l'homme. Il existe une forte association indépendante et continue entre les valeurs de PA et l'incidence des complications cardiovasculaires. Entre 40 et 69 ans, une augmentation de 20 mmHg de PA systolique ou de 10 mmHg de PA diastolique est associée à un doublement du risque de mortalité cardiovasculaire par AVC, infarctus du myocarde (IDM), insuffisance cardiaque ou rénale.

Différentes complications de l'hypertension artérielle sont à redouter.

7.2.1. Complications neurologiques

* Accident vasculaire cérébral, ischémique transitoire (AIT) ou constitué.
* AVC hémorragique.
* Encéphalopathie hypertensive : céphalées, vomissements, troubles de la conscience, convulsions voire coma.
* Démence vasculaire.
* Rétinopathie hypertensive.

7.2.2. Complications cardiovasculaires

* Hypertrophie ventriculaire gauche (HVG).
* Insuffisance ventriculaire gauche avec fraction d'éjection ventriculaire gauche (FEVG) normale et anomalies de compliance et de relaxation diastolique du VG.
* Insuffisance cardiaque systolique.
* Insuffisance coronaire : angor, syndrome coronaire aigu, IDM.
* Fibrillation atriale (l'HTA en est la première cause).

* Maladie athéromateuse périphérique: artères des membres inférieurs, troncs supra-aortiques, artères viscérales.
* Anévrisme de l'aorte abdominale, dissection aortique.

7.2.3. Complications rénales

* Néphro-angiosclérose.
* Insuffisance rénale.

8. Reconnaître une urgence hypertensive et une HTA maligne 2C-224-IU-A01

8.1. Points clés (fiche LiSA)

8.1.1. HTA maligne

L'HTA maligne est définie par:

* une augmentation de la pression artérielle par rapport au niveau habituel du patient/de la patiente;
* un œdème papillaire au fond d'œil (Kirkendall stade III), témoin d'une atteinte microangiopathique associant souvent des atteintes ophtalmologique, neurologique et rénale (néphroangiosclérose maligne).

La prise en charge d'une HTA maligne nécessite une hospitalisation.

8.1.2. Urgence hypertensive

L'urgence hypertensive est définie par:

* une augmentation de la pression artérielle par rapport au niveau habituel du patient/de la patiente;
* la présence de signes de souffrance viscérale: encéphalopathie hypertensive, atteinte neurologique focale, insuffisance rénale aiguë, insuffisance cardiaque congestive, ischémie coronarienne, dissection aortique, rétinopathie.

La prise en charge d'une urgence hypertensive nécessite une hospitalisation.

8.1.3. Crise hypertensive

À la différence des urgences hypertensives, il y a un seuil de pression artérielle caractérisant la crise hypertensive, définie par:

* une élévation sévère de la PA > 180/110 mmHg;
* l'absence de signe de souffrance viscérale;
* des céphalées légères à modérées parfois.

La crise hypertensive n'est pas à proprement parler une urgence hypertensive ni une HTA maligne. Elle ne nécessite pas d'hospitalisation, mais une mise au calme du patient, l'éducation à l'adhésion aux traitements antihypertenseurs, voire l'adaptation des traitements. Une consultation de suivi doit être programmée rapidement.

8.2. Pour mieux comprendre

On distingue :

* l'HTA sévère ou de grade 3, qui est définie par une PA systolique ≥ 180 mmHg ou diastolique ≥ 110 mmHg en l'absence de complication viscérale. La prise en charge ne relève pas de l'urgence, elle se fait en ambulatoire et a déjà été abordée ;
* l'urgence hypertensive est définie par le retentissement de chiffres élevés de pression artérielle sur les organes. L'atteinte d'organe engage le pronostic vital et prime sur le niveau de PA, les recommandations actuelles ne mentionnent pas de seuil de pression artérielle.

Les principales formes d'urgence hypertensive sont l'AVC ischémique, l'IDM et l'OAP (œdème aigu du poumon) avec poussée hypertensive, les hémorragies intracrâniennes, l'encéphalopathie hypertensive dont l'éclampsie, la dissection aortique et l'HTA maligne.

L'HTA maligne est une des formes d'urgence hypertensive. Elle se définit par un fond d'œil stade III de Kirkendall avec un œdème papillaire bilatéral. Elle est souvent associée à une microangiopathie thrombotique, une atteinte rénale et une atteinte neurologique.

Les signes cliniques à rechercher devant une suspicion d'HTA maligne, sont ophtalmologiques, neurologiques et notamment des céphalées et un syndrome polyuro-polydispsique.

Le bilan initial en urgence comprend :

* une recherche d'atteinte d'organes en fonction de l'interrogatoire et de l'examen clinique : ECG, troponine, radiographie de thorax, un scanner ou une IRM cérébrale si suspicion d'hémorragie, d'AVC ischémique ou de syndrome d'encéphalopathie postérieure réversible, une imagerie aortique (scanner, échocardiographie transœsophagienne, IRM) si suspicion de dissection aortique ;
* un bilan du retentissement : ECG, créatinine, DFG, fond d'œil, échographie cardiaque, bandelette urinaire (protéinurie) ;
* une recherche de microangiopathie thrombotique : NFS-plaquettes, schizocytes, bilan d'hémolyse (LDH, haptoglobine, bilan hépatique) ;
* une recherche de facteur déclenchant : arrêt des traitements, consommation de toxique (cocaïne…).

Le bilan étiologique de l'HTA est réalisé systématiquement à distance de l'épisode aigu.

9. Définition d'une HTA résistante 2C-224-DE-B01

9.1. Points clés (fiche LiSA)

Une HTA résistante est définie par une HTA non contrôlée malgré une hygiène de vie adaptée et une trithérapie antihypertensive à doses optimales comprenant un diurétique thiazidique et habituellement un IEC/ARA2 et un inhibiteur calcique.

Des facteurs de résistance doivent être recherchés :

* non-adhésion thérapeutique ;
* interactions médicamenteuses ou utilisation de substances hypertensives ;
* apports sodés excessifs ;
* consommation excessive d'alcool ;
* syndrome d'apnées-hypopnées obstructives du sommeil.

9.2. Pour mieux comprendre

L'HTA résistante est définie par la persistance d'une PA supérieure à l'objectif recommandé (PA ≥ 140/90 mmHg chez un sujet de moins de 80 ans, PAS ≥ 150 mmHg chez un sujet de plus de 80 ans) malgré l'association de règles hygiéno-diététiques et d'une trithérapie antihypertensive à dose optimale comportant un diurétique thiazidique.

Le diagnostic d'HTA résistante doit être confirmé par une mesure objective de la pression artérielle (automesure de PA ou MAPA).

Les cinq facteurs d'HTA résistante à rechercher systématiquement sont :

* la consommation excessive de sel ;
* la consommation excessive d'alcool ;
* la non observance ou la mauvaise observance du traitement médicamenteux (questionnaire, dosage des médicaments) ;
* l'obésité ;
* le SAOS (syndrome d'apnée obstructif du sommeil).

Une HTA secondaire doit être systématiquement recherchée.

En cas d'HTA résistante, le traitement doit être majoré. Les études récentes montrent que le traitement de 4e intention est la spironolactone en surveillant la tolérance.

Des traitements invasifs (dénervation des artères rénales, stimulation du barorécepteur carotidien) sont en cours d'évaluation en milieu spécialisé.

10. Connaître les objectifs de la consultation d'annonce 2C-224-PC-A01

10.1. Points clés (fiche LiSA)

Suite à la découverte d'une HTA, une consultation d'annonce au patient est nécessaire pour :

* explorer ses connaissances, son vécu et ses représentations de l'HTA et des maladies cardiovasculaires ;
* l'informer de manière loyale et pertinente sur l'HTA, les facteurs de risque associés, les complications, les modalités de traitement, les bénéfices attendus et le risque cardiovasculaire global ;
* fixer ses objectifs de traitement ;
* obtenir une décision médicale partagée médecin/patient afin de favoriser l'adhésion du patient à sa prise en charge ;
* établir avec lui un plan de soins personnalisé incluant les modifications du mode de vie et les éventuelles prises en charge médicamenteuses.

10.2. Pour mieux comprendre

* Cette consultation nécessite un temps éducatif et une écoute dédiée pour :
* informer sur les risques liés à l'HTA ;
* expliquer les bénéfices démontrés du traitement antihypertenseur ;

* fixer les objectifs du traitement ;
* établir un plan de soin à court et à long terme ;
* écouter le patient et échanger avec lui sur les avantages et les inconvénients de suivre les objectifs fixés ;
* évaluer sa future observance au traitement.

11. Connaître la stratégie du traitement médicamenteux de l'HTA 2C-224-PC-A02

11.1. Points clés (fiche LiSA)

La stratégie de prise en charge de l'HTA s'inscrit dans une prise en charge globale centrée sur chaque patient, en fonction notamment de son risque cardiovasculaire et de ses préférences.

La prise en charge initiale associe des modifications du mode de vie et des antihypertenseurs.

11.1.1. Modifications du mode de vie

* Pratique d'une activité physique régulière, adaptée aux possibilités du patient.
* Perte de poids en cas de surcharge pondérale.
* Suppression ou réduction de la consommation d'alcool.
* Réduction de l'apport sodé.
* Sevrage tabagique.
* Alimentation privilégiant la consommation de fruits, légumes et aliments peu riches en graisses saturées.

11.1.2. Antihypertenseurs

Des mesures médicamenteuses sont instaurées d'emblée en cas d'HTA modérée à sévère ou en HTA légère persistante après 6 mois de modification du mode de vie.

Il est alors recommandé de débuter par une bithérapie petite dose en monoprise quotidienne parmi :

* inhibiteur de l'enzyme de conversion (IEC) ou antagoniste des récepteurs de l'angiotensine 2 (ARA2) ;
* inhibiteur calcique ;
* diurétique thiazidique.

L'objectif de traitement est d'obtenir une PAS < 130 mmHg et une PAD < 80 mmHg en mesures cliniques (PAS < 140 mmHg et une PAD < 80 mmHg en mesures cliniques pour les plus de 65 ans), confirmées par des mesures ambulatoires (AMT ou MAPA diurne) < 130/80 mmHg.

11.2. Pour mieux comprendre

Il faut obtenir un contrôle de la pression artérielle dans les 6 premiers mois.

Les visites au cabinet médical doivent être mensuelles, jusqu'à l'obtention de l'objectif de pression artérielle.

L'objectif de pression artérielle, y compris chez les diabétiques et les patients avec maladies rénales, est d'obtenir une pression artérielle systolique comprise entre 130 et 139 mmHg et une pression artérielle diastolique inférieure à 90 mmHg, confirmées par une mesure de la PA en dehors du cabinet médical. Les recommandations européennes actuelles préconisent une cible de PAS entre 120 et 130 mmHg et entre 70 et 80 mmHg pour les patients âgés de moins de 65 ans. Pour ces derniers, on considère que la cible en AMT et en MAPA diurne est de 130/80 mmHg.

11.2.1. Bithérapie

Plusieurs combinaisons de molécules et de doses peuvent être essayées avant de passer à une trithérapie (Figure 1). On recommande de ne pas associer les IEC et les ARA2 en raison du risque d'insuffisance rénale aiguë et d'hyperkaliémie.

Une bithérapie peut être utilisée d'emblée si la PA > 160/100 mmHg et notamment une bithérapie fixe minidosée pour favoriser l'observance. L'association de deux classes à demi-doses réduit plus la PA que l'utilisation d'une monothérapie à pleine dose, et ceci avec moins d'effets indésirables. L'adaptation ultérieure du traitement se fait selon les chiffres de PA et la tolérance.

Afin d'avoir une bonne observance, il faut privilégier les médicaments ayant une prise unique quotidienne et, en cas de bithérapie, les associations fixes.

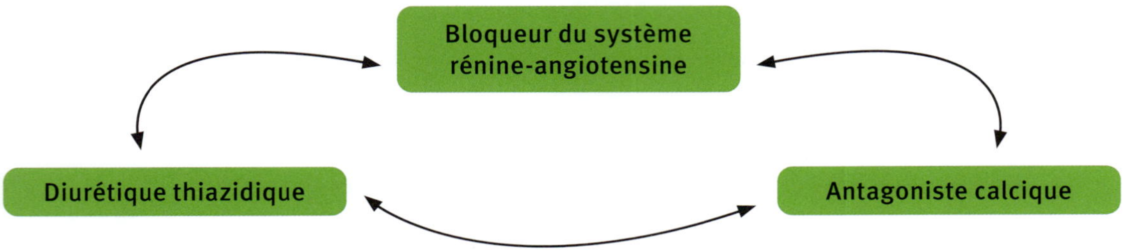

Figure 1. Recommandation SFHTA 2013.

11.2.2. Monothérapie

Une monothérapie permet d'équilibrer la PA 1 fois sur 2 environ. Classiquement on privilégie de plus en plus la bithérapie d'emblée à l'exception des patients de plus de 80 ans et des HTA de grade 1 chez des patients avec un risque cardiovasculaire faible.

11.2.3. Sujet âgé 2C-224-PC-A04

Chez le sujet de plus de 80 ans, il est préconisé de commencer par une monothérapie en première intention et d'avoir un objectif de PA systolique < 140 mmHg et PAD < 90 mmHg sans hypotension orthostatique. Cette cible doit être ajustée à la tolérance des patients. De plus il est important d'être vigilant sur les risque de iatrogénie et notamment de ne pas utiliser plus de 3 médicaments anti-HTA.

11.2.4. Trithérapie

En cas d'inefficacité de la bithérapie à dose maximale, une troisième molécule est ajoutée (trithérapie) après avoir vérifié, à chaque étape, l'observance au traitement mais aussi l'hygiène de vie (alcool et sel +++) ainsi que la tolérance au traitement. En l'absence de contre-indication, une trithérapie doit comporter un diurétique thiazidique.

11.3. Pour s'exercer

QRM#1 : En première intention, lors de l'instauration d'un traitement antihypertenseur, que pouvez-vous prescrire ?

A. Monothérapie par bêta-bloquants.

B. Bithérapie par IEC/diurétiques thiazidiques.

C. Monothérapie par spironolactone.

D. Bithérapie par diurétiques/inhibiteurs calciques.

Réponse : B et D. Les bêta-bloquants et la spironolactone ne sont pas indiqués en première intention chez un patient hypertendu.

12. Plan de soins à long terme et modalités de suivi d'un patient hypertendu

12.1. Points clés (fiche LiSA)

12.1.1. Suivi et adaptation de la prise en charge

L'objectif de traitement est d'obtenir une PAS entre 130 et 139 mmHg et une PAD < 90 mmHg en mesure clinique, confirmées par des mesures ambulatoires (AMT ou MAPA diurne) < 135/85 mmHg.

* Si l'objectif tensionnel est atteint, poursuite du traitement.
* Si l'objectif tensionnel n'est pas atteint, adaptation thérapeutique :
  - réviser les modifications recommandées du mode de vie ;
  - vérifier l'adhésion aux mesures médicamenteuses ;
  - trithérapie avec IEC ou ARA2 + inhibiteur calcique + diurétique thiazidique ou thiazidique-like (indapamide) aux posologies maximales tolérées. D'autres principes actifs peuvent être utilisés dans la trithérapie en fonction de la situation, par exemple les bêta-bloquants en cas de coronaropathie, fibrillation auriculaire, insuffisance cardiaque ou grossesse.

Si l'objectif tensionnel n'est pas atteint, on parle d'HTA résistante.

12.1.2. Examens complémentaires

Les examens complémentaires à réaliser dans le suivi sont :

* un contrôle biologique de la créatininémie et une recherche de protéinurie tous les 1 à 2 ans, voire plus fréquemment chez le sujet âgé, diabétique, insuffisant rénal ou cardiaque ;
* un contrôle biologique de la glycémie à jeun et une exploration d'une anomalie lipidique tous les 3 ans, en l'absence de diabète ou de dyslipidémie ;
* un ECG tous les 3 à 5 ans, ou plus fréquemment en cas de symptômes cardiaques ou de cardiopathie sous-jacente.

12.1.3. HTA résistante

La prise en charge de cette HTA résistante nécessite une quadrithérapie antihypertensive :

* IEC ou ARA2 + inhibiteur calcique + diurétique thiazidique ou thiazidique-like (indapamide), aux posologies maximales tolérées ;
* spironolactone, en surveillant la kaliémie et la fonction rénale ou un bêta-bloquant en 2e intention en cas de contre-indication ou d'effets indésirables de la spironolactone.

12.2. Pour mieux comprendre

Le protocole de suivi suivant est proposé pour limiter l'inertie thérapeutique :

* **consulter mensuellement** : jusqu'à l'obtention de la valeur cible de PA confirmée en automesures ou MAPA. Après survenue d'une complication cardiovasculaire, ajuster les traitements et maintenir les valeurs cibles de PA. La posologie du ou des médicament(s) anti-HTA doit être augmentée progressivement, toutes les 4 semaines, le but étant d'atteindre la cible de PA en 6 mois ;
* **conseiller les automesures de la PA avant les consultations** ;
* **corriger les FDR pour atteindre les valeurs cibles** (cf. *supra*) ;
* **vérifier l'observance des mesures d'hygiène de vie et du traitement** : si besoin, simplifier le schéma thérapeutique, utiliser un pilulier ;
* **vérifier la tolérance clinique et biologique du traitement** : si mauvaise tolérance, changer de médicament ;
* **vérifier l'absence d'hypotension orthostatique** : notamment chez le sujet âgé, l'insuffisant rénal et le patient diabétique.

La mise en œuvre de ces recommandations passe par un suivi clinique et paraclinique régulier.

Une fois l'objectif de PA atteint, le patient doit être vu en consultation à intervalles réguliers en fonction du contexte (au minimum annuellement). Le bilan paraclinique a pour objectif de contrôler la tolérance médicamenteuse, le contrôle des FDR cardiovasculaire et de dépister des complications liées à l'HTA.

Bilan biologique annuel : glycémie, ionogramme sanguin, créatinine plasmatique, DFG estimé, protéinurie, bilan lipidique. En cas de diabète, dosage de la microalbuminurie.

ECG 12 dérivations : tous les 3 ans si l'ECG initial était normal et en l'absence de symptômes.

Pas d'indication à prescrire des examens d'imagerie systématiques (échographie cardiaque, écho-Doppler vasculaire) en l'absence d'orientation à l'interrogatoire ou à l'examen clinique.

Orientation vers un spécialiste en fonction des constatations cliniques et paracliniques (diabétologie, cardiologie, néphrologie, médecine vasculaire...).

À long terme, plusieurs situations sont envisageables :

* si l'HTA est contrôlée, prévoir une visite chez le médecin tous les 3 à 6 mois ;
* si l'HTA n'est pas contrôlée à 6 mois :
  - il s'agit d'une HTA résistante. Il faut prévoir un avis spécialisé après avoir vérifié la bonne observance aux mesures thérapeutiques et après avoir confirmé la persistance de l'HTA en dehors du cabinet médical.

Après 80 ans, l'objectif de PA est modulé et on considère classiquement qu'il ne faut pas dépasser trois antihypertenseurs.

Après complication cardiovasculaire, il peut y avoir ajustement des traitements et un maintien de l'objectif de PA.

En cas d'HTA résistante, le traitement doit être majoré. Les études récentes montrent que le traitement de 4e intention est la spironolactone en surveillant la tolérance.

Des traitements invasifs (dénervation des artères rénales, stimulation du barorécepteur carotidien) sont en cours d'évaluation en milieu spécialisé.

13. Prise en charge d'une urgence hypertensive 2C-224-PC-B02

13.1. Points clés (fiche LiSA)

Les principes de la prise en charge d'un patient atteint d'une urgence hypertensive sont :

* l'hospitalisation en urgence du patient ;
* la diminution progressive de la PA par des thérapeutiques antihypertensives intraveineuses, sauf en cas de déficit neurologique focalisé où il est nécessaire d'attendre l'imagerie cérébrale pour ne pas méconnaître un accident vasculaire cérébral ;
* une réhydratation par sérum salé isotonique en cas d'HTA maligne. L'introduction d'IEC/ARA2 est recommandée ;
* le traitement des insuffisances d'organe associées ;
* la surveillance rapprochée du patient ;
* la recherche et la prise en charge d'une étiologie curable.

13.2. Pour mieux comprendre

Le traitement par voie parentérale doit être institué le plus tôt possible (nicardipine, urapidil, β-bloquant si dissection aortique), mais il faut éviter une chute trop brutale de la PA. En l'absence d'OAP, les diurétiques sont contre-indiqués car le mécanisme de cette HTA comporte une part d'hypovolémie efficace (vasoconstriction périphérique) par augmentation de la natriurèse. En cas d'AVC, l'HTA doit être respectée jusqu'à la réalisation d'une imagerie cérébrale.

En ce qui concerne l'HTA maligne, le traitement repose sur une réhydratation par sérum salé isotonique, et l'introduction de bloqueurs du système rénine-angiotensine (IEC/ARA2) avec augmentation progressive de la posologie.

14. HTA secondaire

14.1. Connaître les principales causes d'HTA 2C-224-ET-A01

HTA essentielle : dans 90 % des cas, l'HTA est due à l'intrication de plusieurs dysfonctionnements : une majoration des résistances vasculaires périphériques, une vasoconstriction par activation du système rénine-angiotensine, une stimulation du système nerveux sympathique, une rétention hydrosodée excessive…

HTA secondaire : dans 10 % des cas, l'HTA est secondaire à une cause identifiable. Cette HTA potentiellement curable relève d'un traitement spécifique.

Les principales causes d'HTA, à savoir l'hyperaldostéronisme primaire, le phéochromocytome et les sténoses artérielles rénales, seront détaillées plus loin dans la prise en charge de l'HTA.

14.2. Indications de bilan d'HTA secondaire 2C-224-DP-A03

* HTA sévère (PAS › 180 mmHg ou PAD › 110 mmHg) d'emblée.
* HTA avant l'âge de 40 ans (recommandations européennes).
* HTA avec hypokaliémie.
* Autres situations cliniques évocatrices d'une HTA secondaire : HTA résistantes, atteinte d'organe cibles disproportionnée avec l'ancienneté de l'HTA, HTA avec malaises...

14.3. HTA iatrogènes et toxiques

Une HTA peut être secondaire à de nombreuses substances vasopressives :

* **médicaments** : AINS, coxibs, corticoïdes, anticancéreux (antiVEGF [*vascular endothelial growth factor*]et inhibiteurs des récepteurs de la tyrosine kinase), érythropoïétine recombinante humaine, immunomodulateurs (ciclosporine, tacrolimus), sympathomimétiques et vasoconstricteurs (bromocriptine, dérivés de l'ergot de seigle, tryptans, gouttes nasales), antidépresseurs (inhibiteur de la monoamine oxydase, inhibiteurs de la recapture de la sérotonine et de la noradrénaline) ;
* **toxiques** : alcool (homme › 3 unités/jour, femme › 2 unités par jour), cannabis, cocaïne, amphétamines ;
* **hormones** : contraceptions contenant un œstrogène de synthèse (comprimés, patch ou anneau vaginal) ;
* **réglisse** sous ses différentes formes (pastilles, pastis, tisane, bâtons de réglisse, bonbons...) ;
* **métaux lourds** : plomb, mercure.

14.4. HTA d'origine rénale

* Glomérulopathies chroniques, polykystose rénale, néphropathies parenchymateuses.
* Néphropathie de reflux : les cicatrices rénales de néphropathie de reflux entraînent une HTA dans 10 à 20 % des cas et exposent à l'insuffisance rénale. La cure du reflux évite les infections à répétition mais permet rarement une amélioration de la PA.
* Petit rein : la résection d'un petit rein (hypoplasie congénitale ou autre cause) n'est envisagée que s'il sécrète trop de rénine, en cas d'HTA rebelle au traitement freinateur (IEC, ARA2), et si la scintigraphie lui attribue une fonction négligeable.
* Néphro-angiosclérose et insuffisance rénale chronique: la PA augmente linéairement avec la diminution du débit de filtration glomérulaire (DFG). La PA est trop élevée chez 80-85 % des sujets ayant une insuffisance rénale chronique.
* Sténoses artérielles rénales d'origine athéromateuse ou dans un contexte de maladie vasculaire rare comme la dysplasie fibromusculaire (cf. *infra*).

14.5. Sténose artérielle rénale (SAR)

* La prévalence des sténoses artérielles rénales (SAR) est à l'origine de moins de 5 % des HTA.
* La SAR est d'origine athéromateuse dans 80-90 % des cas, et d'origine fibrodysplasique dans 10-20 % des cas. Les autres étiologies sont rares: Takayasu, artérite radique, dissection, neuro-fibromatose de type 1, sténose d'artère de greffon rénal.
* Les SAR peuvent être à l'origine d'une HTA et d'une insuffisance rénale.

14.5.1. Évoquer une SAR 2C-224-DP-A03

Les SAR d'origine athéromateuse sont habituellement proximales, associées à de l'athérome dans d'autres territoires (aorte, artères des membres inférieurs, carotides, coronaires) et touchent des patients plus âgés à haut risque cardiovasculaire.

Les sténoses par dysplasie fibromusculaire sont de type multifocal (sténoses multiples, aspect en collier de perles) ou de type unifocal (lésion unique, aspect tubulaire), siègent sur le tronc des artères rénales ou parfois en distalité (hile ou intra-rein), peuvent être bilatérales et touchent préférentiellement les femmes jeunes.

Une SAR sera cherchée en cas de :

* HTA < 30 ans ;
* HTA grade 3 (≥ 180/110 mmHg), HTA d'aggravation brutale ;
* HTA résistante (PA > 140/90 mmHg malgré une trithérapie dont un diurétique) ;
* OAP flash inexpliqué ;
* souffle lombaire sans pathologie athéromateuse connue ;
* dysplasie fibromusculaire dans un autre territoire vasculaire ;
* hyperaldostéronisme secondaire (pouvant entraîner une hypokaliémie) ;
* altération de la fonction rénale de plus de 30 % après introduction d'un bloqueur du SRAA ;
* insuffisance rénale inexpliquée ;
* asymétrie de hauteur rénale supérieure à 1,5 cm ;
* petit rein sans uropathie connue.

14.5.2. Démarche diagnostique en cas de suspicion de SAR 2C-224-DP-B01

La SAR est diagnostiquée par :

* **écho-Doppler des artères rénales** : mise en évidence de la sténose, de son retentissement hémodynamique parenchymateux et mesure de la hauteur des reins ;
* **angioscanner** : mise en évidence de la sténose, visualisation des autres axes vasculaires permettant une orientation étiologique (athérosclérose, dysplasie fibromusculaire) ;
* **angio-IRM** : moins performante que le scanner pour la caractérisation des SAR ;
* **artériographie rénale** : examen de référence. Actuellement, elle est réservée à la prise en charge thérapeutique.

14.5.3. Principes de prise en charge d'une SAR 2C-224-PC-B03

14.5.3.1. SAR athéromateuse

Le traitement des sténoses artérielles rénales repose sur l'optimisation du traitement de prévention cardiovasculaire. Une angioplastie de l'artère rénale peut être discutée chez des patients jeunes avec dysplasie fibromusculaire.

Chez les patients avec une sténose athéromateuse, une angioplastie est discutée en cas d'HTA résistante, d'OAP flash, de dégradation de la fonction rénale sous IEC/ARA2, de dégradation de la fonction rénale sans étiologie retrouvée, de diminution de la taille du rein, sans oublier les objectifs de LDL-cholestérol inférieurs à 1,4 mmol/L (< 0,55 g/L) et la prescription d'un antiplaquettaire.

14.5.3.2. SAR par dysplasie fibro-musculaire

L'objectif est de traiter l'hypertension artérielle. Le traitement repose sur une revascularisation en première intention chez les patients jeunes et chez les patients avec une HTA résistante. Un traitement par antiplaquettaire est habituellement mis en place au long cours.

14.6. Hyperaldostéronismes primaires (HAP)

14.6.1. Signes d'orientation en faveur d'un HAP 2C-224-DP-A03

C'est une autonomisation de la production d'aldostérone par les surrénales à l'origine d'une HTA pouvant être associée à une hypokaliémie dans 30 à 50 % des cas. La fréquence est de l'ordre de 6 % parmi les sujets hypertendus.

Un hyperaldostéronisme primaire (HAP) doit être recherché dans plusieurs situations :

* Hypokaliémie < 3,5 mmol/L lors du bilan initial en régime normosodé et sans étiologie digestive (diarrhée, vomissements) ;
* HTA résistante à un traitement optimal ;
* HTA de grade 3 ;
* HTA du sujet jeune ;
* HTA associée à un nodule surrénal ;
* HTA avec un retentissement inapproprié sur les organes cibles.

Le diagnostic d'HAP repose sur au moins deux mesures couplées d'aldostérone et de rénine plasmatiques réalisées à jeun entre 8 et 10 heures du matin, après 10-15 minutes en position assise.

Ces dosages doivent être réalisés en situation de normokaliémie (supplémentation potassique si hypokaliémie), normovolémie (natriurèse > 100-150 mM/jour) et sans traitement anti-HTA interférant avec les dosages. Il est donc recommandé d'arrêter les anti-aldostérones pendant 6 semaines, et les diurétiques, IEC, ARA2, ß-bloquants pendant 15 jours.

En cas d'HTA sévère un traitement par inhibiteur calcique non dihydropyridine et α-bloquant peut être introduit.

14.6.2. Démarche diagnostique en cas d'HAP 2C-224-DP-B01

Le diagnostic d'HAP est :

* **suspecté** si le rapport aldostérone plasmatique sur rénine est élevé à plusieurs reprises ;
* **confirmé** par l'absence de freination (par exemple absence de diminution de la concentration d'aldostérone par la perfusion de 2 litres de sérum physiologique) ou par l'élévation des concentrations plasmatiques ou urinaires d'aldostérone à plusieurs reprises.

L'atteinte surrénale peut être unilatérale (adénome produisant de l'aldostérone, hyperplasie unilatérale de la surrénale, rarement cortico-surrénalome) ou bilatérale (hyperplasie bilatérale des surrénales).

Le scanner surrénal et le dosage étagé de l'aldostérone dans les veines surrénales ont pour objectif de distinguer les étiologies unilatérales et bilatérales, ce qui conditionne le traitement ultérieur.

14.6.3. Prise en charge de l'HAP 2C-224-PC-B03

Lorsque l'atteinte est unilatérale (sécrétion d'aldostérone latéralisée), le traitement repose sur une surrénalectomie. L'intervention permet de corriger l'hyperaldostéronisme dans tous les cas, mais ne guérit l'HTA que dans 50 % des cas (dans les autres cas, les chiffres de PA et le nombre de traitement diminuent).

Lorsque l'atteinte est bilatérale (hyperplasie bilatérale des surrénales) ou que le patient n'est pas candidat à la chirurgie (âge, comorbidités, refus du patient...), le traitement repose sur les médicaments anti-aldostérone (spironolactone, éplérénone sur avis argumenté).

14.7. Phéochromocytome ou paragangliome (PPGL)

Les paragangliomes sont des tumeurs se développant aux dépens des ganglions sympathiques et parasympathiques. Lorsqu'ils se développent dans la médullo-surrénale, on les appelle phéochro-mocytome. Dans ce chapitre nous ne traiterons que des paragangliomes fonctionnels (sécrétant des catécholamines) pouvant entraîner une HTA.

La fréquence de cette tumeur serait de l'ordre de 1/1 000 en cas d'HTA.

Les paragangliomes sont héréditaires dans 40 % des cas et malins dans 10 à 15 % des cas, avec quatre pathologies principales : la neurofibromatose de type 1, la maladie de von Hippel-Lindau, la néoplasie endocrinienne multiple de type 2 et le paragangliome familial.

14.7.1. Signes d'orientation en faveur d'un PPGL 2C-224-DP-A03

Le phéochromocytome doit être recherché en cas :

* HTA + signes évocateurs de décharge de catécholamines ;
* HTA résistante ;
* HTA < 40 ans ;
* HTA + diabète chez un patient < 50 ans avec un IMC < 25 kg/m^2 ;
* devant tout incidentalome surrénal, associé ou non à une HTA.

14.7.2. Démarche diagnostique en cas de PPGL 2C-224-DP-B01

Le diagnostic est évoqué en cas d'HTA permanente ou labile, voire paroxystique avec céphalées, sueurs, palpitations (troubles du rythme), malaises, voire hypotension ou diabète.

Le diagnostic repose sur le dosage de métanéphrine et normétanéphrine urinaires des 24 heures, ou plasmatiques libres.

Si les dosages sont élevés, le scanner abdominal visualise la plupart du temps la ou les tumeur(s) et les éventuelles métastases.

En fonction du contexte clinique (localisation du paragangliome, forme génétique), le bilan est complété par une scintigraphie (MIBG, octréotide) et/ou par une tomographie par émission de positrons.

Une enquête génétique doit être pratiquée pour rechercher les formes familiales.

14.7.3. Prise en charge des PPGL 2C-224-PC-B03

Le traitement repose sur l'exérèse chirurgicale du phéochromocytome ou du paragangliome au vu du risque de malignité et de complications aiguës (cardiopathies adrénergiques). Un traitement par α-bloquants est mis en place en préopératoire.

Le risque de récidive et la nécessité d'une surveillance annuelle au long cours doivent être expliqués au patient : cette surveillance est clinique (symptômes, PA) et biologique (glycémie et métanéphrine et normétanéphrine urinaires). Une imagerie ne sera réalisée qu'en cas d'anomalie biologique, sauf dans les cas familiaux.

14.8. Coarctation de l'aorte

C'est une sténose aortique constitutionnelle de l'enfant et de l'adulte jeune, le plus souvent située sur l'aorte thoracique.

Le tableau clinique associe :

* souffle mésosystolique ou parfois continu, parasternal gauche et dans le dos ;
* abolition des pouls fémoraux ;
* HTA aux membres supérieurs avec PA basse aux membres inférieurs ;
* asymétrie de PA brachiale selon le siège de la coarctation (par rapport à l'artère subclavière gauche).

Le traitement est soit chirurgical, soit endovasculaire (dilatation avec pose d'une endoprothèse).

14.9. Syndrome d'apnées obstructives du sommeil (SAOS)

Il peut être considéré comme une cause d'hypertension artérielle. Cependant il n'a pas été montré que le traitement du SAOS permet de diminuer les chiffres de pression artérielle.

Il doit être évoqué, y compris chez la femme, en cas :

* **d'obésité** ;
* **d'HTA non-dipper** ;
* **d'HTA à prédominance diastolique** ;
* **d'HTA résistante ou maligne**.

Le diagnostic est évoqué à l'interrogatoire (ronflement, apnée du sommeil, pollakiurie nocturne, céphalées matinales, endormissements diurnes, asthénie diurne) puis conforté par les auto-questionnaires (Epworth). Le diagnostic est fait par une polygraphie ventilatoire complétée si nécessaire par un enregistrement polysomnographique du sommeil.

14.10. Pour s'exercer

QRM#1 : Une patiente hypertendue de 27 ans a eu des dosages hormonaux sous traitement neutre. Vous n'avez qu'un dosage d'aldostérone qui est à 5 fois la normale. Quelles pathologies recherchez-vous ?

A. Hyperaldostéronisme primaire.

B. Hypercortisolisme.

C. Sténose artérielle rénale.

D. Phéochromocytome.

E. Consommation de réglisse.

Réponse : A, C et D. L'hypercortisolisme et la réglisse induisent un effet minéralo-corticoïde-like mais la concentration plasmatique d'aldostérone est effondrée. Dans le phéochromocytome et la sténose artérielle rénale, la rénine sera élevée. Elle sera effondrée dans l'hyperaldostéronisme primaire.

5 LES 5 IDÉES-FORCES

- **Le traitement débute toujours par des règles hygiéno-diététiques.**

- **Les traitements par voie orale à utiliser en première intention, du fait de leur efficacité et de leur bonne tolérance, sont les bloqueurs du SRA.**

- **L'objectif des 6 premiers mois est d'atteindre l'objectif de pression artérielle avec une bonne tolérance du traitement anti-HTA.**

- **L'objectif de pression artérielle est < 140 et/ou 90 mmHg en consultation.**

- **L'HTA résistante est définie comme une HTA résistante à trithérapie à dose pleine associant :**
  - bloqueurs du SRA ;
  - anticalcique ;
  - diurétique thiazidique.

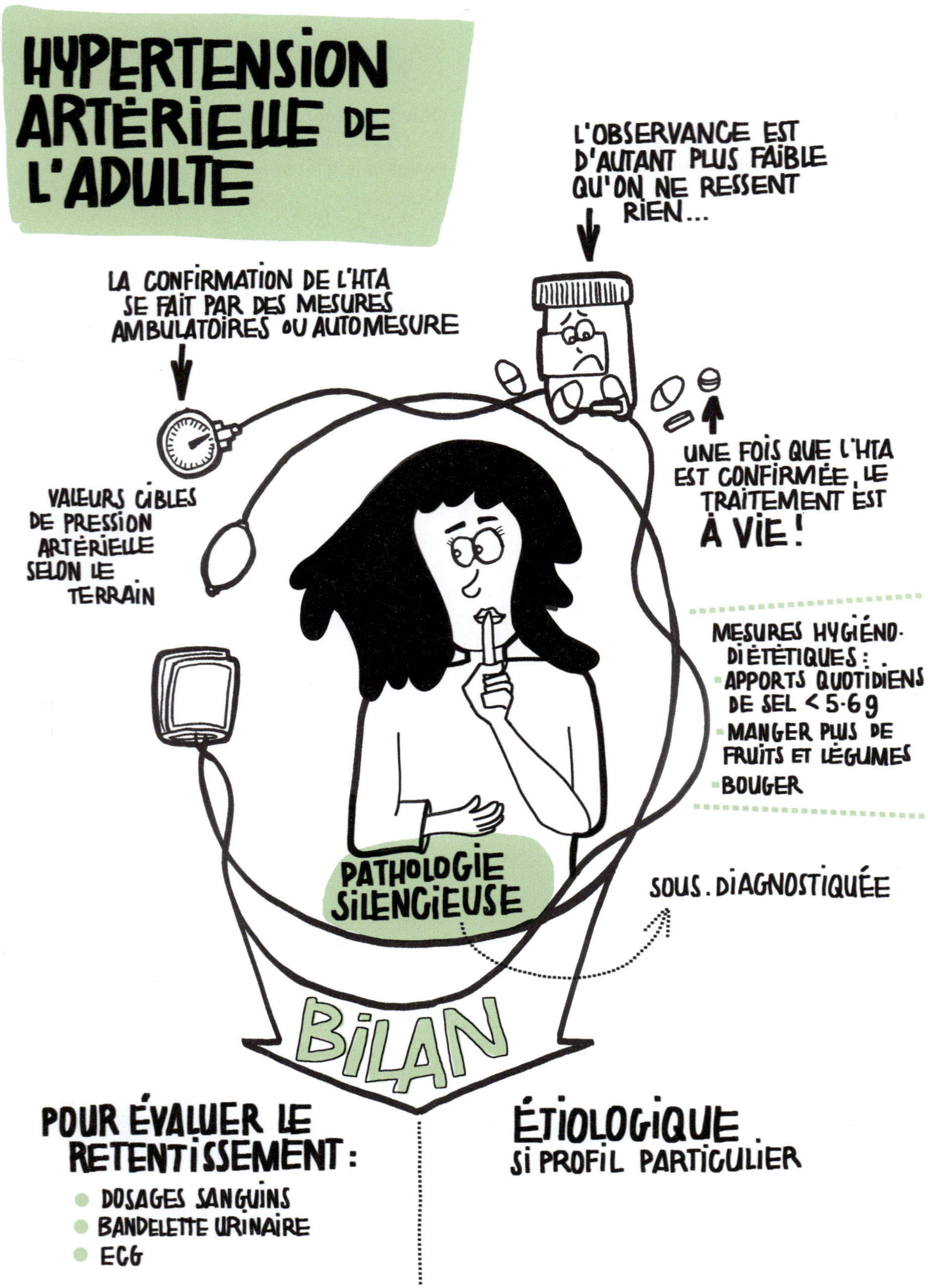

HYPERTENSION ARTÉRIELLE DE L'ADULTE
L'OBSERVANCE EST D'AUTANT PLUS FAIBLE QU'ON NE RESSENT RIEN...
LA CONFIRMATION DE L'HTA SE FAIT PAR DES MESURES AMBULATOIRES OU AUTOMESURE
UNE FOIS QUE L'HTA EST CONFIRMÉE, LE TRAITEMENT EST À VIE !
VALEURS CIBLES DE PRESSION ARTÉRIELLE SELON LE TERRAIN
MESURES HYGIÉNO-DIÉTÉTIQUES :
- APPORTS QUOTIDIENS DE SEL < 5-6 g
- MANGER PLUS DE FRUITS ET LÉGUMES
- BOUGER
PATHOLOGIE SILENCIEUSE
SOUS-DIAGNOSTIQUÉE
BILAN
POUR ÉVALUER LE RETENTISSEMENT :
DOSAGES SANGUINS
BANDELETTE URINAIRE
ECG
ÉTIOLOGIQUE SI PROFIL PARTICULIER

item 225-1

Artériopathie oblitérante des membres inférieurs (AOMI)

1. Définitions et fréquence de l'artériopathie oblitérante des membres inférieurs 2C-225-DE-A01

1.1. Points clés (fiche LiSA)

L'**artériopathie oblitérante des membres inférieurs** (AOMI) est définie comme la présence de lésions d'athérosclérose de l'aorte et des artères des membres inférieurs. Elle peut entraîner des plaques, des sténoses ou des obstructions athéromateuses d'une ou plusieurs artères destinées aux membres inférieurs.

La prévalence de la maladie augmente avec l'âge, pour atteindre plus de **20 % au-delà de 70 ans**.

1.2. Pour mieux comprendre

Les termes d'athérosclérose et d'athéromatose sont indistinctement utilisés.

La plaque d'athérome est une des étapes évolutives de l'athérosclérose.

L'AOMI est révélée au stade asymptomatique par une diminution des pressions distales IPS inférieur ou égal à 0.90. Elle est le reflet au stade symptomatique du retentissement hémodynamique des sténoses ou obstructions artérielles.

L'AOMI est une affection qui augmente avec l'âge et devient fréquente à partir de 60 ans. Il faut la rechercher systématiquement chez les patients à partir de cet âge. La mortalité au stade d'ischémie d'effort (claudication) est de 15 % à 5 ans, et au stade d'ischémie permanente chronique (symptômes au repos) de 25 % à 1 an.

1.3. Pour s'exercer

QRU#1 : Un homme de 75 ans consulte son médecin traitant et l'interroge sur le fait d'être atteint d'une AOMI… Quelle est la définition de l'AOMI ?

A. L'obstruction athéromateuse partielle d'une seule artère destinée aux membres inférieurs.

B. L'obstruction athéromateuse partielle d'une ou de plusieurs artères destinées aux membres inférieurs.

C. L'obstruction athéromateuse totale d'une seule artère destinée aux membres inférieurs.

D. L'obstruction athéromateuse totale de plusieurs artères destinées aux membres inférieurs.

E. L'obstruction athéromateuse partielle ou totale d'une ou de plusieurs artères destinées aux membres inférieurs.

Réponse : E.

QRU#2 : Un homme de 75 ans consulte son médecin traitant pour renouveler son ordonnance de traitement antihypertenseur. À l'interrogatoire, le médecin note qu'il n'a toujours pas réussi à stopper son tabagisme actif qu'il quantifie à 30 PA. Le patient ne signale aucune douleur aux membres inférieurs y compris à la marche. Il mesure l'index de pression systolique de cheville de repos (IPS). Quelle valeur seuil permettra de retenir le diagnostic d'artériopathie oblitérante des membres inférieurs ?

A. Un IPS de repos à 1.10.

B. Un IPS de repos à 1.20.

C. Un IPS de repos inférieur ou égal à 0.90.

D. Un IPS de repos inférieur ou égal à 0.80.

E. Un IPS de repos inférieur ou égal à 0.70.

Réponse : C.

QRU#3 : Un homme de 75 ans consulte son médecin traitant pour renouveler son ordonnance de traitement antihypertenseur. À l'interrogatoire, le médecin note qu'il n'a toujours pas réussi à stopper son tabagisme actif qu'il quantifie à 30 PA. Le patient ne signale aucune douleur aux membres inférieurs y compris à la marche. Le médecin souhaite cependant dépister une éventuelle artériopathie oblitérante des membres inférieurs (AOMI) compte tenu de ses facteurs de risque vasculaire. Quel est, en plus de l'examen clinique, l'examen complémentaire le plus simple à réaliser dans ce cadre ?

A. Un écho-Doppler artériel des membres inférieurs.

B. L'index de pression systolique de cheville de repos.

C. Une mesure de pression du gros orteil.

D. Une mesure de la pression transcutanée en oxygène ($TCPO_2$).

E. Un angioscanner des membres inférieurs.

Réponse : B.

QRU#4 : Quelle est la prévalence de l'AOMI au-delà de 70 ans ?

A. 1 %.

B. 5 %.

C. 10 %.

D. 20 %.

E. 50 %.

Réponse : D. La prévalence de l'AOMI augmente avec l'âge, pour atteindre plus de 20 % au-delà de 70 ans.

2. Connaître l'étiologie et les facteurs de risque de l'AOMI 2C-225-EP-B01

2.1. Points clés (fiche LiSA)

L'origine athéromateuse de l'AOMI est la plus fréquente.

L'AOMI est l'expression locale d'une maladie systémique dont le pronostic est en partie conditionné par les complications cardiaques (angor et infarctus du myocarde) et cérébrovasculaires.

Les **facteurs de risque** de l'AOMI sont ceux de l'athérosclérose, notamment l'âge, le tabagisme, le diabète, l'HTA et l'hypercholestérolémie. Sa prévention rejoint la **prévention des maladies cardiovasculaires**.

2.2. Pour mieux comprendre

Le tabac et le diabète sont les facteurs de risque dominants. Le tabac est également un facteur de risque de pathologies néoplasiques, par exemple : cancers broncho-pulmonaire, ORL, œsophage, urothélial, pancréas. Ces pathologies participent à la surmortalité observée dans l'AOMI.

2.3. Pour s'exercer

QRM#1 : Quels sont les facteurs de risque de l'AOMI ?

A. L'âge.

B. Le tabagisme.

C. Le diabète.

D. L'HTA.

E. L'hypercholestérolémie.

Réponse : A, B, C, D et E. Les facteurs de risque de l'AOMI sont ceux de l'athérome.

QRU#2 : Quelle est l'étiologie la plus fréquente de l'artériopathie des membres inférieurs ?

A. Infectieuse.

B. Athéromateuse.

C. Inflammatoire.

D. Dysplasique.

E. Maladies des tissus élastiques.

Réponse : B. L'origine athéromateuse de l'AOMI est la plus fréquente.

QRM#3 : Quels sites anatomiques l'artériopathie oblitérante concerne-t-elle ?

A. Les artères des membres inférieurs exclusivement.

B. Les artères des membres inférieurs et supérieurs.

C. Les artères coronaires.

D. Les artères à destinée cérébrale.

E. Les artères pulmonaires.

Réponse : B, C et D. L'AOMI est l'expression locale d'une maladie systémique dont le pronostic est conditionné par les complications cardiaques (angor et infarctus du myocarde) et cérébrovasculaires.

3. Connaître les manifestations cliniques et la classification de l'AOMI et savoir évoquer les diagnostics différentiels 2C-225-DP-A01

3.1. Points clés (fiche LiSA)

L'AOMI peut être totalement asymptomatique. Elle doit être suspectée devant la découverte d'un **souffle vasculaire** ou l'abolition de pouls périphériques chez un sujet présentant des facteurs de risque cardiovasculaire.

L'AOMI symptomatique se manifeste soit par une douleur à la marche imposant l'arrêt de la déambulation (claudication), soit par une douleur permanente d'un membre ou par un trouble trophique, associés ou non (symptômes au repos).

Une dysfonction érectile chez un patient avec facteurs de risque cardiovasculaire doit faire rechercher un AOMI.

Une classification clinique et hémodynamique est utilisée. Elle s'appuie sur la recherche des symptômes et sur la mesure des pressions de perfusion : l'index systolique de pression en cheville (IPS = Rapport de pression en cheville/Pression brachiale), pression en cheville et pression au gros orteil.

On distingue :

* les **patients asymptomatiques** (IPS ≤ 0 ,90) ;
* la **claudication** : stade d'ischémie d'effort (IPS ≤ 0,90 ; Pression de cheville > 50 mmHg) ;
* les **symptômes au repos** : stade d'ischémie permanente chronique (Pression de cheville ≤ 50 mmHg ou Pression au gros orteil ≤ 30 mmHg).

En cas de diabète ou d'insuffisance rénale chronique, l'IPS et la pression de cheville sont le plus souvent pris en défaut. Le diagnostic s'appuie alors sur la mesure de la pression au gros orteil (pression digitale). En outre, la constatation d'un IPS > 1.40 doit systématiquement conduire à une mesure de pression d'orteil.

La classification de Leriche et Fontaine n'est plus utilisée.

Les principaux diagnostics différentiels des claudications et leurs caractéristiques sont détaillés dans le **Tableau 1**. Les principaux diagnostics différentiels des troubles trophiques et leurs caractéristiques sont détaillés dans l'**Item 228**.

3.2. Pour mieux comprendre

Le recours à la mesure de la pression au gros orteil est indispensable en cas de diabète, de grand âge ou d'insuffisance rénale chronique car la médiacalcose entraîne une incompressibilité des artères de gros calibre et surestime les valeurs de pression en cheville et d'IPS alors que les artères digitales demeurent compressibles.

La classification de Leriche et Fontaine est abandonnée car faussement rassurante, uniquement basée sur les symptômes et suggérant une notion de succession chronologique des stades erronée. Un patient asymptomatique (stade 1) peut avoir un déficit hémodynamique important pouvant évoluer directement en trouble trophique (stade 4). Chez les sujets symptomatiques, la classification clinique et hémodynamique de l'AOMI se base sur la dichotomie ischémie aiguë ou chronique (> 15 jours). Cette dernière étant d'effort ou permanente.

Origine	Artérielle	Veineuse	Articulaire	Neurologique
Distance d'apparition	Toujours la même	Variable	Dès les premiers pas	Variable
Douleur/gêne	À type de crampe, de topographie musculaire obligeant rapidement à l'arrêt	Sensation progressive de gonflement douloureux n'obligeant pas à l'arrêt de l'effort	Topographie articulaire ; d'emblée maximale	Soulagée par l'antéflexion ; topographie radiculaire
Récupération	Rapide	Lente	Lente	Lente
Contexte	Contexte athéromateux	Thrombose veineuse profonde d'un tronc collecteur	Arthrose ; séquelle de traumatisme ; rhumatisme inflammatoire	Arthrose lombaire ; canal lombaire étroit

Tableau 1. **Caractéristiques sémiologiques des différents types de claudication.**

3.3. Pour s'exercer

QRM#1 : Un homme de 65 ans, tabagique et hypertendu, consulte son médecin traitant pour une douleur à la marche apparaissant au niveau de la cuisse. Le médecin évoque une claudication d'origine artérielle. Quelles données de l'interrogatoire et de l'examen clinique sont en faveur de cette hypothèse diagnostique ?

A. Dysfonction érectile.

B. Souffle fémoral.

C. Ulcère au niveau de la jambe.

D. Absence de pouls tibial.

E. Signe de Lasègue.

Réponse : A, B, C et D. L'AOMI peut être suspectée devant la découverte d'un souffle vasculaire ou par l'abolition de pouls périphériques, ou d'une douleur à la marche ou d'un trouble trophique Elle doit également être évoquée devant une dysfonction érectile. Mais le signe de Lasègue évoque une anomalie neurologique.

QRM#2 : Un homme de 65 ans, tabagique et hypertendu, consulte son médecin traitant pour une douleur à la marche apparaissant au niveau du mollet droit. Le médecin évoque, du fait des facteurs de risque du patient, une claudication d'origine artérielle. Il retrouve un souffle iliaque droit. Il retrouve le pouls fémoral mais ne palpe pas le pouls poplité droit, pas de pouls tibial postérieur ni antérieur droits. Quelle est la lésion artérielle la plus probablement responsable de la symptomatologie décrite ?

A. Une sténose de l'axe iliaque commun droit.

B. Une sténose de l'artère iliaque interne droite.

C. Une occlusion de l'axe fémoro-polplité droit.

D. Une sténose de l'artère fémorale profonde droite.

E. Une sténose de l'artère tibiale postérieure droite.

Réponse : A et C. L'AOMI peut être suspectée devant la découverte d'un souffle vasculaire ou par l'abolition de pouls périphériques. Le souffle témoigne d'une sténose. En cas d'occlusion, on ne retrouve pas de pouls en aval ni de souffle au niveau de la lésion.

QRM#3 : Un homme de 65 ans, tabagique et hypertendu, consulte son médecin traitant pour une douleur à la marche apparaissant au niveau du mollet droit. Le médecin évoque du fait des facteurs de risque du patient une claudication d'origine artérielle. Il retrouve un souffle fémoral droit. Il ne palpe pas le pouls poplité droit, pas de pouls tibial postérieur et antérieur droit. Quels sont les éléments de l'examen clinique qui vous orientent vers une claudication artérielle ?

A. Disparition de la douleur à l'arrêt de l'effort.

B. Douleur survenant pour un même effort.

C. Allongement de la distance de marche au cours de l'effort.

D. Douleur à type de crampe.

E. Douleur à type de paresthésie.

Réponse : A, B et D. L'AOMI au stade de claudication intermittente (SD-069) peut se manifester par une douleur à la marche imposant l'arrêt de la déambulation et cédant à l'arrêt de la marche, à type de crampe, survenant lors d'un même effort (distance de marche constante) à l'inverse des autres claudications d'origine non artérielle.

QRM#4 : Parmi les affirmations suivantes, lesquelles sont les exactes concernant la classification clinique et hémodynamique de l'AOMI ?

A. L'ischémie d'effort est définie par une douleur à type de claudication et un IPS ≤ 0,90 mmHg.

B. L'ischémie permanente est définie par une douleur à type de claudication et un IPS ≤ 0,90 mmHg.

C. L'ischémie d'effort est définie par une douleur à type de claudication et une pression artérielle à la cheville ≤ 50 mmHg.

D. L'ischémie permanente est définie par une douleur à type de claudication et une pression artérielle à la cheville ≤ 50 mmHg.

E. L'ischémie permanente est définie par des douleurs de décubitus au repos et une pression artérielle à la cheville ≤ 50 mmHg.

Réponse : A et E. La classification de Leriche et Fontaine de l'AOMI est actuellement remplacée par la classification clinique et hémodynamique qui distingue : les patients asymptomatiques (IPS ≤ 0,90), les claudicants au stade d'ischémie d'effort (IPS ≤ 0,90 ; Pression artérielle à la cheville > 50 mmHg) et les patients symptomatiques au repos, donc au stade d'ischémie permanente (IPS ≤ 0,90 ; Pression artérielle à la cheville ≤ 50 mmHg).

QRU#5 : Un homme de 65 ans, tabagique et hypertendu, consulte son médecin traitant pour une douleur à la marche apparaissant au niveau du mollet droit. Le médecin évoque, du fait des facteurs de risque du patient, une claudication d'origine artérielle. Il retrouve un souffle fémoral droit. Il ne palpe pas le pouls poplité droit, pas de pouls tibial postérieur ni antérieur droit. Les index de pression systolique de cheville sont à 0,60. Quel est le stade de l'AOMI chez ce patient ?

A. AOMI asymptomatique.

B. Claudicant au stade d'ischémie d'effort.

C. Claudicant au stade d'ischémie permanente chronique.

D. Patient symptomatique au repos : AOMI au stade d'ischémie permanente.

E. Patient symptomatique au repos.

Réponse : B. Le patient présente une douleur uniquement à l'effort (à la marche) avec des crampes survenant au mollet pour la même distance de marche et des index de pression systolique IPS ≤ 0,90.

QRU#6 : Un homme de 65 ans, tabagique et hypertendu, consulte son médecin traitant pour une douleur à la marche apparaissant au niveau du mollet droit. La douleur est à type de crampe et cède en quelques minutes après l'arrêt de l'effort. Quelle est l'hypothèse diagnostique la plus probable ?

A. Gonarthrose.

B. Claudicant au stade d'ischémie d'effort.

C. Claudicant au stade d'ischémie permanente.

D. Canal lombaire étroit.

E. Claudication veineuse.

Réponse : B. Le diagnostic le plus probable compte tenu de la symptomatologie est celui de l'ischémie d'effort. Il conviendrait de compléter par des mesures hémodynamiques (IPS ≤ 0,90 ; Pression artérielle à la cheville › 50 mmHg).

QRU#7 : Un homme de 65 ans, diabétique, tabagique et hypertendu, consulte son médecin traitant pour un ulcère de jambe depuis 3 mois. Les douleurs sont présentes au repos le jour et la nuit. Les pressions artérielles à la cheville sont à 40 mmHg. Quelle est l'hypothèse diagnostique la plus probable ?

A. Ulcère veineux.

B. Ulcère artériel au stade d'ischémie permanente.

C. Ulcère mixte.

D. Ulcère d'angiodermite.

E. Ulcère veineux post-thrombotique.

Réponse : B. L'ulcère de jambe peut être une présentation clinique de l'AOMI au stade d'ischémie permanente (IPS ≤ 0,90 ; Pression artérielle à la cheville ≤ 50 mmHg).

4. Savoir prescrire les examens complémentaires de première intention 2C-225-EC-A01

4.1. Points clés (fiche LiSA)

L'AOMI est évoquée cliniquement.

Elle est confirmée en première intention par la mesure des pressions : mesure des pressions à la cheville, calcul des IPS.

4.1.1. Bilan lésionnel

Il convient alors de réaliser un bilan morphologique et hémodynamique pour fixer la stratégie de prise en charge.

L'**écho-Doppler de l'aorte et des artères de membres inférieurs** est l'examen de référence pour déterminer la localisation des lésions artérielles et leur retentissement hémodynamique.

Les symptômes guident le choix des explorations ultérieures.

En cas de claudication, l'**épreuve de marche sur tapis roulant avec mesure des pressions de cheville (test de Strandness)** en pré- et post-effort permet de mesurer la distance de marche. Elle confirme l'origine artérielle de la claudication et la distingue des diagnostics différentiels (veineux, rhumatologique, neurologique).

En cas de symptômes au repos, les mesures hémodynamiques sont indispensables tant pour attribuer ces symptômes à l'AOMI que pour quantifier le retentissement des lésions. Elles permettent de porter le diagnostic d'ischémie permanente chronique devant:

* pression de cheville < 50 mmHg;
* pression d'orteil < 30 mmHg;
* $TcPO_2$ < 30 mmHg.

Les explorations suivantes ne sont pas des examens de première intention:

* l'**angioscanner de l'aorte et des artères de membres inférieurs**;
* l'**angio-IRM de l'aorte et des artères de membres inférieurs**;
* l'**artériographie des membres inférieurs**.

4.1.2. Bilan étiologique

Un bilan des facteurs de risque cardiovasculaire vient en complément du bilan lésionnel avec une biologie de première intention à la recherche d'une dyslipidémie, d'un diabète, d'une insuffisance rénale chronique.

4.2. Pour mieux comprendre

Les explorations: angioscanner et angio-IRM sont indiquées si une revascularisation est envisagée ou en seconde intention dans le bilan lésionnel.

L'artériographie est réalisée lors des prises en charge endovasculaires et peut être nécessaire comme bilan lésionnel dans les AOMI aux lésions complexes avant revascularisation.

4.3. Pour s'exercer

QRU#1: Un homme de 65 ans, tabagique et hypertendu, consulte son médecin traitant pour une douleur à la marche (distance de 500 mètres) apparaissant au niveau du mollet droit. La douleur est à type de crampe et cède en quelques minutes après l'arrêt de l'effort. Le médecin évoque, du fait des facteurs de risque du patient, une claudication d'origine artérielle. Il retrouve un souffle fémoral droit. Il ne palpe pas le pouls poplité droit, pas de pouls tibial postérieur ni antérieur droit. Les index de pression systolique de cheville sont à 0,60. Quel est l'examen complémentaire à demander pour confirmer cette hypothèse?

A. Épreuve de marche sur tapis roulant avec mesure des pressions de cheville.
B. Écho-Doppler artériel de l'aorte et des artères de membres inférieurs.
C. Angioscanner de l'aorte et des artères de membres inférieurs.
D. Angio-IRM de l'aorte et des artères de membres inférieurs.
E. Artériographie de l'aorte et des artères de membres inférieurs.

Réponse: B. L'écho-Doppler de l'aorte et des artères de membres inférieurs constitue l'examen complémentaire de première intention pour explorer l'AOMI. Le diagnostic d'AOMI est déjà posé du fait des IPS anormaux à 0,60 et la clinique. L'épreuve de marche sur tapis roulant permettra de préciser le handicap chez ce patient claudicant, mais il ne constitue pas l'examen permettant de confirmer l'hypothèse diagnostique en première intention. L'angioscanner, l'angio-IRM et l'artériographie ne sont pas des examens de première intention.

QRU#2: Un homme de 65 ans, tabagique et hypertendu, consulte son médecin traitant pour une douleur à la marche apparaissant au niveau du mollet droit. La douleur est à type de crampe et cède en quelques minutes après l'arrêt de l'effort. Tous les pouls sont perçus. Les IPS sont à 0,90. L'écho-Doppler artériel des membres inférieurs met en évidence des plaques athéromateuses sur l'axe vasculaire gauche et une sténose de l'artère fémorale superficielle droite avec retentissement hémodynamique. Quel examen complémentaire est à prescrire?

A. Épreuve de marche sur tapis roulant avec mesure des pressions de cheville.
B. Scanner du rachis dorso-lombaire.
C. Angioscanner des membres inférieurs.
D. Angio-IRM des membres inférieurs.
E. Artériographie des membres inférieurs.

Réponse : A. En cas de claudication, l'épreuve de marche sur tapis roulant avec mesure des pressions de cheville (test de Strandness) en pré- et post-effort permet de mesurer la distance de marche. Elle confirme l'origine artérielle de la claudication et la distingue des diagnostics différentiels (veineux, rhumatologique, neurologique).

QRU#3 : Un homme de 65 ans, tabagique et hypertendu, consulte son médecin traitant pour une douleur à la marche (distance de 500 mètres) apparaissant au niveau du mollet droit. La douleur est à type de crampe et cède en quelques minutes après l'arrêt de l'effort. Le médecin évoque, du fait des facteurs de risque du patient, une claudication d'origine artérielle. Les index de pression systolique de cheville sont à 0,60. L'écho-Doppler artériel initial montre une sténose serrée de l'artère fémorale superficielle droite. Son médecin lui prescrit une rééducation à la marche. Il revient vous voir 3 mois après parce qu'il a toujours mal. Il a arrêté de fumer. Les facteurs de risque cardiovasculaire semblent contrôlés. Quel est l'examen paraclinique le plus pertinent à ce stade ?

A. Épreuve de marche sur tapis roulant avec mesure des pressions de cheville.
B. Écho-Doppler artériel des membres inférieurs.
C. Angioscanner des membres inférieurs.
D. Angio-IRM des membres inférieurs.
E. Artériographie des membres inférieurs.

Réponse : C. Le patient présente des symptômes cliniques (claudication artérielle et IPS à 0,60) et paraclinique (écho-Doppler avec sténose significative artérielle) confirmant une AOMI au stade d'ischémie d'effort. Le traitement de première intention est médical (correction des facteurs de risque cardiovasculaire et rééducation à la marche). Du fait de son inefficacité à 3 mois, l'angioscanner est indiqué car un geste de revascularisation doit être envisagé.

QROC#4 : Un homme de 65 ans, tabagique et hypertendu, consulte son médecin traitant pour une douleur à la marche (distance de 500 mètres) apparaissant au niveau du mollet droit. La douleur est à type de crampe et cède en quelques minutes après l'arrêt de l'effort. Le médecin évoque du fait des facteurs de risque du patient une claudication d'origine artérielle. Les index de pression systolique de cheville sont à 0,60. L'écho-Doppler artériel initial montre une sténose serrée de l'artère fémorale superficielle droite. Son médecin lui prescrit une rééducation à la marche. Il revient vous voir 1 mois et demi après pour une douleur violente et brutale du membre inférieur droit. Quel est le diagnostic le plus probable ?

Réponse : Ischémie aiguë du membre inférieur droit. C'est le diagnostic urgent et grave à ne pas méconnaître chez un patient avec facteurs de risque cardiovasculaire et avec au préalable un diagnostic déjà posé d'ischémie d'effort.

QROC#5 : Quels sont les 6 signes cliniques du diagnostic clinique le plus probable ?

Réponse : Douleur, pâleur, absence de pouls perçus, paresthésie, paralysie du membre inférieur et membre inférieur glacé. C'est la sémiologie des « 6P » des Anglo-Saxons : *pain, palor, pulselessness, paresthesia, paralysis, perishing cold.*

L'ischémie aiguë complète sensitivo-motrice est une urgence grave caractérisée par : une douleur spontanée, de début brutal ou rapidement progressif, intense à type de broiement, accompagnée d'une impotence fonctionnelle du membre, un membre pâle, livide et froid, une abolition des pouls périphériques en aval de l'occlusion. Les signes de gravité doivent absolument être recherchés : une douleur à la palpation des masses musculaires, qui signe une ischémie musculaire, une hypo-esthésie qui fait rapidement place à une anesthésie cutanée, une paralysie avec impossibilité de mobiliser les orteils qui signe la gravité du tableau. Les marbrures et les phlyctènes sont déjà des signes d'ischémie dépassée.

QRU#6: Le patient présente les 6 signes de l'ischémie aiguë complète sensitivo-motrice que vous avez recherchés. Quelle est votre prise en charge ?

A. Héparinothérapie en urgence.

B. Héparinothérapie et revascularisation en urgence.

C. Revascularisation en urgence.

D. Héparinothérapie et revascularisation en urgence sous 24 à 48h.

E. Héparinothérapie en urgence mais revascularisation à distance.

Réponse: B. L'ischémie aiguë est une urgence médico-chirurgicale. Les examens complémentaires n'apportent rien au diagnostic positif qui est exclusivement clinique, et ne doivent pas retarder une prise en charge d'urgence en milieu spécialisé. L'urgence est absolue lorsque l'ischémie aiguë est complète, c'est-à-dire lorsqu'il existe un déficit moteur, et la revascularisation doit être effectuée avant la sixième heure qui suit le début du tableau clinique.

5. Connaître le traitement médical : traitement médicamenteux et principes du traitement chirurgical 2C-225-PC-A01

5.1. Points clés (fiche LiSA)

La prise en charge médicale de l'AOMI vise à freiner l'évolution de la maladie athéromateuse, corriger les facteurs de risque, en particulier le tabac, et à instituer un traitement médicamenteux systématique comportant un antiplaquettaire, une statine (même en l'absence de dyslipidémie) et un IEC (même en l'absence d'HTA).

En cas de claudication :

* La mise en place d'un entraînement à la marche doit être instaurée après évaluation de la tolérance coronaire à l'effort, sur la base d'un programme personnalisé comportant une évaluation régulière. Elle peut être pratiquée par auto-entraînement à domicile ou optimisée par une prise en charge dans un centre spécialisé avec un programme de réadaptation supervisée et un programme structuré d'éducation thérapeutique. Elle permet de développer des collatérales et d'augmenter la distance de marche.
* La revascularisation reste essentiellement à l'étage sus-inguinal et vise la lésion la plus significative. Elle peut être effectuée par technique endoluminale (angioplastie avec ou sans stent) ou par technique de chirurgie ouverte (endartériectomie ou pontage pour les lésions proximales) en cas de lésions avec claudication persistante invalidante malgré une prise en charge médicale optimale pendant 6 mois avec obtention du contrôle des facteurs de risque athéromateux. Elle peut être discutée d'emblée ou plus précocement en cas de lésions menaçantes par leur localisation ou par leur retentissement hémodynamique.

Le suivi régulier s'assure de :

* l'adhésion aux propositions de modifications thérapeutiques du mode de vie, de la réadaptation à la marche et des prescriptions médicamenteuses ;
* de l'obtention des cibles thérapeutiques : cholestérol-LDL inférieur à 1,4 mmol/L (0,55 g/L), pressions artérielles inférieures à 130/80 mmg ou 140/80 mmg chez les > 65 ans, contrôle glycémique, sevrage en tabac ;
* de la tolérance des traitements ;
* de l'efficacité de la prise en charge ;
* de la perméabilité des revascularisations.

En cas de symptômes au repos, l'objectif thérapeutique immédiat est le sauvetage du membre.

La revascularisation s'impose chaque fois qu'elle est possible et se doit d'être la plus complète compte tenu du risque élevé d'amputation.

En cas de persistance de l'ischémie malgré la revascularisation, l'amputation devient nécessaire.

L'amputation d'emblée reste une option thérapeutique en cas d'impossibilité de revascularisation ou de situation locale engageant le pronostic vital, notamment nécrose extensive, infection.

Le traitement médical complémentaire vise à lutter contre les facteurs aggravants : douleur, infection, dénutrition. Le traitement de l'AOMI est poursuivi ou mis en place.

En cas de trouble trophique, une prise en charge multidisciplinaire est à privilégier.

5.2. Pour s'exercer

QRM#1 : Un homme de 65 ans, tabagique et hypertendu, consulte son médecin traitant pour une douleur à la marche (distance de 500 mètres) apparaissant au niveau du mollet droit. La douleur est à type de crampe et cède en quelques minutes après l'arrêt de l'effort. Le médecin évoque, du fait des facteurs de risque cardiovasculaire du patient, une claudication d'origine artérielle. Les index de pression systolique de cheville sont à 0,60. L'écho-Doppler artériel initial montre une sténose serrée de l'artère fémorale superficielle droite. Quelles sont les mesures que vous instaurez ?

A. Traitement médicamenteux par statine IEC et antiplaquettaire.

B. Revascularisation en urgence.

C. Revascularisation programmée dans les 8 jours.

D. Correction des facteurs de risque cardiovasculaire.

E. Mise en place d'une rééducation à la marche.

Réponse : A, D et E. La correction des facteurs de risque cardiovasculaire et l'instauration d'un traitement par statine, IEC et antiplaquettaire sont de règle au stade d'ischémie d'effort. En outre, la mise en place d'un entraînement à la marche doit être instauré après évaluation de la tolérance coronaire à l'effort, sur la base d'un programme personnalisé comportant une évaluation régulière. Elle peut être pratiquée par auto-entraînement à domicile ou optimisée par une prise en charge dans un centre spécialisé avec un programme de réadaptation supervisée et programme structuré d'éducation thérapeutique. Elle permet de développer des collatérales et d'augmenter la distance de marche.

QRM#2 : Un homme de 65 ans, tabagique et en surcharge pondérale, consulte son médecin traitant pour une douleur à la marche (distance de 500 mètres) apparaissant au niveau du mollet droit. La douleur est à type de crampe et cède en quelques minutes après l'arrêt de l'effort. Le médecin évoque, du fait des facteurs de risque cardiovasculaire du patient, une claudication d'origine artérielle. Les index de pression systolique de cheville sont à 0,60. L'écho-Doppler artériel initial montre une sténose serrée de l'artère fémorale superficielle droite. Il n'a actuellement pas de traitement médicamenteux. Quelle est la prise en charge médicamenteuse que vous instaurez ?

A. Traitement par antiplaquettaire.

B. Traitement par statine.

C. Traitement par IEC.

D. Traitement par diurétique.

E. Traitement par metformine.

Réponse : A, B et C. La prise en charge médicale de l'AOMI vise à freiner l'évolution de la maladie athéromateuse, corriger les facteurs de risque, en particulier le tabac, et à instituer un traitement médicamenteux systématique comportant un antiplaquettaire, une statine (même en l'absence de dyslipidémie) et un IEC (même en l'absence d'HTA).

5 LES 5 IDÉES-FORCES

- **Artériopathie des membres inférieurs = marqueur de risque cardiovasculaire.**
- **Patient artériopathe = patient polyvasculaire jusqu'à preuve du contraire.**
- **Classification :**

	Clinique	Hémodynamique
Stade asymptomatique	Asymptomatique	IPSc $<$ ou = 0,90 Pression en cheville $>$ 50 mmHg
Stade d'ischémie d'effort	Claudication	
Stade d'ischémie chronique permanente	Douleurs de décubitus ± troubles trophiques	Pression en cheville $\leq$ 50 mmHg Pression d'orteil $<$ 30 mmHg $TcPO_2$ en décubitus $<$ 30 mmHg

- **Prise en charge d'un artériopathe :**
  - corriger les facteurs de risque cardiovasculaire ;
  - freiner l'évolution de la maladie athéromateuse (IEC, statine, antiplaquettaire) ;
  - ré-entraînement à la marche.
- **Indications opératoires :**
  - persistance d'une claudication invalidante malgré un traitement médical bien conduit pendant 3 mois avec arrêt du tabagisme ;
  - présence d'une lésion menaçante.

ARTÉRIOPATHIE OBLITÉRANTE DES MEMBRES INFÉRIEURS

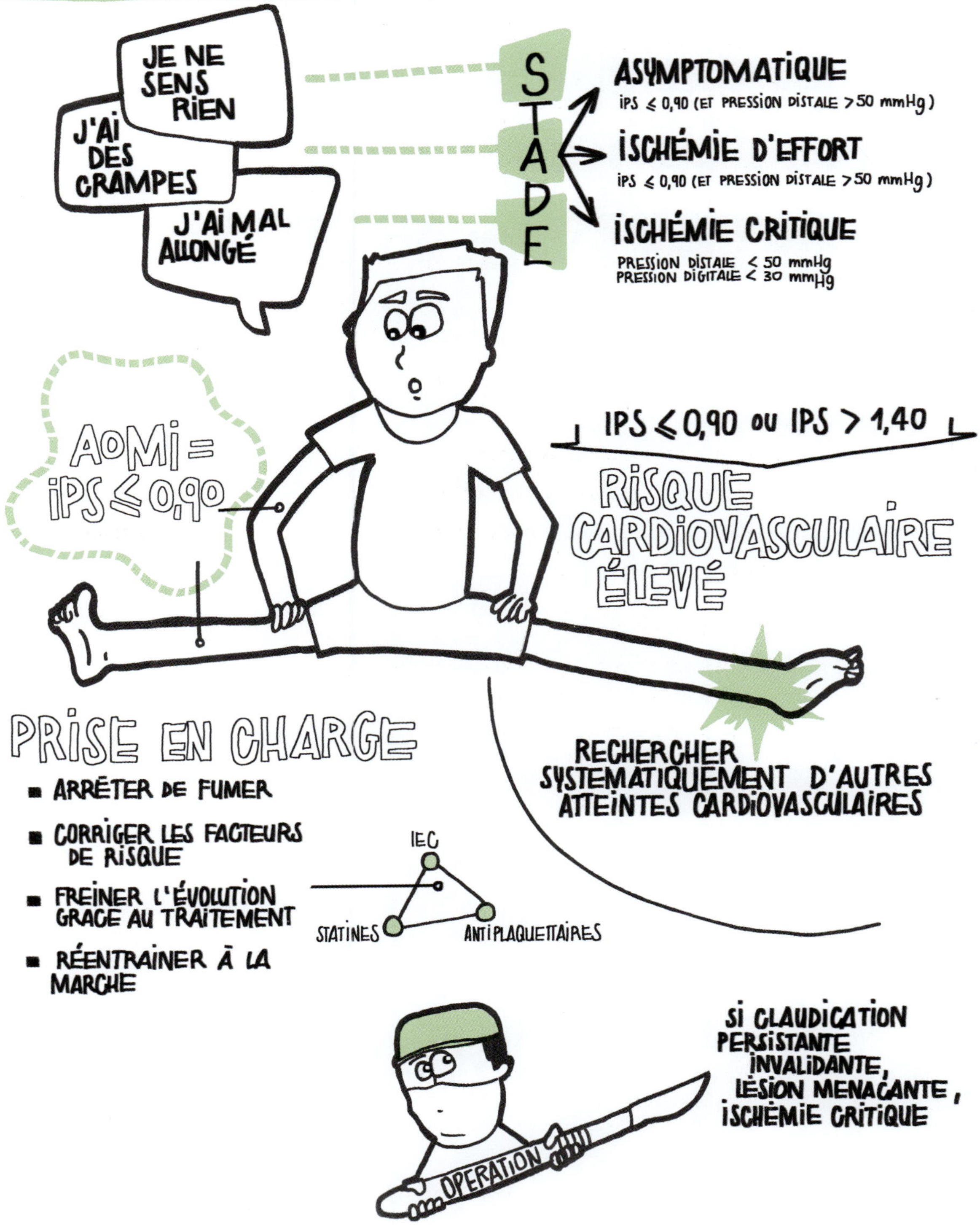

225-2

item 225-2

ISCHÉMIE AIGUË

1. SAVOIR DÉFINIR ET IDENTIFIER LES MANIFESTATIONS CLINIQUES D'ISCHÉMIE AIGUË COMPLÈTE OU INCOMPLÈTE 2C-225-DP-A02

1.1. Points clés (fiche LiSA)

L'ischémie aiguë correspond à une interruption brutale du flux artériel d'un membre entraînant une ischémie tissulaire. C'est une **urgence thérapeutique absolue** où tout retard à la mise en route d'un traitement adapté expose au risque d'amputation voire de décès. **Le diagnostic est clinique**. Les examens complémentaires ont peu de place s'ils retardent la revascularisation.

Le diagnostic de l'ischémie artérielle aiguë est clinique, et **le critère de gravité est la paralysie**. La palpation des pouls permet de préciser la topographie de l'occlusion artérielle.

L'**ischémie aiguë complète sensitivo-motrice** est caractérisée par :

* une douleur spontanée, de début brutal ou rapidement progressif, intense à type de broiement, responsable d'une impotence fonctionnelle du membre (**SD-071 : Douleur d'un membre**) ;
* un membre pâle, livide et froid (**SD-015 : Anomalies de couleur des extrémités**) ;
* une abolition des pouls périphériques en aval de l'occlusion.

Et ses signes de gravité sont :

* une douleur à la palpation des masses musculaires, qui signe une ischémie musculaire ;
* une hypo-esthésie qui fait rapidement place à une anesthésie cutanée ;
* surtout une paralysie avec impossibilité de mobiliser les orteils qui signe la gravité du tableau.

Ce tableau se résume dans la **sémiologie des « 6 P »** des Anglo-Saxons : *pain, palor, pulselessness, paresthesia, paralysis, perishing cold.*

L'absence de déficit moteur définit l'ischémie incomplète.

Les examens complémentaires n'apportent rien au diagnostic positif qui est exclusivement clinique, et ne doivent pas retarder une prise en charge d'urgence en milieu spécialisé. L'urgence est absolue lorsque l'ischémie aiguë est complète, c'est-à-dire lorsqu'il existe un déficit moteur, et la revascularisation doit être effectuée avant la sixième heure qui suit le début du tableau clinique.

Tout retard dans cette prise en charge expose à l'évolution vers une ischémie dépassée, caractérisée par l'apparition d'une rigidité musculaire, de marbrures cutanées et de phlyctènes imposant l'amputation de première intention pour **éviter le décès**.

1.2. Pour mieux comprendre

* **Urgence thérapeutique**. Tout retard de cette prise en charge expose à l'évolution vers une ischémie dépassée, caractérisée par l'apparition d'une rigidité musculaire, de marbrures cutanées et de phlyctènes indiquant l'amputation de première intention pour éviter le décès résultant des conséquences générales (cardiaque, rénale et métabolique). Les examens complémentaires n'apportent rien au diagnostic positif qui est exclusivement clinique, et ne doivent pas retarder une prise en charge d'urgence en milieu spécialisé. L'urgence est absolue lorsque l'ischémie aiguë est complète, c'est-à-dire lorsqu'il existe un déficit moteur et la revascularisation doit être effectuée avant la sixième heure qui suit l'installation de l'ischémie.

* **Diagnostic clinique**. L'interrogatoire et l'examen physique à eux-seuls permettent d'établir le diagnostic (règle des 6 P), de reconnaître la topographie (palpation des pouls) et de reconnaître le mécanisme d'obstruction (embolie ou thrombose). Les examens complémentaires n'apportent rien au diagnostic positif qui est exclusivement clinique.

* **Signes de gravité**. L'urgence est absolue lorsque l'ischémie aiguë est complète, caractérisée par une paralysie.

1.3. Pour s'exercer

Vous recevez un patient âgé de 65 ans en urgence pour une douleur brutale du membre inférieur droit apparue il y a 5 heures. Son pied droit est blanc, livide et froid, la douleur a été brutale et est très intense. Il n'a aucun pouls perçu au membre inférieur droit et tous les pouls au membre inférieur gauche. Il ne « sent plus son pied » et ne peut plus bouger ses orteils. La palpation de ses loges musculaires au niveau de la jambe droite est douloureuse. Il n'a ni marbrures ni phlyctènes.

QRU#1 : Quel est selon vous le diagnostic le plus probable ?

A. Ischémie aiguë dépassée du membre inférieur droit.

B. Sciatique aiguë paralysante du membre inférieur droit.

C. Thrombose veine profonde du membre inférieur droit.

D. Ischémie aiguë complète du membre inférieur droit.

E. Ischémie aiguë incomplète du membre inférieur droit.

Réponse : D. Il n'y a pas de marbrures ni de phlyctènes qui indiqueraient une ischémie aiguë dépassée. L'abolition des pouls signe un problème artériel (pas une sciatique ni une thrombose veine profonde). L'ischémie aiguë est complète car il existe des troubles moteurs.

QRU#2 : Parmi les examens diagnostiques suivants, lequel vous semble le plus pertinent ?

A. L'examen clinique.

B. L'artériographie du membre inférieur droit.

C. L'angioscanner des membres inférieurs.

D. L'angio-IRM des membres inférieurs.

E. L'écho-Doppler du membre inférieur droit.

Réponse : A. L'examen clinique suffit au diagnostic et aucun autre ne doit retarder la prise en charge.

QROC#3 : Devant cette description clinique, quel est pour vous le mécanisme étiologique le plus probable ?

Réponse : Embolie ; embolique ; embolie sur artères saines ; cardio-embolie ; embolie d'origine cardiaque ; embolie d'origine artérielle.

2. Connaître les autres causes de l'ischémie aiguë 2C-225-ET-B01

2.1. Points clés (fiche LiSA)

À la phase aiguë, on recherche si la cause de l'ischémie est une embolie (migration d'un caillot d'origine cardiaque ou aortique) ou une thrombose (oblitération d'une artère pathologique ou plus rarement saine). Ce sont les antécédents, les circonstances de survenue, le début brutal ou non des symptômes, l'examen cardiaque et l'examen comparatif des membres inférieurs, qui permettent de suspecter, en urgence, le mécanisme de l'obstruction. On distingue habituellement deux tableaux caricaturaux qui peuvent être intriqués :

* **embolie** : début très brutal, ischémie rapidement sensitivo-motrice et pouls périphériques controlatéraux présents, absence d'artériopathie connue, découverte d'une arythmie cardiaque ;
* **thrombose** : début plus progressif, ischémie moins sévère, antécédents d'artériopathie des membres inférieurs, rythme sinusal.

Il faut penser à rechercher l'atteinte d'un autre territoire artériel en cas d'embolie. Dans tous les cas, le patient doit être pris en charge en milieu spécialisé.

2.2. Pour mieux comprendre

Deux tableaux cliniques caricaturaux sont à retenir : embolie et thrombose.

La différence clinique s'explique par l'importance de la suppléance préexistante :

* pour le tableau « thrombose », il existe un processus obstructif antérieur à l'épisode aigu (athéromateux la plupart du temps) qui a abouti au développement d'une suppléance. Celle-ci prend le relais au moment de la thrombose expliquant un tableau clinique moins franc ;
* dans le cas du tableau « embolie » sur artères saines, ce phénomène adaptatif n'est pas en place, expliquant la sévérité des symptômes.

3. Connaître les principes d'un traitement en urgence 2C-225-IU-A01

3.1. Points clés (fiche LiSA)

La stratégie thérapeutique de l'ischémie aiguë vise à :

* **éviter l'extension du thrombus et la récidive embolique** : le traitement anticoagulant par une héparine (non fractionnée) doit être mis en route dès le diagnostic clinique (**SD-248 : Prescription et suivi d'un traitement par anticoagulant**) ;
* **lever l'obstacle artériel** : il s'agit d'une urgence chirurgicale. Au-delà de six heures d'ischémie sensitivo-motrice, le risque d'amputation est majeur. Le geste chirurgical peut être guidé par une artériographie per-opératoire (**SD-239 : Explications préopératoires et recueil de consentement d'un geste invasif diagnostique ou thérapeutique**) :
  - En cas d'embolie sur artère saine, l'embolectomie à la sonde de Fogarty est la méthode chirurgicale de référence.
  - En cas de thrombose sur artère pathologique, la revascularisation est effectuée en fonction du type de lésions par des techniques conventionnelles (endartériectomies, pontages) et/ou des techniques endovasculaires (recanalisations, angioplasties, thrombo-aspirations). **Attention :** Toute thrombolyse

est contre-indiquée chez les patients en ischémie sensitivo-motrice en raison de son délai d'action trop long lié à l'importance du volume du caillot.

- En cas de revascularisation tardive ou de thrombose aorto-iliaque, on discutera un lavage de membre pour prévenir les effets systémiques du relargage des produits du catabolisme musculaire dans la circulation générale (syndrome de revascularisation).
- Une amputation du membre peut être réalisée d'emblée lorsque l'ischémie est dépassée, ou secondairement pour juguler les désordres métaboliques majeurs d'un syndrome de revascularisation, ou après échec de la revascularisation.

* **corriger les processus pathologiques aggravant l'ischémie** :
  - Une aponévrotomie jambière sera réalisée en cas de syndrome de loge aigu (œdème musculaire réactionnel à la revascularisation, au sein de l'enveloppe aponévrotique inextensible de la jambe). Une aponévrotomie jambière sera discutée quand la revascularisation est pratiquée tardivement.
  - Ne pas oublier de prendre en charge un bas débit cardiaque, une hypovolémie, des troubles du rythme.
* **prévenir et traiter les conséquences générales de l'ischémie et de la revascularisation**. La lyse cellulaire induite par l'ischémie entraîne lors de la revascularisation le rejet dans la circulation sanguine de potassium et de myoglobine. Elle entraîne une acidose métabolique, une insuffisance rénale aiguë, un syndrome de détresse respiratoire, des troubles du rythme cardiaque favorisés par l'hyperkaliémie et l'acidose pouvant aboutir à un arrêt cardiaque ;
* **lutter contre la douleur** : les antalgiques de niveau 3 sont nécessaires d'emblée, et doivent être adaptés à la douleur après la revascularisation ;
* **protéger le membre ischémique** : le risque de survenue très rapide d'escarres et de lésions cutanées impose un nursing immédiat, prolongé jusqu'à la revascularisation. Il est important de protéger le membre, d'éviter tout point de compression et de proscrire tout adhésif sur la peau ischémique.

3.2. Points clés - Prise en charge chronologique

* **Traitement médical initial à administrer sans attendre**. Héparine non fractionnée à dose de charge. Il permet d'éviter l'aggravation du processus ischémique par l'extension de la thrombose ou une récidive embolique mais ne suffit pas à lui seul au traitement de l'ischémie.
* **Lever de l'obstacle artériel par désobstruction ou revascularisation**. Le geste chirurgical dépend de la localisation, du type d'obstruction et du délai de prise en charge. L'urgence est absolue lorsque l'ischémie aiguë est complète imposant une revascularisation au plus rapide privilégiant les gestes courts.
* **Gestion des complications**. Elles résultent des mécanismes cumulés de l'ischémie initiale et de la reperfusion secondaire avec des conséquences locales et générales qui mettent en jeu le pronostic vital et fonctionnel. Elles doivent être prévenues, recherchées et traitées systématiquement.
* **Traitement étiologique**. L'étiologie doit être impérativement recherchée pour éviter les récidives. Par argument de fréquence les causes cardio-emboliques doivent être éliminées en premier lieu.

3.3. Pour s'exercer

Vous êtes interne aux urgences et vous recevez un patient de 65 ans pour une douleur brutale du membre inférieur droit apparue il y a 5 heures. Son pied droit est blanc, livide et froid, la douleur a été brutale et est très intense. Il n'a aucun pouls perçu au membre inférieur droit et tous les pouls au membre inférieur gauche. Il ne « sent plus son pied » et ne peut plus bouger les orteils. La palpation de ses loges musculaires au niveau de la jambe droite est douloureuse. Il n'a ni marbrures ni phlyctènes. Il n'a pas d'antécédents connus.

QROC#1 : Quel est le premier traitement que vous instaurez ?

Réponse : Héparine non fractionnée ; dose de charge d'héparine non fractionnée ; bolus d'héparine non fractionnée ; anticoagulation intra-veineuse ; bolus d'héparine non fractionnée puis au pousse-seringue ; héparine au pousse-seringue ; bolus d'héparine .

QRM#2 : Vous craignez les complications métaboliques, quels examens biologiques prescrivez-vous ?

A. Ionogramme sanguin.
B. Ionogramme urinaire.
C. CPK.
D. Troponine.
E. Gaz du sang.
F. Numération sanguine.
G. TSH.
H. Créatinémie.
I. D-dimères.
J. Protéinurie.

Réponse : A, C, E et H. Recherche des conséquences systémiques de l'ischémie reperfusion : hyperkaliémie, acidose, insuffisance rénale, élévation des CPK.

QRM#3 : Quels sont les principes thérapeutiques que vous mettez en place ?

A. Revascularisation sans délai.
B. Hospitalisation et explorations fonctionnelles vasculaires.
C. Mise en place d'une thrombolyse.
D. Amputation primaire.
E. Lutte contre les conséquences locales.
F. Lutte contre les conséquences générales.
G. Mise en place d'antalgiques.
H. Bilan étiologique.
I. Traitement par iloprost.
J. Anticoagulation intra-veineuse.

Réponse : A, E, F, G et J. Une hospitalisation, des explorations fonctionnelles vasculaires et la mise en place d'une thrombolyse imposent un délai non acceptable. L'amputation n'est proposée qu'en cas d'ischémie dépassée. Le bilan étiologique est à réaliser dans un second temps. Un traitement par iloprost n'est pas indiqué car inefficace dans l'ischémie aiguë.

5 LES 5 IDÉES-FORCES

- **URGENCE ABSOLUE : risque d'amputation et de décès.**
- **Diagnostic clinique, les 6P des Anglo-Saxons :**
  - *Pain* ;
  - *Palor* ;
  - *Pulselessness* ;
  - *Paresthesia* ;
  - *Paralysis* ;
  - *Perishing cold.*
- **Pas d'examen complémentaire.**
- **Risques :**
  - cardiaques car hyperkaliémie et acidose ;
  - rénaux : précipitation de la myoglobine dans les tubules rénaux ;
  - métaboliques : acidose.
- **Prise en charge :**
  - éviter l'extension du thrombus et la récidive embolique (HNF) ;
  - lutter contre la douleur (antalgiques de niveau 3 d'emblée) ;
  - protéger le membre ischémique (proscrire tout adhésif sur la peau ischémique) ;
  - lever l'obstacle artériel : au-delà de 6 heures, risque majeur d'amputation ;
  - corriger les processus pathologiques aggravant l'ischémie ;
  - aponévrotomie de décharge pour éviter la survenue d'un syndrome des loges.

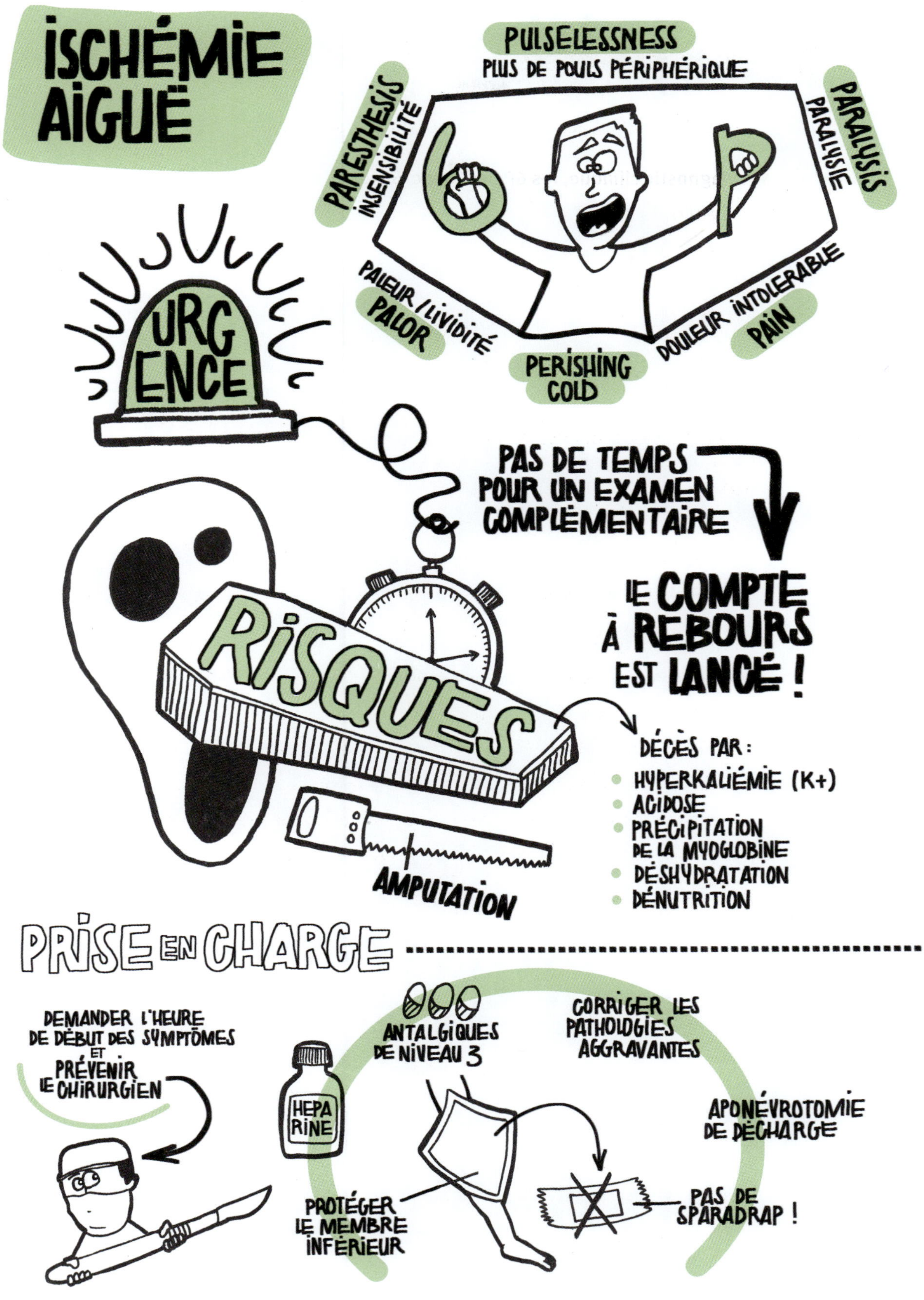
ISCHÉMIE AIGUË
PULSELESSNESS
PLUS DE POULS PÉRIPHÉRIQUE
PARESTHESIS
INSENSIBILITÉ
PARALYSIS
PARALYSIE
PALEUR / LIVIDITÉ
PALOR
PERISHING COLD
DOULEUR INTOLÉRABLE
PAIN
URGENCE
PAS DE TEMPS POUR UN EXAMEN COMPLÉMENTAIRE
LE COMPTE À REBOURS EST LANCÉ !
RISQUES
DÉCÈS PAR :
HYPERKALIÉMIE (K+)
ACIDOSE
PRÉCIPITATION DE LA MYOGLOBINE
DÉSHYDRATATION
DÉNUTRITION
AMPUTATION
PRISE EN CHARGE
DEMANDER L'HEURE DE DÉBUT DES SYMPTÔMES ET PRÉVENIR LE CHIRURGIEN
HEPARINE
ANTALGIQUES DE NIVEAU 3
CORRIGER LES PATHOLOGIES AGGRAVANTES
APONÉVROTOMIE DE DÉCHARGE
PROTÉGER LE MEMBRE INFÉRIEUR
PAS DE SPARADRAP !

225-3

item 225-3

Anévrismes

1. Connaître la définition et l'histoire naturelle d'un anévrisme de l'aorte abdominale et savoir rechercher d'autres localisations anévrismales 2C-225-DE-A02

Un anévrisme artériel est une dilatation focale et permanente de l'artère avec une perte du parallélisme de ses parois, et dont le diamètre est supérieur à 1,5 fois le diamètre d'amont.

La localisation la plus fréquente est l'aorte abdominale. Les anévrismes périphériques les plus fréquents concernent les artères poplitées.

L'anévrisme de l'aorte abdominale (AAA) se développe préférentiellement dans le segment sous-rénal. Il peut être exclusivement limité à l'aorte sous-rénale ou s'étendre aux artères iliaques.

1.1. Épidémiologie

Les facteurs de risque principaux sont le tabagisme, l'âge avancé, le sexe masculin et les antécédents familiaux d'AAA.

L'AAA est souvent associé à des lésions athéromateuses sur d'autres sites (coronaires, carotides, artères viscérales, artères des membres inférieurs).

La prévalence des AAA est de 5 % pour les hommes de plus de 65 ans. La prévalence chez la femme est mal connue et est inférieure à celle observée chez l'homme.

1.2. Histoire naturelle

Le diamètre de l'AAA augmente avec le temps. Chez un même patient, la vitesse de croissance n'est pas linéaire et il existe des variations d'un patient à l'autre. La vitesse de croissance est d'autant plus rapide que le diamètre aortique est plus grand. Un AAA est dit « à croissance rapide » s'il augmente de plus de 1 cm par an.

Le risque évolutif d'un AAA est sa rupture et ce risque augmente avec le diamètre. Le risque de rupture annuel est inférieur à 0,5 % pour un diamètre inférieur à 40 mm, et devient important au-delà de 50-55 mm. Au-delà de ce seuil, une prise en charge chirurgicale est indiquée.

À diamètre égal, le risque de rupture est majoré chez la femme.

1.3. Autres localisations anévrismales

1.3.1. Anévrismes des artères poplitées

L'AAA peut être associé à des anévrismes d'autres localisations, mais le plus souvent au niveau des artères poplitées.

Les anévrismes des artères poplitées touchent quasi-exclusivement les hommes et sont souvent bilatéraux (50 % des cas).

L'anévrisme de l'artère poplitée est soit **asymptomatique** et découvert lors de l'examen clinique (pouls poplité trop bien perçu) ou lors d'une échographie, soit **symptomatique** et découvert devant un tableau d'ischémie aiguë, d'ischémie permanente, plus rarement d'ischémie d'effort.

Le risque évolutif principal est l'ischémie du membre inférieur (ischémie aiguë ou ischémie permanente), par embolies itératives à bas bruit obstruant le réseau artériel d'aval, ou par thrombose de l'anévrisme, les deux mécanismes étant souvent associés. Le risque d'amputation du membre inférieur après thrombose d'anévrisme poplité est élevé.

Rarement, l'anévrisme poplité entraîne des compressions locales (veines, nerfs). Une compression veineuse peut être responsable d'une thrombose veineuse poplitée et sous-poplitée.

La rupture est exceptionnelle et doit faire suspecter une origine infectieuse.

1.3.2. Anévrismes des artères iliaques ou fémorales

Plus rarement, les autres localisations associées à l'AAA concernent les artères fémorales, iliaques communes ou iliaques internes. Ils sont systématiquement recherchés en échographie ou sur une angio-TDM lorsqu'elle est pratiquée.

1.3.3. Anévrismes de l'aorte thoracique

L'AAA peut être associé à un anévrisme de l'aorte thoracique. Il est recommandé d'effectuer une angio-TDM thoraco-abdomino-pelvienne pour le bilan d'extension de la maladie anévrismale.

1.4. Point clé 1 - Diamètre maximum de l'anévrisme aortique abdominal

1.4.1. Pour mieux comprendre

Le diamètre est corrélé au risque de rupture de l'AAA. Il justifie l'indication de prise en charge chirurgicale ou de surveillance : au-dessous de 50 mm, le risque opératoire est plus important que le risque de rupture spontanée ; au-dessus de 55 mm, le risque de rupture spontané est supérieur au risque opératoire.

1.4.2. Pour s'exercer

QRM#1 : Un homme de 60 ans, ayant pour facteurs de risque cardiovasculaire un tabagisme à 40 PA et une obésité (IMC = 35 kg/m^2), vous consulte car son frère est décédé il y a quelques semaines d'une rupture d'AAA. Face à son anxiété et parmi les propositions suivantes, que lui expliquez-vous ?

A. Les cas familiaux d'AAA existent.

B. Le tabac est le principal facteur de risque associé au développement des AAA.

C. Un dépistage d'AAA est recommandé chez lui.

D. En l'absence de palpation d'une masse battante à l'examen clinique, vous considérez que le patient n'a pas d'AAA.

E. Vous le rassurez car il est asymptomatique.

Réponse : A, B et C. Les AAA sont effectivement plus fréquents chez les apparentés du premier degré. Mais, chez les obèses, l'AAA n'est pas souvent palpable. Et les AAA, même volumineux, sont asymptomatiques lorsqu'ils ne sont pas rompus.

QROC#2 : Qu'allez-vous chercher à mesurer pour confirmer ou infirmer un diagnostic d'AAA chez ce patient ?

Réponse : Le diamètre de l'aorte abdominale.

1.5. Point clé 2 - L'anévrisme aortique abdominal peut être associé à des anévrismes des artères poplitées

1.5.1. Pour mieux comprendre

La découverte d'un AAA impose la recherche systématique d'un anévrisme poplité, car ces deux localisations anévrismales sont associées dans environ 30 % des cas. Ainsi, un examen écho-Doppler des artères des membres inférieurs doit être systématique chez un malade présentant un AAA, pour le dépistage d'un anévrisme poplité ou d'une autre localisation. Si le risque principal de l'AAA est la rupture, l'anévrisme poplité expose au risque d'embolies distales et de thrombose anévrismale et donc d'ischémie aiguë.

1.5.2. Pour s'exercer

QRM#1 : Un patient présente des lombalgies pour lesquelles il a eu une IRM du rachis lombaire. Cette IRM a révélé la présence d'un AAA, partiellement visible, mais d'un diamètre d'au moins 55 mm. Quels examens demandez-vous concernant le bilan morphologique lié à cet AAA ?

A. Une angio-IRM aortique.

B. Une angio-TDM thoraco-abdomino-pelvien.

C. Un écho-Doppler des artères des membres inférieurs.

D. Une angio-IRM des troncs supra-aortiques.

E. Une artériographie de l'aorte et des membres inférieurs.

Réponse : B (dépistage d'un anévrisme thoracique associé) et C (dépistage d'un anévrisme poplité associé). L'angio-IRM aortique n'est pas l'examen de référence en l'absence d'insuffisance rénale sévère, car c'est une imagerie de flux ne permettant pas une analyse de la paroi. Et une artériographie de l'aorte et des membres inférieurs serait un examen diagnostique invasif qui n'est plus réalisé pour le bilan de lésions aortiques.

1.6. Point clé 3 - L'anévrisme aortique abdominal peut être associé à un anévrisme de l'aorte thoracique

1.6.1. Pour mieux comprendre

La découverte d'un AAA impose la recherche d'un anévrisme thoracique. Compte tenu de la gravité de cette localisation anévrismale, une angio-TDM thoraco-abdomino-pelvienne doit être réalisée.

1.6.2. Pour s'exercer

QROC#1 : Pourquoi faut-il demander une angio-TDM thoraco-abdomino-pelvienne plutôt qu'une angio-TDM abdomino-pelvienne lors de la mise en évidence d'un anévrisme de l'aorte abdominale asymptomatique de plus de 50 mm à l'échographie ?

Réponse : Il permet de dépister un anévrisme thoracique éventuellement associé.

2. Connaître les principales étiologies des anévrismes de l'aorte abdominale et les principes du dépistage 2C-225-ET-B02

Les AAA sont fréquemment associés à une athérosclérose (coronaires, carotides, artères des membres inférieurs, artères rénales et digestives). L'existence de formes familiales fait suspecter dans certains cas une composante génétique.

Dans des cas rares, il peut s'agir : d'un anévrisme infectieux, de l'évolution anévrismale d'une dissection aortique, de dystrophies héréditaires du tissu conjonctif (maladie de Marfan, maladie d'Ehlers Danlos vasculaire, syndrome de Loeys-Dietz), d'une aortite inflammatoire (maladie de Takayasu, maladie de Horton et maladie de Behçet).

L'AAA doit être dépisté par une échographie de l'aorte abdominale. Ce dépistage est proposé chez les patients à risque qui sont :

* tous les artériopathes ;
* les hommes âgés de 60 à 85 ans ;
* les femmes âgées de 60 à 85 ans (hypertendues ou tabagiques) ;
* les hommes et les femmes de plus de 50 ans avec des antécédents familiaux d'anévrisme aortique chez des apparentés de premier degré.

2.1. Point clé 1 - Facteurs de risque de développement d'un anévrisme de l'aorte abdominale communs avec ceux de l'athérosclérose (sexe masculin, âge avancé, tabac)

Même si les caractéristiques histologiques d'un AAA diffèrent de l'athérosclérose, certains facteurs de risque de développement d'un anévrisme sont communs avec ceux de l'athérosclérose (sexe masculin, âge avancé, tabac).

2.1.1. Pour mieux comprendre

La découverte d'un AAA justifie le dépistage des localisations habituelles de l'athérosclérose, en particulier coronaires et des troncs supra-aortiques. Ces deux localisations sont les plus menaçantes et peuvent justifier d'un traitement préventif spécifique.

2.2. Point clé 2 - Importance du dépistage des anévrismes de l'aorte abdominale asymptomatiques

2.2.1. Pour mieux comprendre

Le caractère asymptomatique des AAA jusqu'à leur rupture, justifie leur dépistage par écho-Doppler chez les patients à risque, compte tenu de la gravité de la rupture d'un AAA (80 % de décès).

2.2.2. Pour s'exercer

Un homme de 60 ans ayant pour facteur de risque cardiovasculaire un tabagisme à 40 PA, une obésité (IMC = 35 kg/m^2), vous consulte car son frère est décédé il y a quelques semaines d'une rupture d'AAA.

QROC#1 : Quels sont les facteurs de risque présents chez ce patient qui vous incitent à rechercher un AAA ?

Réponse : Sexe masculin, tabagisme, antécédents familiaux d'AAA chez un apparenté de premier degré.

QROC#2 : Quel examen de dépistage de l'AAA prescrivez-vous de première intention ?

Réponse : Une échographie abdominale ; un écho-Doppler abdominal.

QROC#3 : À partir de quel diamètre aortique mesuré en échographie envisagez-vous la réalisation d'une angio-TDM complémentaire ?

Réponse : 45 ou 50 mm.

QRM#4 : Parmi les suivantes, quelles propositions sont exactes ?

A. Le diamètre est mesuré à 45 mm en échographie, vous demandez en urgence une angio-TDM.

B. Le diamètre est mesuré à 45 mm en échographie, vous programmez un examen échographique de contrôle à 6 mois.

C. L'anévrisme mesure 45 mm de long en échographie, vous proposez un examen échographique de contrôle dans 6 mois.

D. Le diamètre est mesuré à 55 mm en échographie, vous demandez une angio-TDM thoraco-abdomino-pelvienne complémentaire.

Réponse : B et D. Il n'y a pas d'urgence à demander un angio-TDM lorsque l'AAA n'est pas douloureux et sa longueur n'influence pas la décision thérapeutique.

3. Connaître les signes cliniques des anévrismes de l'aorte abdominale 2C-225-DP-A03

Dans la majorité des cas, l'AAA est asymptomatique. Le plus souvent, l'AAA est découvert fortuitement par l'examen clinique ou par un examen d'imagerie (échographie, tomodensitométrie [TDM] ou imagerie par résonance magnétique [IRM] abdominale, voire radiographie simple d'abdomen sans préparation visualisant les calcifications du sac anévrismal).

Le diagnostic peut être fait chez un malade consultant pour une **douleur abdominale** ou une douleur lombaire. Si l'AAA est connu, il faut redouter une rupture : le malade doit être orienté dans les plus brefs délais vers un centre de chirurgie vasculaire et une imagerie par TDM abdominale doit être réalisée en urgence. Si l'AAA n'est pas connu, le diagnostic est fait sur l'imagerie réalisée pour explorer les douleurs et le malade est orienté secondairement vers le centre de chirurgie vasculaire en urgence.

Le diagnostic peut n'être porté qu'au stade de rupture. Il s'agit d'une **urgence vitale**. La rupture d'un AAA associe une **douleur abdominale ou lombaire** et un **choc hémorragique**.

Lorsque l'état hémodynamique le permet, une TDM abdominale est réalisée. Le patient doit être transféré en urgence vers un centre de chirurgie vasculaire. La TDM confirme le diagnostic et précise la localisation de l'AAA par rapport aux artères rénales avant le transfert d'urgence en salle d'opération. La mortalité globale de l'AAA rompu est supérieure à 80 %.

Les **autres présentations cliniques révélatrices** sont rares :

* occlusion artérielle aiguë de membre inférieur par migration d'un embole fibrinocruorique à partir du thrombus intra-anévrismal ;
* lombalgie ou cruralgie due à l'érosion vertébrale par la coque de l'AAA qui peut être à l'origine de douleurs lombaires ou de cruralgies ;
* compression des organes de voisinage (axes veineux ilio-cave, uretères, tube digestif) ;
* rupture dans un organe de voisinage (fistule aorto-digestive, fistule aorto-cave) ;
* développement d'une gangue inflammatoire autour de l'anévrisme entraînant des douleurs abdominales ou lombaires diffuses. Le diagnostic est porté sur la TDM qui montre la gangue et qui exclut une rupture.

= tissu scléreux, d'origine inflammatoire/tumorale qui enveloppe un organe ou ses éléments constitutifs.

3.1. Point clé 1 - L'anévrisme de l'aorte abdominale est le plus souvent asymptomatique

3.1.1. Pour mieux comprendre

Pour le patient, l'AAA est indolore, mais il peut être palpable sous forme d'une masse battante expansible sous les doigts, sauf chez le patient obèse.

3.2. Point clé 2 - Une douleur abdominale violente chez un patient à risque doit évoquer une rupture d'anévrisme de l'aorte abdominale

3.2.1. Pour mieux comprendre

La douleur associée à plusieurs facteurs de risque d'un AAA (âge > 65 ans, sexe masculin, tabagisme, antécédents familiaux) doit faire suspecter une rupture d'AAA justifiant la réalisation d'un angioscanner en urgence à proximité d'un centre de chirurgie vasculaire.

3.2.2. Pour s'exercer

Vous suivez un patient en attente d'une intervention en chirurgie vasculaire pour un AAA de 70 mm de diamètre. Vous le voyez pour le renouvellement de ses traitements, mais lors de votre examen clinique, la palpation de l'anévrisme lui procure de violentes douleurs.

QROC#1 : Dans votre cabinet de ville, quels paramètres cliniques contrôlez-vous pour juger d'une éventuelle gravité ?

Réponse : Signes de choc hémorragique ; pression artérielle ; fréquence cardiaque. On recherche des signes de choc témoin de la rupture de l'AAA.

QROC#2 : La pression artérielle systolique du patient est à 80 mmHg, que faites-vous ?

Réponse : Appel du SAMU pour transfert en urgence dans un centre de chirurgie vasculaire. La tachycardie et la chute de la pression artérielle doivent impérativement dans ce contexte vous évoquer un choc hémorragique dû à la rupture de l'AAA et ce patient doit être pris en charge en urgence par le SAMU pour être stabilisé et opéré dans un centre spécialisé en chirurgie vasculaire.

4. Savoir comment faire le diagnostic des anévrismes de l'aorte abdominale 2C-225-EC-A02

Le diagnostic peut être suspecté cliniquement lors de la palpation abdominale montrant une masse para-ombilicale battante et expansive chez les sujets maigres ou si l'AAA est volumineux.

Les examens sont pratiqués en fonction du contexte clinique.

* L'**échographie abdominale** est l'examen de dépistage et de suivi des AAA asymptomatiques. Elle donne la valeur du diamètre maximal et permet la surveillance de la croissance de l'AAA.
* La **TDM thoraco-abdomino-pelvienne** avec injection de produit de contraste iodé est l'examen préthérapeutique de référence (en l'absence de contre-indication : insuffisance rénale, allergie aux produits de contraste). Elle précise les diamètres de l'AAA et son extension par rapport aux artères rénales et iliaques. La longueur et la présence de thrombus endoluminal ne modifie pas sa prise en charge. Elle diagnostique les anévrismes iliaques associés. **La TDM doit être pratiquée en urgence en cas d'AAA douloureux ou de suspicion de rupture**.
* L'IRM peut remplacer l'angio-TDM en cas de contre-indication.
* L'artériographie n'a plus d'indication pour le diagnostic.

4.1. Point clé 1 - L'échographie abdominale est l'examen de dépistage en première intention et de suivi

4.1.1. Pour mieux comprendre

Le caractère non invasif, facilement accessible et reproductible de l'échographie permet de connaître le diamètre de l'aorte abdominale sous-rénale et la prise en charge qui en découle : soit de proposer une surveillance (diamètre < 50 mm), soit la réalisation d'une angio-TDM thoraco-abdomino-pelvienne lorsqu'une intervention est envisagée.

4.2. Point clé 2 - L'angio-TDM thoraco-abdomino-pelvienne est l'examen de référence lorsque qu'une intervention est envisagée

4.2.1. Pour mieux comprendre

L'angio-TDM permet d'obtenir une analyse morphologique précise de l'AAA et de son extension par rapport à l'aorte sus-jacente ainsi qu'aux artères iliaques. Cette analyse est indispensable pour proposer le traitement le plus adapté.

4.2.2. Pour s'exercer

QRM#1 : Vous avez prescrit une angio-TDM thoraco-abdomino-pelvienne à l'un de vos patients qui présentait à l'échographie un AAA de 65 mm de diamètre. L'imagerie en reconstruction 3D montre que l'AAA débute 3 cm en aval des artères rénales sans extension aux artères iliaques, avec thrombus intra-anévrismal.

Qu'en pensez-vous ?

A. L'absence d'extension de l'AAA aux axes iliaques simplifie le traitement chirurgical.

B. Le choix de la stratégie thérapeutique chirurgicale dépend de l'extension de l'AAA par rapport aux artères rénales et iliaques.

C. La présence d'un collet proximal simplifie le traitement chirurgical.

D. La présence de thrombus intra-anévrismal contre-indique une prise en charge endovasculaire.

E. La présence de thrombus intra-anévrismal impose un traitement anticoagulant oral.

Réponse : A, B et C. En effet, une extension éventuelle de l'AAA aux artères rénales complexifierait la prise en charge et majorerait le risque opératoire. Mais le thrombus n'est pas un élément anatomique déterminant, c'est l'extension anévrismale par rapport aux artères rénales et aux iliaques qui l'est. La présence de thrombus intra-anévrismal est fréquente et sans conséquence dans l'immense majorité des cas, ne justifiant pas de traitement anticoagulant.

5. Connaître les principes thérapeutiques d'un anévrisme de l'aorte abdominale 2C-225-PC-B01

L'identification d'un AAA entraîne :

* sa surveillance échographique à intervalles adaptés à son diamètre ;
* sa cure chirurgicale conventionnelle ou endovasculaire si nécessaire ;

* la recherche d'autres anévrismes, en particulier poplités, iliaques et aorte thoracique ;
* la recherche d'un AAA chez les enfants et collatéraux de premier degré de plus de 50 ans ;
* l'arrêt du tabac et le contrôle des facteurs de risque cardiovasculaire ;
* le bilan des autres localisations de la maladie athéroscléreuse.

5.1. Prise en charge médicale

Il n'existe pas de traitement médicamenteux spécifique permettant de limiter la croissance, faire régresser le diamètre ou prévenir la rupture d'un AAA.

Le sevrage tabagique est impératif, car le tabac favorise la croissance et la rupture de l'anévrisme.

Le contrôle des autres facteurs de risque cardiovasculaire est impératif.

Les facteurs de risque de survenue d'un AAA étant communs avec ceux de l'athérosclérose, les patients porteurs d'AAA sont à risque coronaire et neuro-vasculaire. Le traitement médicamenteux associé consiste en la prévention des complications de l'athérosclérose : prescription d'une statine, d'un antiplaquettaire et d'un IEC/ARA2 pour le contrôle de l'hypertension artérielle.

5.2. Surveillance de l'AAA

Le calendrier de surveillance d'un AAA asymptomatique dépend de son diamètre maximal et de la valeur à partir de laquelle se discute l'indication opératoire :

* diamètre maximal de moins de 40 mm : échographie de surveillance tous les ans ;
* diamètre maximal entre 40 et 49 mm : échographie de surveillance tous les 6 mois.

À partir de 50 mm, l'indication chirurgicale est discutée.

5.3. Prise en charge chirurgicale

Le traitement chirurgical de l'AAA a pour objectif de prévenir sa rupture.

* Chez l'homme, il est discuté à partir d'un diamètre maximal de 50 mm.
* Chez la femme, il peut être discuté pour un diamètre de moins de 50 mm car à diamètres égaux, le risque de rupture est plus élevé chez la femme.
* Chez l'homme et chez la femme, il est indiqué en cas de croissance rapide (plus d'1 cm en un an), ou en cas d'anévrisme compliqué.

Le bilan pré-opératoire comporte une évaluation cardiovasculaire globale, une évaluation de la fonction rénale et de la fonction respiratoire.

Le traitement chirurgical a pour principe d'exclure la zone anévrismale du flux circulatoire par interposition d'une prothèse vasculaire. Deux techniques chirurgicales sont actuellement utilisées : la chirurgie conventionnelle et la chirurgie endovasculaire.

Le traitement chirurgical conventionnel consiste en une mise à plat greffe. Après laparotomie ou lombotomie, clampage aortique, ouverture de la coque de l'AAA et ablation du thrombus, un tube prothétique est suturé à l'aorte saine au-dessus et en dessous de l'AAA pour reconstruire l'aorte.

Le traitement chirurgical endovasculaire est moins invasif. Il consiste à introduire par voie intra-artérielle fémorale une endoprothèse qui est déployée dans l'AAA. L'étanchéité est obtenue en proximal, sur un segment d'aorte saine au-dessus de l'AAA et en dessous des artères rénales (collet), et en distal, dans les artères iliaques. L'exclusion de l'AAA par l'endoprothèse nécessite des conditions anatomiques particulières qui en limitent les indications. Le traitement endovasculaire est privilégié chez les malades à risque opératoire élevé. Il peut être proposé, si l'anatomie est favorable, chez les patients à bas risque opératoire.

5.4. Suivi après exclusion d'un AAA

La surveillance après chirurgie dépend du type d'intervention :

* les prothèses utilisées lors de la chirurgie conventionnelle peuvent se compliquer d'anévrismes anastomotiques justifiant une surveillance annuelle par écho-Doppler ;
* les endoprothèses nécessitent une surveillance au long cours par écho-Doppler ou angio-TDM pour détecter la présence d'une endofuite, de migration ou de plicature de jambage pouvant se compliquer d'occlusion.

La survie des malades, mêmes opérés, est inférieure à celle de la population générale. Cette surmortalité s'explique par l'âge avancé, les facteurs de risque cardiovasculaire, l'athérosclérose associée, la BPCO et les autres pathologies liées à la consommation de tabac.

La surveillance médicale du malade opéré doit dépister la survenue secondaire ou l'évolution d'autres localisations de la maladie anévrismale ou de la maladie athéromateuse.

Cette prise en charge médicale repose sur le contrôle des facteurs de risque cardiovasculaire et la prévention médicamenteuse du risque cardiovasculaire (statine, antiplaquettaire, IEC/ARA2).

5.5. Point clé 1 - Surveillance des anévrismes de l'aorte abdominale

5.5.1. Pour mieux comprendre

Une échographie annuelle de l'AAA est suffisante lorsque le diamètre est inférieur à 40 mm car, pour un tel diamètre, le risque de rupture est faible. Cet examen sera bi-annuel lorsque le diamètre se rapproche de 50 mm car la croissance de l'AAA est exponentielle : plus le diamètre de l'AAA est important, plus celui-ci grossit rapidement. À partir de 50 mm, le risque opératoire devient moins important que le risque spontané de rupture de l'AAA, amenant à proposer une prise en charge chirurgicale.

5.6. Point clé 2 - Traitement de l'anévrisme de l'aorte abdominale

5.6.1. Pour mieux comprendre

Il n'y a pas de traitement médicamenteux de l'AAA. Le traitement est exclusivement chirurgical. Deux techniques opératoires sont possibles, la chirurgie conventionnelle ou la chirurgie endovasculaire. Le choix entre les deux techniques dépend d'une part du terrain du patient, et d'autre part de l'anatomie. Il faut traiter les facteurs de risque de l'athérosclérose fréquemment associés.

5.7. Point clé 3 - Importance du suivi postopératoire et au long cours du patient

5.7.1. Pour mieux comprendre

L'implantation d'une prothèse (après mise à plat de l'anévrisme) ou d'une endoprothèse justifie une surveillance régulière par imagerie compte tenu des complications qui peuvent survenir sur le long cours (faux anévrisme, progression de la maladie anévrismale en amont de la réparation, occlusion de jambage, ré-injection du sac anévrismal par une endofuite en cas de traitement endovasculaire...).

5.7.2. Pour s'exercer

Mini dossier clinique progressif : Un homme de 60 ans, IMC à 26 kg/m², tabagique sevré à 50 PA, aux antécédents de cardiopathie ischémique traitée par pontage aortocoronaire il y a 5 ans, s'est vu diagnostiquer fortuitement par échographie un AAA sous-rénale mesurant 46 mm de diamètre. Son DFG est à 70 mL/min. Sa fraction d'éjection ventriculaire gauche est à 60 %. Son traitement habituel comporte aspirine 75 mg/j, atorvastatine 20 mg/j, bisoprolol 5 mg/j. Pas d'allergie connue.

QROC#1 : Que proposez-vous concernant cet anévrisme ?

Réponses acceptées : Surveillance échographique dans 6 mois ; suivi échographique dans 6 mois ; surveillance échographique jusqu'à la taille de 50-55 mm ; surveillance échographique jusqu'à la prise en charge chirurgicale ; angio-TDM pour confirmer le diamètre.

Réponse inacceptable : Prise en charge chirurgicale immédiate (ou apparentés).

QRM#2 : Après 5 années de surveillance régulière, l'AAA atteint 55 mm de diamètre à l'échographie. Que faites-vous ?

A. Vous continuez la surveillance régulière.

B. Vous demandez une angio-TDM thoraco-abdomino-pelvienne.

C. Vous adressez le patient aux urgences les plus proches.

D. Vous adressez le patient en consultation de chirurgie vasculaire.

E. Vous demandez une angio-IRM.

Réponse : B et D. Pour un tel diamètre, une intervention chirurgicale est envisagée, mais en l'absence de signe manifeste de complication (douleur), il n'y a pas d'urgence à la prise en charge. Enfin, l'IRM n'est pas un examen pertinent pour le bilan morphologique des anévrismes, en l'absence d'insuffisance rénale.

QRM#3 : Le patient inquiet vous consulte dans l'attente de son rendez-vous auprès d'un chirurgien vasculaire et vous pose des questions sur la prise en charge chirurgicale. Parmi les suivantes, quelles propositions sont exactes ?

A. En préopératoire, une évaluation cardiaque, rénale et respiratoire sera réalisée.

B. Le but du traitement chirurgical est d'éviter la rupture d'AAA.

C. Il existe deux techniques chirurgicales de prise en charge : soit par chirurgie ouverte (laparo/lombotomie), soit par voie endovasculaire.

D. Le traitement endovasculaire est privilégié chez les malades à risque opératoire élevé.

E. Le traitement endovasculaire peut être proposé chez des patients à bas risque opératoire si l'anatomie est favorable.

Réponse : A, B, C, D et E.

QROC#4 : L'AAA de votre patient a été traité par la mise en place d'une endoprothèse bifurquée sous-rénale avec des suites simples. L'angio-TDM de contrôle postopératoire était normale il y a 6 mois. Après une station accroupie prolongée dans son jardin, le patient vous rapporte une violente douleur irradiant dans le membre inférieur droit, associée à une impotence fonctionnelle partielle. Depuis, il a des difficultés à la marche en raison de douleurs lui évoquant une sciatique.

Quelle hypothèse diagnostique évoquez-vous en première intention ?

Réponses acceptées : Thrombose de jambage ; thrombose artérielle ; thrombose ; ischémie par thrombose ; ischémie.

Réponses inacceptables : Rupture ; sciatique (et apparentés).

6. Savoir reconnaître et prendre en charge une situation d'urgence chez les patients porteurs d'un anévrisme de l'aorte abdominale 2C-225-IU-A02

Les situations d'urgence sont :

* **AAA rompu** : il doit être opéré en urgence extrême. Le taux de mortalité globale est › 80 %. Les patients arrivant vivants à l'hôpital ont le plus souvent une rupture contenue par le rétropéritoine. Dans ce cas, un scanner peut être réalisé si l'état hémodynamique le permet. La mortalité après chirurgie pour AAA rompu est de l'ordre de 30 % ;
* **AAA douloureux** : le patient doit être hospitalisé rapidement pour être opéré. Une exploration tomodensitométrique est réalisée en urgence avec parallèlement une prise en charge de l'état général, cardiovasculaire, rénal et respiratoire ;
* **ischémie aiguë de membre inférieur** : l'ischémie aiguë par embolie à partir du thrombus de l'AAA est un évènement rare. Elle nécessite une prise en charge spécifique immédiate par embolectomie. L'AAA doit être traité secondairement ;
* **fistule aorto-cave ou fistule aorto-digestive** : elles correspondent à la rupture de l'AAA dans un organe de voisinage, la veine cave inférieure ou le duodénum. La fistule aorto-cave entraîne une défaillance hémodynamique sans déglobulisation. La fistule aorto-digestive entraîne une défaillance hémodynamique avec une hémorragie digestive qui peut se manifester par une hématémèse ou une rectorragie. Ce sont des situations rares, graves et qui nécessitent une prise en charge en urgence absolue en chirurgie vasculaire.

6.1. Points clés

La rupture d'un AAA correspond à une urgence à pronostic vital immédiat, responsable d'une mortalité de 80 % des cas.

La survenue d'un symptôme lié à l'AAA (douleur, ischémie) signe un caractère évolutif de celui-ci et doit amener à une prise en charge en secteur spécialisé sans délai.

6.2. Pour s'exercer

Dossier progressif: Monsieur X., âgé de 72 ans, consulte pour la découverte fortuite d'un AAA sous-rénale sur une échographie réalisée lors du bilan d'un adénome prostatique. L'AAA strictement limité à l'aorte mesure 57 mm de plus grand diamètre.

Dans ses facteurs de risque cardiovasculaire, on note :

* tabagisme non sevré (40 PA) ;
* HTA traitée ;
* hypercholestérolémie traitée (rosuvastatine 5 mg/j).

Dans ses antécédents, on note :

* coronaropathie stentée (il y a 5 ans) ;
* sténose de la carotide droite opérée il y a 4 ans, diagnostiquée à la suite d'un AVC mineur n'ayant laissé aucune séquelle.

Monsieur X. pèse 80 kg et mesure 176 cm.

L'examen clinique est sans particularité. La fonction rénale est normale.

QRU#1: Quelle est l'étiologie la plus probable de cet AAA ?

A. AAA athéromateux.
B. Maladie de Horton.
C. Dysplasie artérielle.
D. AAA infectieux.
E. Maladie de tissu élastique.

Réponse: A. Étiologie la plus probable vu le profil énoncé (facteurs de risque cardiovasculaire, homme, âge).

QRU#2: Le patient est en cours de bilan pré-opératoire. Il revient aux urgences pour de violentes douleurs lombaires d'apparition brutale. Quel diagnostic évoquez-vous en priorité ?

A. AAA rompu.
B. Sciatalgie.
C. Colite néphrétique.
D. Hématome du psoas.
E. Péritonite.

Réponse: A. La rupture doit être évoquée en priorité chez tout porteur connu d'un AAA, en raison de la gravité de cette complication.

QRU#3: Le patient est stable sur le plan hémodynamique. Quel examen complémentaire demandez-vous ?

A. Angioscanner thoraco-abdomino-pelvien.
B. Échographie abdominale.
C. Aucun.
D. Aortographie.
E. Angio-IRM de l'aorte abdominale.

Réponse: A.

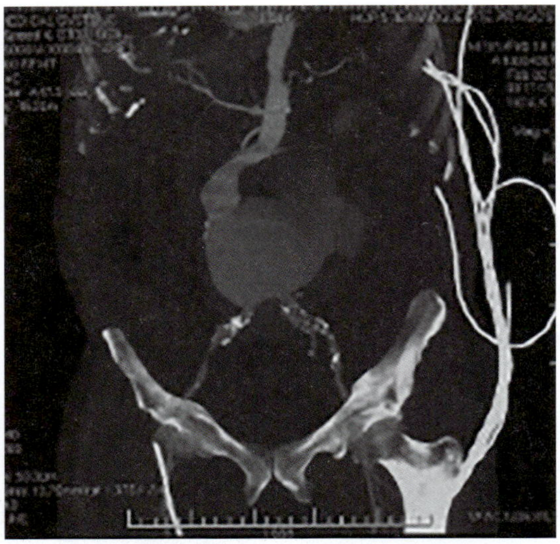

QRM#4 : Ci-contre, l'angioscanner réalisé en urgence. Que peut-on observer ?

A. Il s'agit d'une rupture en péritoine libre.

B. Il y a un hématome rétro-péritonéal.

C. L'hématome refoule le rein gauche.

D. Il y a un collet sous les artères rénales.

E. Il existe une extension aux artères iliaques.

Réponse : B, C et D.

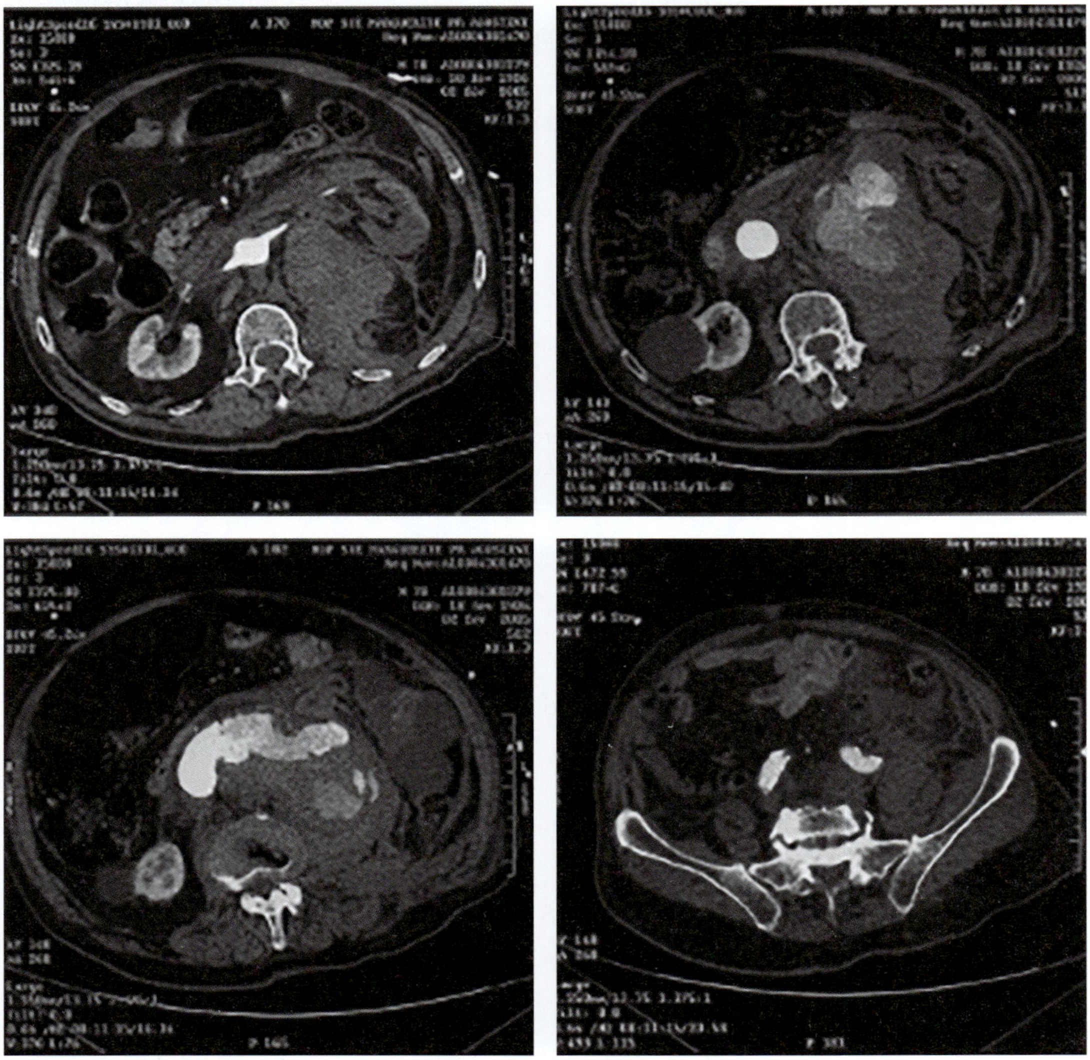

QRU#5 : Vous recevez le compte rendu du scanner : il existe un collet sous les artères rénales, les artères iliaques ne sont pas anévrismales, l'AAA est rompu dans le rétropéritoine. Quelles sont les options thérapeutiques ?

A. Mise à plat greffe par laparotomie en urgence.

B. Exclusion endovasculaire par une endoprothèse couverte en urgence.

C. Traitement médical et surveillance.

D. Exclusion endovasculaire par une endoprothèse couverte le lendemain.

E. Embolisation de l'anévrisme en urgence.

Réponse : A ou B. Le geste doit se faire en urgence.

QRU#6 : Si Monsieur X. était arrivé avec un tableau d'insuffisance cardiaque droite, des douleurs abdominales et lombaires violentes, des marbrures remontant jusqu'à l'hémicorps et cet angioscanner, à quel diagnostic auriez-vous pensé ?

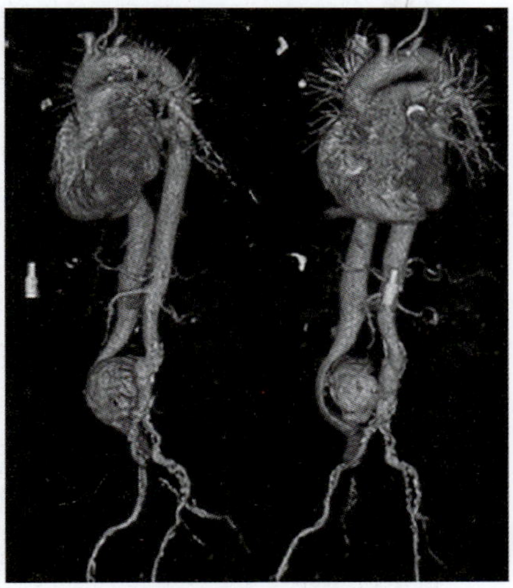

A. Une rupture d'AAA dans le retropéritoine.

B. Une rupture d'AAA dans le péritoine.

C. Le patient a deux aortes.

D. L'aorte est rompue dans la veine cave supérieure.

E. Une fistule aorto-veine cave inférieure.

Réponse : E.

5 LES 5 IDÉES-FORCES ANÉVRISME DE L'AORTE ABDOMINALE

- **Population cible pour le dépistage :**
  - tous les artériopathes ;
  - les hommes âgés de 60 à 85 ans ;
  - les femmes âgées de 60 à 85 ans (hypertendues ou tabagiques) ;
  - les hommes et les femmes de plus de 50 ans avec des antécédents familiaux d'anévrisme aortique chez des apparentés de premier degré.

- **Un anévrisme de l'aorte abdominale douloureux est un anévrisme rompu jusqu'à preuve du contraire (TDM en urgence).**

- **Traitement chirurgical :**
  - chez l'homme, il est discuté à partir d'un diamètre maximal de 50 mm ;
  - chez la femme, il peut être discuté pour un diamètre de moins de 50 mm car à diamètres égaux, le risque de rupture est plus élevé chez la femme ;
  - chez l'homme et la femme, il est indiqué en cas de croissance rapide (plus d'1 cm en un an) ou en cas d'anévrisme compliqué.

- **Risque majeur à redouter : la rupture qui entraîne un risque de décès dans plus de 80 % des cas.**

- **Rechercher d'autres localisations :**
  - artères poplitées ;
  - artères iliaques communes ;
  - artères iliaques internes ;
  - artères fémorales ;
  - aorte thoracique.

ANÉVRISMES POPLITÉS

UN POULS POPLITÉ TROP BIEN PERÇU EST UN

ANÉVRISME

JUSQU'À PREUVE DU CONTRAIRE

RISQUES

- ISCHÉMIE AIGUË PAR THROMBOSE
- EMBOLES DISTAUX ITÉRATIFS
- TVP PAR COMPRESSION DE LA VEINE POPLITÉE

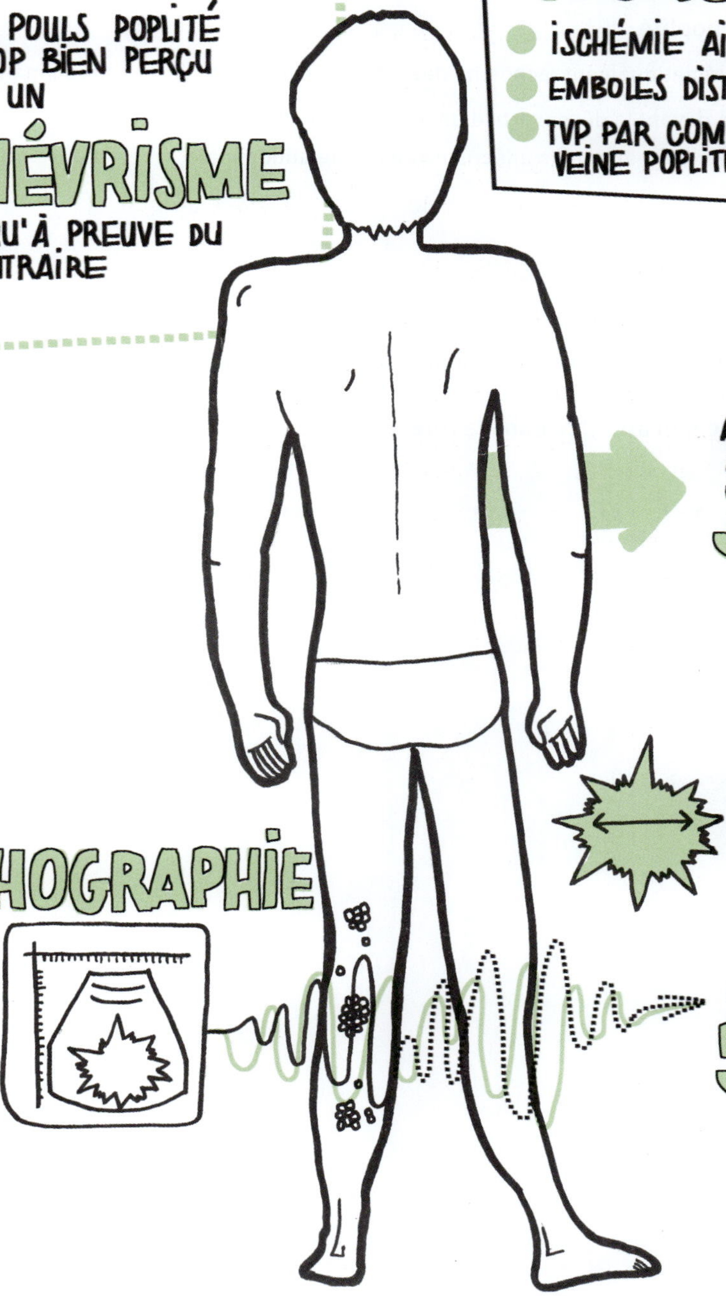

ANÉVRISME AORTIQUE ASSOCIÉ DANS **30%**

SI DIAMÈTRE >20MM, DISCUTER UNE PRISE EN CHARGE CHIRURGICALE

ÉCHOGRAPHIE

BILATÉRAUX DANS **50%** DES CAS

5 LES 5 IDÉES-FORCES ANÉVRISME POPLITÉ

- **Devant un pouls poplité trop bien perçu, rechercher un anévrisme poplité par une échographie.**

- **Anévrismes poplités bilatéraux dans 50 % des cas.**

- **Un anévrisme poplité :**
  - doit être systématiquement recherché devant un anévrisme de l'aorte abdominale ;
  - inversement, devant la découverte d'un anévrisme poplité, on recherche systématique un anévrisme de l'aorte abdominale .

- **Risques :**
  - ischémie aiguë par thrombose de l'anévrisme ;
  - emboles distaux itératifs ;
  - thrombose veineuse profonde par compression de la veine poplitée.

- **Prise en charge non abordée dans le référentiel R2C.**

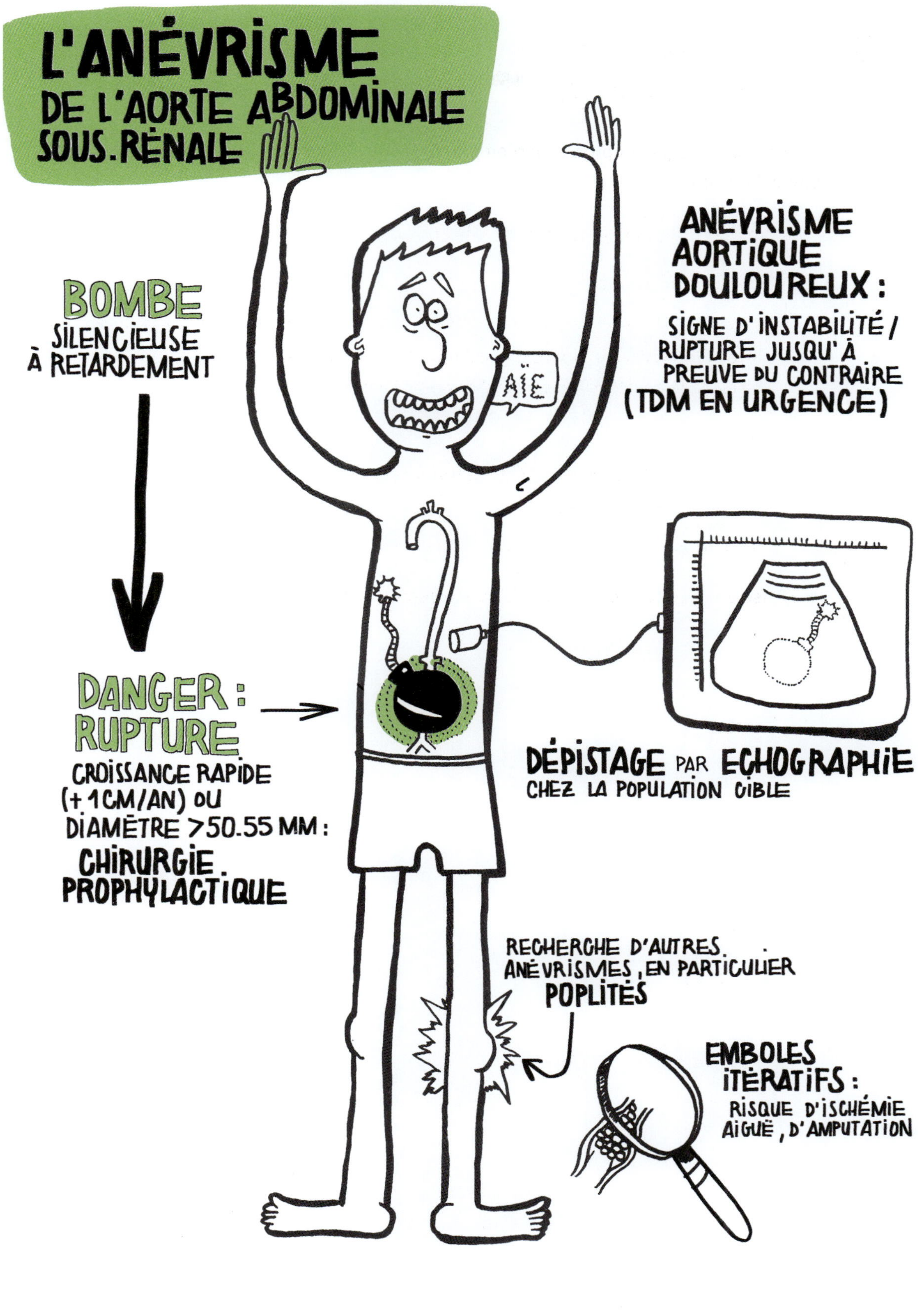
L'ANÉVRISME
DE L'AORTE ABDOMINALE
SOUS-RÉNALE
BOMBE
SILENCIEUSE
À RETARDEMENT
AÏE
ANÉVRISME
AORTIQUE
DOULOUREUX :
SIGNE D'INSTABILITÉ / RUPTURE JUSQU'À PREUVE DU CONTRAIRE
(TDM EN URGENCE)
DANGER :
RUPTURE
CROISSANCE RAPIDE (+1 CM/AN) OU DIAMÈTRE > 50.55 MM :
CHIRURGIE PROPHYLACTIQUE
DÉPISTAGE PAR ÉCHOGRAPHIE
CHEZ LA POPULATION CIBLE
RECHERCHE D'AUTRES ANÉVRISMES, EN PARTICULIER
POPLITÉS
EMBOLES
ITÉRATIFS :
RISQUE D'ISCHÉMIE AIGUË, D'AMPUTATION

225-4

item 225-4

ISCHÉMIE INTESTINALE

1. DÉFINITION DE L'ISCHÉMIE INTESTINALE CHRONIQUE ET AIGUË 2C-225-DE-A03

L'ischémie digestive correspond à une **insuffisance de perfusion artérielle** liée à un **obstacle chronique** (le plus souvent d'origine athéromateuse) **ou aigu** (par embolie, thrombose in situ ou dissection) des artères digestives. Dans ce chapitre, seule l'ischémie intestinale d'origine artérielle est traitée.

Il existe trois artères à destinée digestive : l'artère cœliaque, l'artère mésentérique supérieure et l'artère mésentérique inférieure, reliées entre elles par des circulations anastomotiques. L'artère mésentérique supérieure est l'artère principale du tube digestif.

1.1. Ischémie intestinale chronique

Le débit sanguin digestif dépend des besoins métaboliques du tractus digestif et représente entre 20 et 35 % de la consommation totale de l'organisme en oxygène. Lorsque la demande métabolique augmente en période post-prandiale, le débit sanguin splanchnique est donc majoré. L'hyperémie est maximale dans l'heure qui suit l'arrivée des aliments ingérés. Elle dure environ 5 heures. En cas d'obstruction artérielle, l'hypoperfusion post-prandiale relative explique l'ischémie responsable des douleurs. L'intensité des symptômes et leur durée sont proportionnelles au volume et à la composition des aliments ingérés et au degré d'hypoperfusion.

1.2. Ischémie intestinale aiguë

Lors d'une occlusion artérielle aiguë ou un bas débit, il se produit une ischémie intestinale. Les conséquences de cette ischémie peuvent être réversibles dans les premières heures en cas de restauration du flux artériel, mais si l'ischémie devient permanente, elle aboutit à un infarctus mésentérique qui peut être mortel.

2. Connaître la sémiologie de l'ischémie intestinale chronique et aiguë : signes fonctionnels et signes physiques 2C-225-DP-A04

2.1. Ischémie intestinale chronique

L'ischémie digestive chronique touche le sujet âgé ; elle **prédomine chez la femme dans plus de 70 % des cas**. Cette pathologie est **peu fréquente**.

Elle témoigne d'une maladie athéromateuse évoluée et diffuse.

2.1.1. Signes fonctionnels

C'est une triade associant :

* **Douleur abdominale post-prandiale** : elle correspond à la claudication du grêle (angor mésentérique). C'est le symptôme le plus précoce et le plus constant. Il s'agit d'une douleur intense à type de crampe. La situation est le plus souvent péri-ombilicale. Elle débute environ 15 à 30 minutes après l'ingestion et s'estompe lentement en une à deux heures. Sa sévérité et sa durée sont corrélées au caractère quantitatif, calorique et lipidique du repas et au degré de mal perfusion.

Au stade précoce, seuls les repas importants déclenchent la douleur puis, par la suite, au fur et à mesure de la progression des lésions, la douleur devient plus fréquente après ingestion d'un volume d'aliment modeste.

* **Éviction et fractionnement alimentaire** : ces douleurs post-prandiales amènent les patients à réduire leur alimentation par crainte des douleurs post-prandiales. Une dénutrition sévère peut s'installer.
* **Amaigrissement** : souvent important, il résulte d'une dénutrition.

D'autres symptômes peuvent être associés mais sont moins typiques (diarrhées, vomissements).

2.1.2. Signes physiques

Un souffle abdominal est inconstamment présent.

L'examen clinique peut montrer la présence d'autres localisations athéromateuses (souffles latéro-cervicaux ou inguinaux, abolition des pouls périphériques).

2.2. Ischémie intestinale aiguë

Elle est définie par l'interruption aiguë de la vascularisation digestive (le plus souvent l'artère mésentérique supérieure), en rapport avec une occlusion artérielle aiguë par embolie, thrombose ou dissection. C'est une urgence thérapeutique absolue et vitale.

Un diagnostic précoce est indispensable au stade d'ischémie intestinale réversible. Une douleur abdominale aiguë survenant chez un patient à risque (sujet > 60 ans, athéromateux, cardiopathie emboligène) doit faire évoquer systématiquement ce diagnostic vu sa gravité.

Le pronostic spontané est extrêmement péjoratif en l'absence de traitement et conduit rapidement au décès du patient, en raison de la nécrose digestive et de la péritonite qui en découlent. En cas de rétablissement du flux sanguin, le pronostic reste mauvais et dépend de l'étendue de la nécrose intestinale et de l'étendue de la résection intestinale nécessaire.

2.2.1. Signes fonctionnels

La **douleur abdominale** est le signe le plus constant. Il s'agit d'une douleur **soudaine et intense** à type de crampes, siégeant au niveau de la région ombilicale et dans la fosse iliaque droite (signe de souffrance de la région iléo-caecale). Son intensité contraste avec l'examen physique qui est pauvre et un état général conservé au début.

Il existe fréquemment au stade précoce un hyperpéristaltisme qui peut se manifester par des diarrhées.

En quelques heures, s'installe **un arrêt du péristaltisme intestinal** (vomissements, défense). Les signes généraux sont présents avec fièvre, état de choc progressif et défaillance multiviscérale. Ces signes traduisent l'existence d'un **infarctus irréversible**.

2.2.2. Signes physiques

On peut différencier :

* un **syndrome ischémique aigu mésentérique réversible**, caractérisé par des douleurs très importantes et l'absence de signes péritonéaux ;
* un **tableau d'infarctus intestinal mésentérique constitué**, caractérisé par des douleurs permanentes importantes, un syndrome occlusif puis un état de choc.

3. ISCHÉMIE INTESTINALE CHRONIQUE

3.1. Points clés (Fiche LiSA)

Savoir penser à une ischémie intestinale chronique devant un tableau associant douleur post-prandiale, éviction et fractionnement alimentaires, amaigrissement chez un patient ayant des facteurs de risque cardiovasculaire ou déjà une atteinte vasculaire authentifiée (sténose carotide, coronaropathie, artériopathie des membres inférieurs).

Savoir demander à un patient polyvasculaire s'il a des symptômes pouvant faire évoquer une ischémie intestinale chronique.

C'est une indication de revascularisation rapide.

3.2. Pour mieux comprendre

La connaissance de la vascularisation artérielle digestive est indispensable :

* l'**artère cœliaque** donne trois branches : l'artère hépatique commune, l'artère splénique et l'artère gastrique gauche qui vascularisent les organes correspondants ;
* l'**artère mésentérique supérieure** vascularise le jéjunum, l'iléon, le cæcum, le colon droit et le tiers droit du colon transverse ;
* l'**artère mésentérique inférieure** vascularise les deux tiers gauches du colon transverse, le colon gauche, le sigmoïde et le rectum ;
* l'artère cœliaque est relié à l'artère mésentérique supérieure par les arcades pancréatico-duodénales (arcade de Rio Branco) et par l'artère gastro-duodénale ;
* l'artère mésentérique supérieure est reliée à l'artère mésentérique inférieure par l'arcade de Riolan (artère colique supérieure gauche).

Les lésions d'athérome se développent principalement à l'ostium des artères digestives et peuvent progresser jusqu'à l'occlusion artérielle.

Enfin, le jéjunum et l'iléon peuvent se comparer à un muscle et l'effort qu'ils fournissent est déclenché par la digestion (équivalent de la marche pour les muscles des membres inférieurs) : c'est la « claudication du grêle ».

Tant que les collatéralités sont efficaces, les patients peuvent rester asymptomatiques malgré les lésions obstructives.

Lorsque les collatérales ne sont plus efficaces, l'effort « musculaire » déclenché par les repas entraîne des douleurs abdominales post-prandiales. Le patient établit rapidement le lien entre repas et douleurs, redoute de s'alimenter et fragmente les repas, puis diminue les apports alimentaires voire ne s'alimente plus du tout. Il s'ensuit une dénutrition et un amaigrissement.

Devant ce tableau, la réalisation rapide d'un angioscanner abdomino-pelvien permet de faire le bilan des lésions artérielles, des voies de suppléance, d'éliminer un cancer en particulier du pancréas. C'est la première étape de la prise en charge du patient.

3.3. Pour s'exercer

QRM#1 : Monsieur A., âgé de 70 ans, est suivi pour une artériopathie des membres inférieurs au stade de claudication. Il a une HTA depuis 10 ans. Il ne fume plus et prend un traitement associant un antiplaquettaire, une statine et un IEC. Il vous consulte pour des douleurs abdominales qui l'inquiètent car son frère est décédé récemment d'un cancer du pancréas.

Comment la douleur abdominale de l'ischémie digestive chronique se caractérise-t-elle ?

A. Elle survient le matin au réveil à jeun.
B. Elle est calmée par la prise alimentaire.
C. Elle entraîne une éviction alimentaire progressive et une fragmentation des repas.
D. Elle est à l'origine d'une dénutrition et d'un amaigrissement par la diminution des apports alimentaires.
E. Elle peut s'accompagner d'un tableau de péritonite.

Réponse : C et D. La douleur abdominale de l'ischémie digestive chronique entraîne une éviction alimentaire et une fragmentation des repas car le patient, en établissant le lien entre repas et douleur, redoute de s'alimenter. Elle sera donc aussi à l'origine d'une dénutrition et d'un amaigrissement. En revanche, elle ne survient pas le matin au réveil, mais en période post-prandiale, c'est-à-dire qu'elle est déclenchée par les repas. Enfin, la péritonite est la complication de l'ischémie mésentérique aiguë au stade de nécrose digestive.

4. Ischémie intestinale aiguë

4.1. Points clés (Fiche LiSA)

Savoir penser à une ischémie intestinale aiguë devant des douleurs abdominales aiguës et intenses, ne cédant pas.

Les mécanismes de l'occlusion artérielle sont la thrombose in situ d'une sténose artérielle connue, une embolie, plus rarement une dissection. **L'artère la plus fréquemment concernée est l'artère mésentérique supérieure.**

Quatre cas de figure :

* soit le patient avait un tableau d'ischémie intestinale chronique connu en attente de revascularisation, et le diagnostic est rapidement évoqué ;
* soit le patient avait un tableau d'ischémie intestinale chronique méconnu et il faut penser à le rechercher à l'interrogatoire ;
* soit le patient n'avait pas de symptôme digestif et il faut évoquer le diagnostic chez un patient ayant des facteurs de risque cardiovasculaire ou déjà une atteinte vasculaire authentifiée (sténose carotide, coronaropathie, artériopathie des membres inférieurs), ou en fibrillation auriculaire atriale (FA). Dans ce dernier cas, soit la FA est connue, soit elle ne l'est pas et doit être recherchée très rapidement (prise du pouls, ECG) pour orienter le diagnostic et la prise en charge ;
* soit le patient n'avait pas de symptôme digestif, n'a pas de terrain d'athérome, est en rythme sinusal et il faut penser à une dissection artérielle. C'est le scanner qui fait le diagnostic.

C'est une urgence thérapeutique absolue et vitale nécessitant une prise en charge en milieu spécialisé.

4.2. Pour mieux comprendre

Les viabilités du grêle et du colon sont brèves. L'hypoperfusion de la muqueuse intestinale entraîne sa desquamation, la rupture de la barrière épithéliale et l'invasion par le microbiote intestinal. Le tube digestif devient un foyer infectieux. En l'absence de revascularisation, le risque est la nécrose transpariétale complète du tube digestif, sa perforation et la survenue d'une péritonite septique.

L'examen clé est le scanner abdomino-pelvien avec injection qui montre les lésions artérielles et le retentissement sur le tube digestif.

4.3. Pour s'exercer

QRM#1 : Madame B., 70 ans, se présente aux urgences pour un tableau de douleur et de refroidissement de la jambe gauche survenu brutalement il y a 2 heures. Elle marche régulièrement sans limitation. Elle fume occasionnellement pour les fêtes de famille. Elle a une fibrillation atriale pour laquelle elle est traitée par coumadine (warfarine) depuis plusieurs années.

À l'examen clinique, le pouls fémoral gauche est palpé et il n'existe pas de pouls en aval ; tous les pouls sont présents à droite ; vous notez une hypo-esthésie du pied et une limitation à la mobilisation des orteils. Vous notez pendant votre examen qu'elle se tient pliée en deux et elle vous apprend qu'elle a eu une violente douleur abdominale qui ne passe pas. Elle a eu une seule selle diarrhéique. La palpation abdominale est douloureuse mais ne retrouve pas de défense ni de contracture. L'INR est contrôlée à 1.5.

Parmi les suivants, sur quels éléments évoquez-vous une ischémie intestinale aiguë ?

A. Existence d'une cardiopathie emboligène.

B. INR en deçà de la valeur cible.

C. Coexistence d'une ischémie aiguë du membre inférieur gauche dont le tableau et le contexte de survenue sont en faveur d'une origine embolique.

D. Examen abdominal peu contributif précocement après le début de la douleur abdominale.

E. Émission d'une selle diarrhéique.

Réponse : A, B, C, D et E.

QRU#2 : Une femme de 65 ans, tabagique (1 paquet de cigarettes par jour depuis l'âge de 35 ans), hypertendue, poids 55 kg, taille 1m65, suivie pour une artériopathie oblitérante des membres inférieurs traitée médicalement, se présente aux urgences pour la survenue depuis 1 heure d'une douleur violente épigastrique et péri-ombilicale. L'interrogatoire ne retrouve pas d'autre antécédent médical, chirurgical ou gynéco-obstétrical particulier. On ne retrouve ni nausée ni vomissement, ni brûlure mictionnelle. L'examen clinique ne note pas de défense, ni de contracture. La pression artérielle est mesurée à 165/90 mmHg aux deux bras, le pouls est irrégulier à 96 bpm, la température est à 37,5°, pas d'hématurie à la bandelette urinaire.

Parmi les suivantes, quelle est l'étiologie que vous évoquez en première intention ?

A. Une crise de colique néphrétique.

B. Une pancréatite aiguë.

C. Un syndrome coronaire aigu.

D. Une péritonite.

E. Une thrombose de l'artère iliaque.

F. Une ischémie mésentérique aiguë.

G. Un angor mésentérique chronique.

H. Une torsion d'annexe.

Réponse : F. Une ischémie mésentérique aiguë est à évoquer en première intention compte tenu de sa gravité et du fait de la topographie de la douleur, de son caractère aigu, de l'absence de signes cliniques au début, du terrain et de l'arythmie.

Une pancréatite aiguë (tableau douloureux abdominal aigu récent) ou un syndrome coronaire aigu (terrain athéromateux, douleur épigastrique compatible avec un infarctus inférieur) sont possibles.

En revanche, on ne peut pas évoquer une crise de colique néphrétique (pas de douleur lombaire, pas de sang dans les urines, douleur non latéralisée), une péritonite (pas en première intention car pas de fièvre ni wde signe à l'examen clinique), une thrombose de l'artère iliaque (qui se traduirait par une ischémie d'un membre inférieur), un angor mésentérique chronique (tableau douloureux aigu et pas de facteur déclenchant alimentaire) ni une torsion d'annexe (pas de douleur pelvienne, de latéralisation de la douleur ni de masse pelvienne).

QRU#3 : Vous avez évoqué une ischémie intestinale aiguë. Quelle stratégie diagnostique proposez-vous ?

A. Avis du gastro-entérologue dans la journée.

B. Gastroscopie dans les 36 heures.

C. Échographie abdominale à réaliser dans les 48 heures.

D. Scanner abdomino-pelvien injecté en urgence.

E. Recto-sigmoïdoscopie dans les 36 heures.

Réponse : D. L'ischémie intestinale aiguë est une urgence absolue justifiant un scanner en urgence.

QROC#4 : Pour rechercher une pathologie à type d'ischémie intestinale chronique dans le passé récent de cette patiente préciser le(s) facteur(s) déclenchant(s) de la douleur.

Réponse : Repas ou alimentation.

QRM#5 : Quels sont les signes associés à la douleur d'angor intestinal que vous devez rechercher ?

A. Douleurs post-prandiales.

B. Amaigrissement.

C. Fractionnement des repas.

D. Dénutrition.

Réponse : A, B, C et D. Douleurs post-prandiales précoces, amaigrissement et dénutrition, éviction alimentaire, fractionnement ou réduction des repas sont les signes les plus constants associés à l'angor intestinal chronique.

5 LES 5 IDÉES-FORCES

- **L'ischémie intestinale d'origine artérielle est secondaire à l'obstruction chronique ou aiguë des artères digestives.**
- **L'ischémie intestinale chronique est caractérisée par la triade douleur abdominale post-prandiale, crainte de l'alimentation et amaigrissement.**
- **L'ischémie intestinale chronique nécessite une revascularisation chirurgicale (conventionnelle ou endovasculaire).**
- **L'ischémie intestinale aiguë est définie par l'interruption de la vascularisation artérielle digestive en rapport avec une occlusion aiguë par embolie, thrombose ou dissection.**
- **La prise en charge d'une ischémie intestinale aiguë est une urgence chirurgicale absolue.**

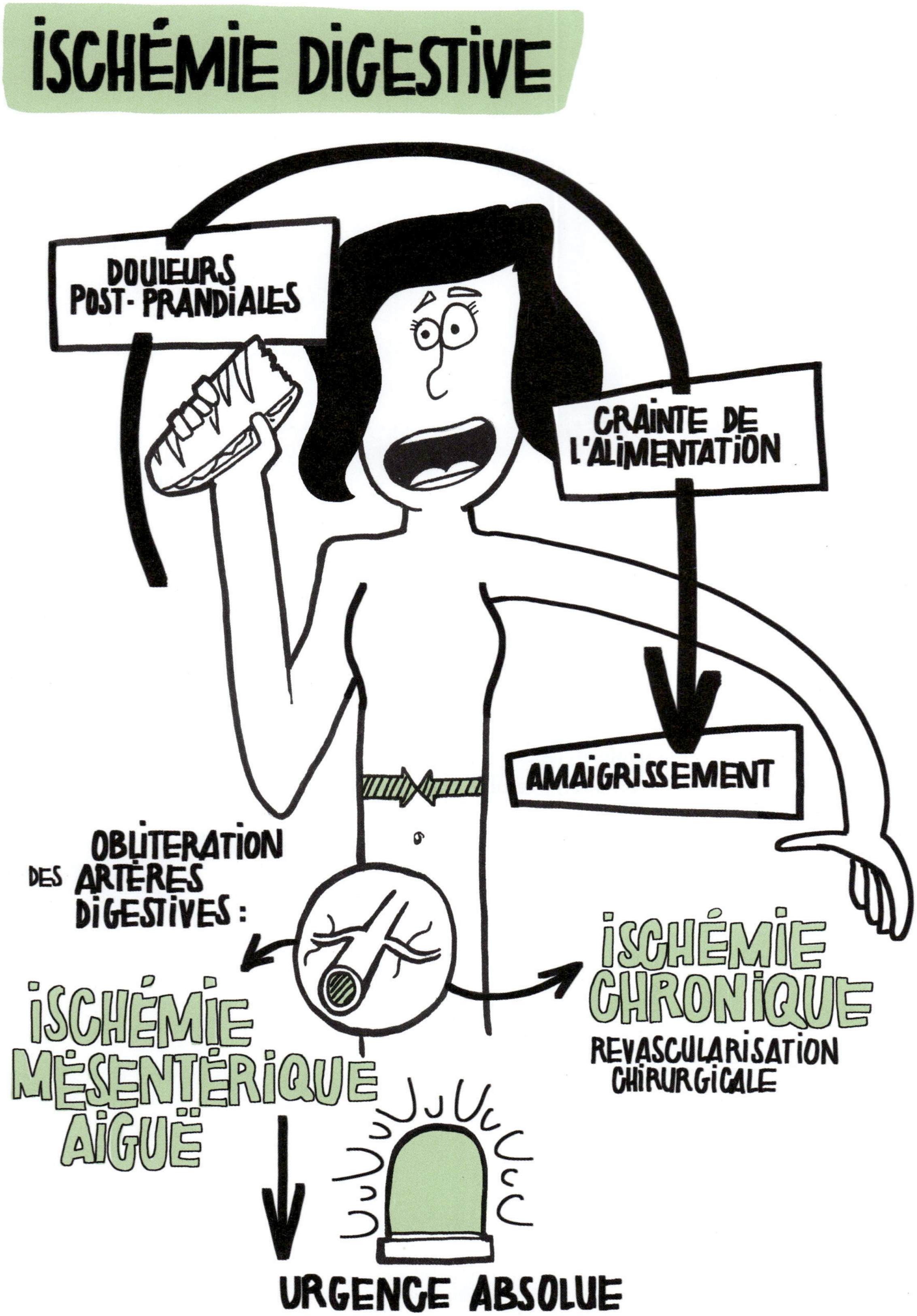
ISCHÉMIE DIGESTIVE
DOULEURS POST-PRANDIALES
CRAINTE DE L'ALIMENTATION
AMAIGRISSEMENT
OBLITERATION DES ARTÈRES DIGESTIVES :
ISCHÉMIE MÉSENTÉRIQUE AIGUË
ISCHÉMIE CHRONIQUE
REVASCULARISATION CHIRURGICALE
URGENCE ABSOLUE

226

item 226

Thrombose veineuse profonde et embolie pulmonaire

1. Définitions : TVP, TVP proximale, TVP distale, EP et EP à haut risque 2C-226-DE-A01

1.1. Fiche LiSA

La **thrombose veineuse profonde (TVP)** et l'**embolie pulmonaire (EP)** sont les deux entités principales de la **maladie thrombo-embolique veineuse (MTEV)**.

1.1.1. Thrombose veineuse profonde (TVP)

Il s'agit d'une obstruction veineuse partielle ou totale par un thrombus dont la localisation est possible dans tout l'arbre veineux et le plus souvent aux membres inférieurs.

Aux membres inférieurs, **la TVP est soit proximale** (poplitée et sus-poplitée), **soit distale**, c'est-à-dire sous-poplitée touchant les troncs collecteurs (tibiales postérieures, tibiales antérieures, fibulaires) ou les veines musculaires (soléaires, gastrocnémiennes).

1.1.2. Embolie pulmonaire (EP)

L'EP est la conséquence d'une migration d'un thrombus veineux au niveau des artères pulmonaires.

L'**EP grave** (dite également à haut risque ou à risque élevé) est une EP associée à une défaillance hémodynamique (pression artérielle systolique (PAS) $<$ 90 mmHg ou chute de la PAS $\geq$ 40 mmHg pendant plus de 15 minutes), en l'absence d'une autre cause tel un sepsis, une arythmie ou une hypovolémie.

1.2. Points clés

* **TVP** : obstruction veineuse proximale ou distale.
* **EP** : migration d'un thrombus au sein des artères pulmonaires.

1.3. Pour s'exercer

QRM#1 : Une jeune femme de 22 ans arrive pour une dyspnée associée à une douleur du membre inférieur gauche. Vous évoquez une MTEV : quelles sont les affirmations exactes parmi les suivantes ?

A. Une thrombose veineuse fémorale est une thrombose distale.

B. Une thrombose de la grande veine saphène est une thrombose superficielle.

C. Une thrombose veineuse tibiale postérieure étendue à l'artère poplitée est une thrombose veineuse proximale.

D. L'embolie pulmonaire atteint les veines pulmonaires.

E. Une embolie pulmonaire grave est caractérisée par une PAS › 100 mmHg.

Réponse : B et C.

2. Connaître les situations qui favorisent la MTEV (circonstances de survenue, facteurs favorisants temporaires et persistants) 2C-226-ET-A01

2.1. Fiche LiSA

2.1.1. Facteurs de risque (FdR) temporaires (ou transitoires)

FdR transitoire majeur	Principales situations cliniques correspondantes
Chirurgie avec anesthésie générale › 30 min dans les 3 derniers mois	Orthopédie (PTH, PTG, fracture de hanche), neurochirurgie, chirurgie carcinologique…
Traumatologie	Fracture des membres inférieurs dans les 3 derniers mois, immobilisation prolongée (plâtre)
Immobilisation médicale › 3 jours	AVC, insuffisance cardiaque aiguë, sepsis, décompensation respiratoire aiguë…
Gynécologie-obstétrique	Contraception œtroprogestative, grossesse, post-partum, traitement hormonal substitutif de la ménopause

FdR transitoire mineur	Principales situations cliniques correspondantes
Traumatologie	Traumatisme d'un membre inférieur non plâtré avec mobilité réduite
Voyage	Prolongé (avion › 6h)

2.1.2. Facteurs de risque (FdR) persistants

FdR persistants	Principales situations cliniques correspondantes
Cancer	Cancer actif ou traité, syndromes myéloprolifératifs
Antécédents de MTEV	Personnels ou apparentés de 1er degré
Thrombophilies « sévères »	Syndrome des antiphospholipides, déficit en antithrombine (les autres thrombophilies constituent un FdR mineur)
Maladies inflammatoires chroniques	Digestives ou articulaires (Crohn, RCH, Behçet), syndrome néphrotique...
Caractéristiques générales	Âge (risque croissant), obésité (IMC ≥ 30 kg/m²)

2.2. Points clés

Il existe des facteurs transitoires et persistants qui seront pris en compte, notamment pour la durée du traitement. En l'absence de ces facteurs de risque, la MTEV est dite « non provoquée ».

2.3. Pour s'exercer

QRU#1: Une jeune femme de 22 ans arrive pour une dyspnée associée à une douleur du membre inférieur gauche. Vous évoquez une MTEV: parmi ces facteurs de risque, quel est celui considéré comme facteur déclenchant majeur transitoire?

A. Le voyage en avion de longue durée.

B. Le cancer.

C. L'obésité.

D. La contraception œstroprogestative.

E. La maladie de Crohn.

Réponse: D. Le voyage en avion est considéré comme mineur; le cancer, l'obésité et le Crohn sont considérés comme persistants.

3. Connaître la physiopathologie de la MTEV y compris les formes familiales 2C-226-EP-B01

3.1. Fiche LiSA

La survenue d'une TVP compliquée ou non d'EP repose sur la triade de Virchow: stase veineuse, lésions de la paroi veineuse et hypercoagulabilité. Cette triade repose essentiellement sur l'âge avancé et l'alitement.

L'hypercoagulabilité est également favorisée par:

* les thrombophilies acquises ou les thrombophilies héréditaires constitutionnelles;
* des situations thrombogènes comme le cancer, les maladies inflammatoires...

3.2. Points clés

* **Triade de Virchow :** stase veineuse, lésions de la paroi veineuse et hypercoagulabilité.

3.3. Pour mieux comprendre

Les thrombophilies acquises comprennent notamment le syndrome des antiphospholipides (SAPL). Les thrombophilies constitutionnelles comprennent les déficits en inhibiteurs physiologiques de la coagulation (déficits en antithrombine, protéine C, protéine S) et les gains de fonction de l'activité pro-coagulante (Facteur V Leiden et variant G20210A du gène du Facteur II).

3.4. Pour s'exercer

QRM#1 : Une jeune femme de 22 ans arrive pour une dyspnée associée à une douleur du membre inférieur gauche. Vous apprenez que la patiente a été hospitalisée et alitée pendant 5 jours pour une pyélonéphrite. Dans ce contexte, quels sont les éléments associés à la triade de Virchow ?

A. Le syndrome inflammatoire.

B. L'alitement.

C. Un déficit en antithrombine d'origine infectieuse.

D. Un syndrome des antiphospholipides.

E. La dyspnée.

Réponse : A et B (hypercoagulabilité secondaire au syndrome inflammatoire ; stase veineuse secondaire à l'alitement).

4. Savoir diagnostiquer une MTEV (TVP, EP) : signes cliniques, stratégie diagnostique incluant les scores, signes paracliniques, principaux diagnostics différentiels 2C-226-DP-A01

4.1. Fiche LiSA

La MTEV constitue une urgence diagnostique et thérapeutique, car elle peut mettre en jeu le pronostic vital du patient en cas d'EP. Les complications tardives comportent : les récidives (TVP, EP), le syndrome post-thrombotique (SPT) et le cœur pulmonaire chronique post-embolique.

La présentation clinique de la MTEV est polymorphe. La démarche diagnostique de TVP et d'EP est standardisée grâce à des algorithmes dédiés (TVP ou EP) et validés, basés sur l'estimation initiale de la probabilité clinique (scores de probabilité clinique), le dosage des D-dimères et l'imagerie. Cf. **Figures 1 et 2**.

La probabilité clinique permet de poser l'indication de dosage des D-dimères ou d'une imagerie d'emblée et d'instituer en urgence un traitement anticoagulant en cas de probabilité forte.

4.1.1. Signes cliniques

En cas de suspicion de TVP, les principaux signes cliniques à rechercher sont :

* une douleur spontanée du membre inférieur (**SDD : douleur d'un membre**) ;
* un œdème unilatéral (**SDD : œdème localisé ou diffus**) ;
* une dilatation veineuse superficielle en l'absence de varices.

Ces signes ont d'autant plus de valeur qu'ils sont de survenue brutale et qu'ils sont unilatéraux.

La TVP peut aussi être asymptomatique et être découverte devant un tableau d'EP ou lors d'un dépistage systématique.

Les principales présentations ou tableaux cliniques de l'EP peuvent associer :

* douleur basi- ou latéro-thoracique (**SDD : douleur thoracique**);
* dyspnée (**SDD : dyspnée**) ;
* expectorations hémoptoïques ;
* tachycardie (**SDD : tachycardie**) ;
* lipothymie ;
* syncope ;
* défaillance hémodynamique avec signes de choc et de cœur droit.

Comme pour la TVP, ces signes ne sont pas pathognomoniques et se rencontrent dans d'autres situations cliniques.

La dyspnée est d'autant plus évocatrice qu'il n'existe pas une autre cause évidente (pneumopathie, OAP...). Enfin, l'EP peut être asymptomatique, de découverte fortuite sur un scanner thoracique prescrit pour une autre indication.

4.1.2. Scores de probabilité clinique

Il existe plusieurs scores de probabilité clinique et, à titre indicatif, les tableaux ci-dessous rapportent les scores de probabilité clinique de Wells TVP (**Tableau 1**) et de Wells EP (**Tableau 2**).

Item	Score
Antécédent de TVP documentée	+1
Paralysie, parésie, immobilisation plâtrée d'un membre inférieur	+1
Alitement récent > 3 jours ou chirurgie < 3 mois	+1
Cancer actif	+1
Douleur/sensibilité le long d'un trajet veineux profond	+1
Augmentation de volume de tout un membre inférieur	+1
Augmentation de volume mollet > 3 cm comparativement au membre mesuré 10 cm au dessous de la tubérosité tibiale	+1
Œdeme unilatéral prenant le godet	+1
Collatéralité veineuse non variqueuse	+1
Diagnostic alternatif au moins aussi probable	-2
Score total Score < 2 : TVP peu probable (score faible) Score ≥ 2 : TVP probable (score fort)	

Tableau 1. **Score de Wells simplifié en cas de suspicion de thrombose veineuse des membres inférieurs.**

Item	Score
Antécédent de TVP/EP	+1
Chirurgie ou immobilisation < 4 semaines	+1
Cancer actif	+1
Fréquence cardiaque ≥ 100/min	+1
Signes cliniques de TVP	+1
Diagnostic alternatif moins probable que EP	+1
Hémoptysie	+1
Score total Score < 2 : EP peu probable (score faible) Score ≥ 2 : EP probable (score fort)	

Tableau 2. **Score de Wells simplifié en cas de suspicion d'embolie pulmonaire.**

4.1.3. D-dimères

Les D-dimères sont des produits de dégradation de la fibrine. Leur dosage est fait par méthode ELISA. Leur taux est élevé dans d'autres situations que la MTEV (sujets âgés, grossesse, infection, inflammation, cancer, BPCO...) et ils ne sont pas spécifiques mais ont une forte valeur prédictive négative. Un seuil supérieur à 500 µg/L est considéré comme pathologique pour le diagnostic de TVP. Ce seuil est ajusté à l'âge pour le diagnostic d'EP : > 500 µg/L si patient de -50 ans, > âge x 10 si patient âgé de plus 50 ans.

4.1.4. Imagerie

* TVP : l'identification d'une TVP repose sur l'**écho-Doppler veineux** réalisé en décubitus.
* EP : l'identification d'une EP repose en priorité sur l'**angioscanner thoracique**. Certaines situations peuvent faire appel à la réalisation d'une scintigraphie de ventilation/perfusion. En cas de contre-indication à l'un ou l'autre de ces examens, le diagnostic est retenu en cas de TVP proximale à l'écho-Doppler.

4.1.5. Algorithmes diagnostiques

Si le score de probabilité clinique est faible, il est licite de doser les D-dimères. Leur négativité permet d'exclure le diagnostic de TVP/EP. Dans les circonstances cliniques dans lesquelles les D-dimères risquent d'être élevés, il faut d'emblée réaliser une imagerie. **Si le score de probabilité clinique est fort**, il faut d'emblée réaliser une imagerie. Cf. **Figures 1 et 2**.

En cas de forte probabilité d'embolie pulmonaire avec angio-TDM négatif, il convient de poursuivre les investigations par la réalisation d'un écho-Doppler veineux ou d'une scintigraphie pulmonaire avant d'envisager l'arrêt du traitement anticoagulant. En cas de forte probabilité de TVP avec écho-Doppler négatif, il convient de répéter l'écho-Doppler à J5.

De plus, en cas de probabilité clinique élevée, il faut débuter un traitement anticoagulant avant les résultats de ces examens.

4.1.6. Diagnostics différentiels

L'écho-Doppler veineux, bilatéral, comparatif et exhaustif permet d'identifier des diagnostics différentiels tels que rupture de kyste poplité, hématome intramusculaire, etc.

L'angioscanner thoracique permet de diagnostiquer des pathologies thoraciques mimant une EP (pneumopathie, cancer broncho-pulmonaire, etc.).

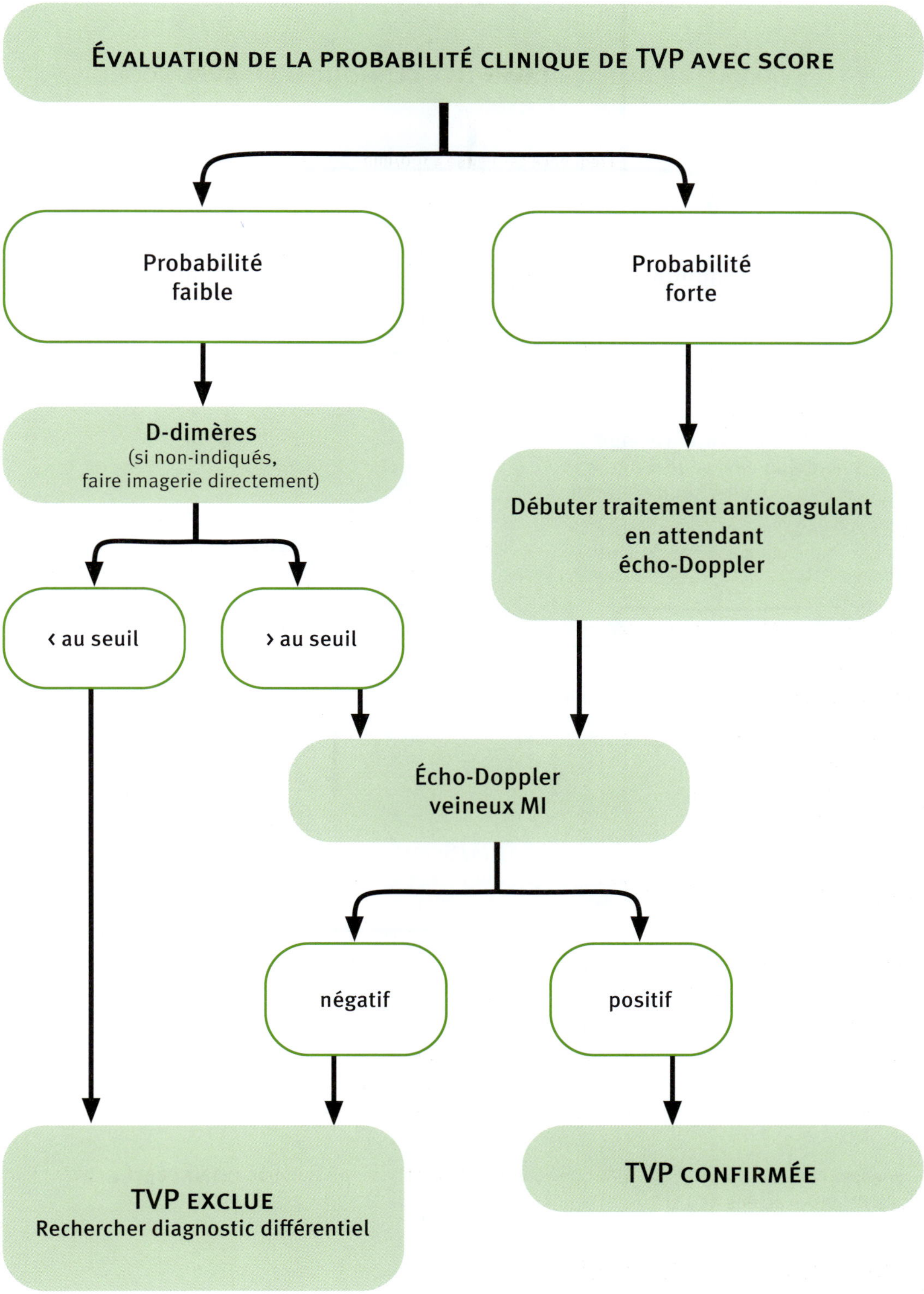

Figure 1. Stratégie diagnostique en cas de suspicion de TVP des membres inférieurs.

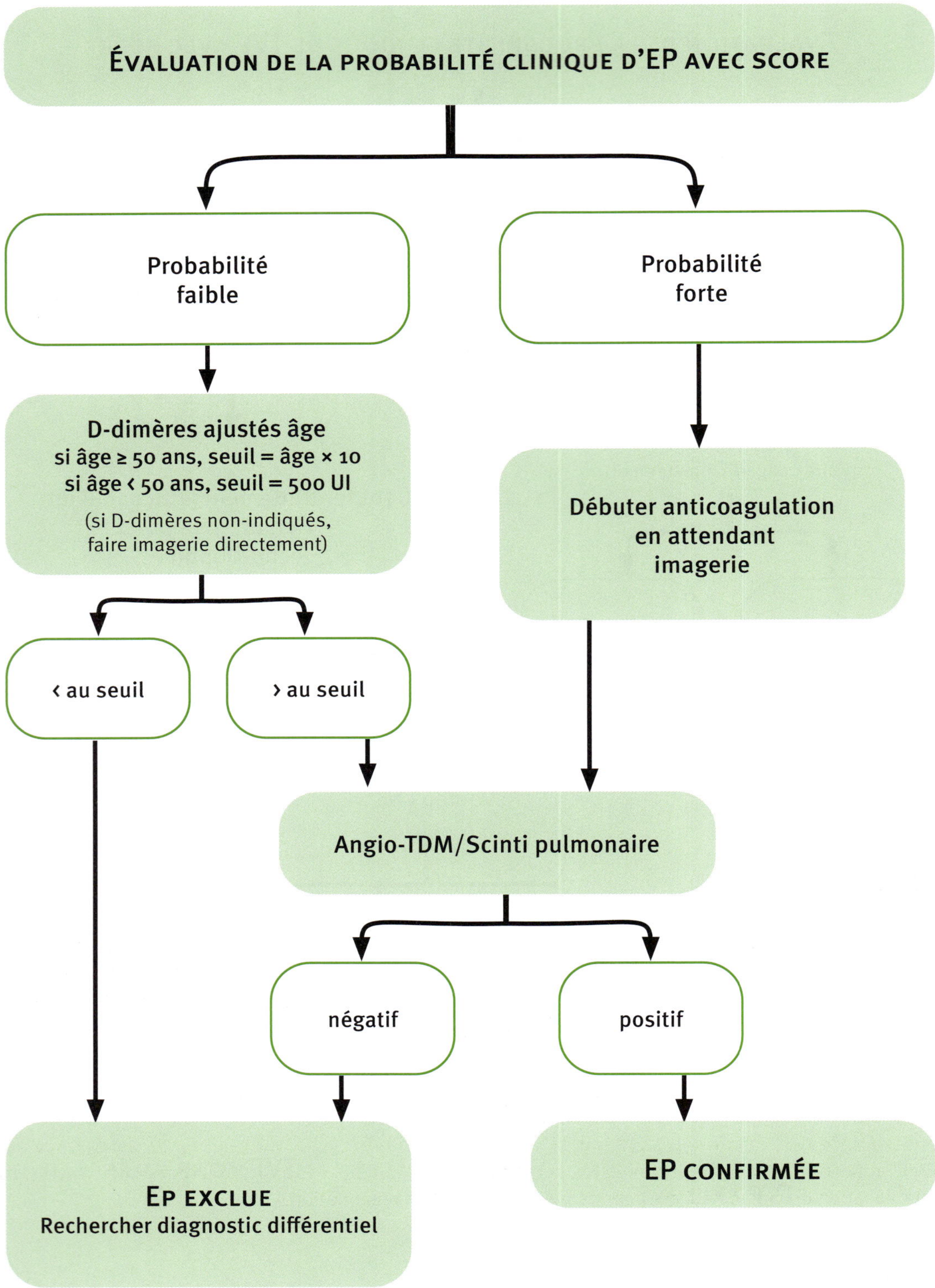

Figure 2. Stratégie diagnostique de l'EP non grave.

4.2. Points clés

Le diagnostic repose sur le tryptique suivant :

* calcul du score de probabilité clinique de MTEV ;
* dosage des D-dimères si pertinent ;
* l'imagerie.

4.3. Pour s'exercer

QRM#1 : Une jeune femme de 22 ans arrive pour une dyspnée associée à une douleur du membre inférieur gauche. Vous apprenez que la patiente a été hospitalisée et alitée pendant 5 jours pour une pyélonéphrite. Quels sont les items qui entrent dans le calcul du score de Wells EP ?

A. Le sexe féminin.

B. La tachycardie à 120 battements par minute.

C. Les antécédents familiaux de MTEV.

D. Un signe de TVP associée.

E. L'obésité.

Réponse : B et D. Ce sont les antécédents personnels qu'il faut considérer.

5. Savoir identifier et connaître la démarche diagnostique en cas d'EP à haut risque de mortalité 2C-226-IU-A01

5.1. Fiche LiSA

Une EP à au haut risque de mortalité est une EP associée à une défaillance hémodynamique définie par une pression artérielle systolique (PAS) < 90 mmHg ou une chute de la PAS ≥ 40 mmHg pendant plus de 15 minutes, en l'absence d'une autre cause tel un sepsis, une arythmie ou une hypovolémie. C'est une urgence vitale absolue compte tenu d'un risque de mortalité > 30 %.

La stratégie de prise en charge est présentée dans la **Figure 3** (**SDD : demande/prescription raisonnée et choix d'un examen diagnostique**). Du point de vue **diagnostique**, l'examen de référence est l'échographie cardiaque transthoracique au lit du patient, sauf si ce dernier est jugé stable pour être transporté sans délai pour réalisation d'un angioscanner. D'un point de vue **thérapeutique**, le traitement associe fibrinolyse (en l'absence de contre-indication absolue) et anticoagulation par héparine non fractionnée (HNF) jusqu'à stabilisation du malade qui est hospitalisé initialement en réanimation.

5.2. Points clés

L'EP dite à « haut risque » est définie par une **instabilité hémodynamique**.

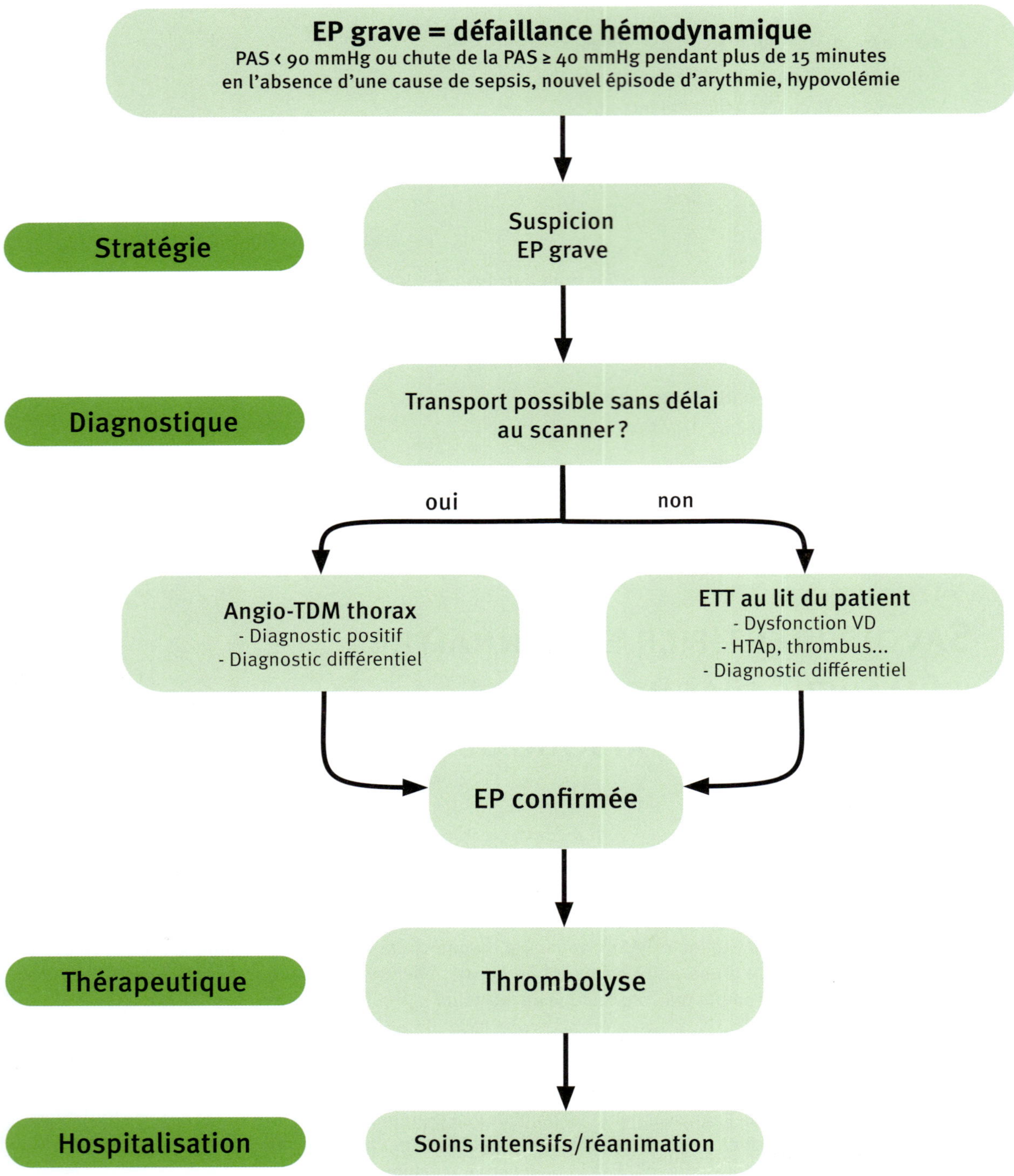

Figure 3. Prise en charge diagnostique et thérapeutique de l'EP grave, d'après Konstantinides, Eur H J 14.

5.3. Pour s'exercer

QRU#1 : Vous diagnostiquez une EP chez cette jeune femme de 22 ans. Quels sont les éléments qui caractérisent l'EP grave ?

A. La localisation lobaire bilatérale.

B. Un infarctus pulmonaire associé.

C. Des D-dimères › à 3 000 µg/L.

D. Une TVP proximale bilatérale.

E. Une pression artérielle systolique ‹ à 90 mmHg.

Réponse : E. Une pression artérielle systolique (PAS) ‹ 90 mmHg traduit l'instabilité hémodynamique.

6. Connaître les indications de dosage des D-dimères (TVP, EP) et la notion de seuil d'ajustement à l'âge dans l'EP 2C-226-DP-A02

6.1. Fiche LiSA

Les D-dimères sont des produits de dégradation de la fibrine. Ils ne sont pas spécifiques mais ont une forte valeur prédictive négative. Un seuil supérieur à 500 µg/L est considéré comme pathologique pour le diagnostic de TVP. Ce seuil est ajusté à l'âge pour le diagnostic d'EP : › 500 µg/L si patient âgé de moins 50 ans, › âge x 10 si patient âgé de plus 50 ans.

6.2. Points clés

Les D-dimères sont à réaliser en fonction des scores de probabilité clinique. Des situations cliniques autres que la MTEV peuvent augmenter le taux de D-dimères de manière non spécifique.

6.3. Pour s'exercer

QRU#1 : Une jeune femme de 22 ans arrive pour une douleur du membre inférieur gauche dans un contexte de prise de contraception orale. Le score de Wells de TVP est de faible probabilité. Vous prescrivez un dosage de D-dimères. Parmi les suivantes, quelle est la proposition exacte ?

A. Les D-dimères sont des produits de dégradation du fibrinogène.

B. La valeur seuil est ajustée sur l'âge.

C. Un taux supérieur au seuil de 500 µg/L confirme le diagnostic.

D. Le test D-dimères a une très forte sensibilité.

E. La grossesse constitue une contre-indication à la réalisation du test de D-dimères.

Réponse : D. Les D-dimères sont des produits de dégradation de la fibrine. L'ajustement sur l'âge n'a été validé qu'après 50 ans et que dans l'embolie pulmonaire. Un taux supérieur au seuil de 500 µg/L ne confirme pas le diagnostic car la valeur prédictive positive est médiocre. Le taux de D-dimères augmente avec l'évolution de la grossesse mais la valeur prédictive négative est conservée.

7. Connaître la place et les limites de l'écho-Doppler veineux (TVP, EP) 2C-226-EC-A01

7.1. Fiche LiSA

L'écho-Doppler veineux est l'examen de première intention pour confirmer un diagnostic de TVP (**SDD: demande/prescription raisonnée et choix d'un examen diagnostique**). Le diagnostic est posé en cas d'impossibilité de comprimer la veine. Il n'y a aucune contre-indication à sa réalisation.

L'écho-Doppler veineux permet aussi de retenir un diagnostic d'EP devant une TVP proximale, poplitée ou sus-poplitée, et une suspicion clinique d'EP.

En cas de suspicion d'EP chez la femme enceinte et le sujet présentant une insuffisance rénale sévère, l'écho-Doppler veineux est réalisé en première intention.

Les limites sont liées aux difficultés d'accès au réseau veineux comme par exemple : obésité, interpositions digestives, fixateur externe, plâtre, plaie, douleur.

7.2. Points clés

L'écho-Doppler est l'examen de première intention pour le diagnostic de TVP.

7.3. Pour s'exercer

QRU#1 : Une jeune femme de 22 ans arrive pour une dyspnée associée à une douleur du membre inférieur gauche. Elle est enceinte de 5 mois. La fréquence cardiaque est à 110 battements/min. Parmi les suivantes, quelle est la proposition exacte ?

A. Vous prescrivez en première intention un écho-Doppler veineux.

B. Vous prescrivez en première intention un angioscanner.

C. Vous prescrivez en première intention une angioIRM.

D. Vous prescrivez en première intention une scintigraphie de ventilation perfusion.

E. Vous prescrivez en première intention des D-dimères.

Réponse : A. L'imagerie de première intention chez la femme enceinte est l'écho-Doppler. Le score simplifié de Wells est à 2 (tachycardie et signe de TVP) excluant le recours au D-dimères.

8. Connaître la place et les limites des examens d'imagerie dans l'EP 2C-226-EC-A02

8.1. Fiche LiSA

8.1.1. Angiotomodensitométrie thoracique (angio-TDM)

L'angiotomodensitométrie thoracique (angio-TDM) est l'**examen de référence pour diagnostiquer une EP**. Il permet de retenir ou d'exclure un diagnostic d'EP et de poser les principaux diagnostics différentiels ou des diagnostics associés. Ses contre-indications sont l'allergie aux produits de contraste et l'insuffisance rénale sévère (**SDD : demande/prescription raisonnée et choix d'un examen diagnostique**).

8.1.2. Scintigraphie de ventilation-perfusion

La scintigraphie de ventilation-perfusion constitue un examen diagnostique d'EP. Elle est **moins irradiante que l'angioscanner**. Ses principales limites sont la fréquence des **examens non conclusifs** (notamment en cas de pathologie respiratoire sous-jacente) et sa **disponibilité moindre**, notamment la nuit. Son indication chez la femme enceinte, notamment en raison d'une moindre irradiation des seins, reste discutée. L'interprétation de la scintigraphie s'effectue en comparant les clichés de perfusion avec les clichés de ventilation et en recherchant les zones de discordance (mismatch). Le diagnostic d'EP est évoqué en cas de segments pulmonaires présentant une ventilation normale et une perfusion défectueuse.

Le résultat de la scintigraphie est exprimé en trois classes de probabilité : probabilité élevée, examen non diagnostique, scintigraphie normale. Seule la probabilité scintigraphique élevée permet de conclure au diagnostic d'EP. La scintigraphie normale permet d'éliminer le diagnostic.

8.1.3. Échographie cardiaque trans-thoracique

L'échographie cardiaque trans-thoracique constitue l'**examen diagnostique de première intention en cas de suspicion d'EP grave** (avec choc ou hypotension) lorsque l'état du malade ne lui permet pas d'être transporté au scanner. Dans ce cas, des signes indirects d'EP (notamment une surcharge ventriculaire droite) peuvent suffire à poser le diagnostic et administrer rapidement le traitement fibrinolytique ou anticoagulant. Par ailleurs, elle permet de quantifier l'hypertension pulmonaire et d'éliminer les principaux diagnostics différentiels (choc cardiogénique d'autre origine, dissection aortique). Une échographie cardiaque normale ne permet néanmoins pas, à elle seule, d'éliminer un diagnostic d'EP.

8.2. Points clés

L'examen de première intention est l'angioscanner pour le diagnostic d'EP.

8.3. Pour s'exercer

QRM#1 : Une jeune femme de 22 ans arrive à 22 h pour une dyspnée et une douleur du membre inférieur gauche. La fréquence cardiaque est à 110 battements/min. Elle bénéficie d'un angioscanner dans le cadre d'une démarche diagnostique d'embolie pulmonaire. Quelles sont les propositions exactes ?

A. L'angioscanner est contre-indiqué en cas d'insuffisance respiratoire.

B. L'angioscanner nécessite l'injection de produit de contraste.

C. L'angioscanner est plus irradiant que la scintigraphie de ventilation/perfusion.

D. L'angioscanner est réalisé en première intention chez la femme enceinte.

E. L'angioscanner est obligatoire en cas d'embolie pulmonaire grave.

Réponse : B et C. L'angioscanner est contre-indiqué en cas d'insuffisance rénale. Pour la femme enceinte, l'examen de première intention est l'écho-Doppler. Le diagnostic d'EP peut être retenu par échographie cardiaque en cas d'impossibilité d'angioscanner.

9. Connaître les signes de gravité d'une EP et savoir reconnaître les patients pouvant être pris en charge en ambulatoire en cas d'EP 2C-226-PC-A01

9.1. Fiche LiSA

L'EP grave est une EP associée à une défaillance hémodynamique définie par une pression artérielle systolique (PAS) < 90 mmHg ou une chute de la PAS ≥ 40 mmHg pendant plus de 15 minutes en l'absence d'une autre cause tels un sepsis, une arythmie ou une hypovolémie. C'est une urgence vitale absolue compte tenu d'un risque de mortalité > 30 % (cf. **Objectif 5**).

En règle générale, la prise en charge de l'EP se fait en milieu hospitalier. Une prise en charge ambulatoire peut être proposée en cas d'EP à faible risque (score sPESI = 0 et absence de retentissement cardiaque) (cf. **Objectif 10**). Les patients ayant une EP de gravité intermédiaire haute doivent être initialement surveillés de façon rapprochée, idéalement en unités de soins intensifs.

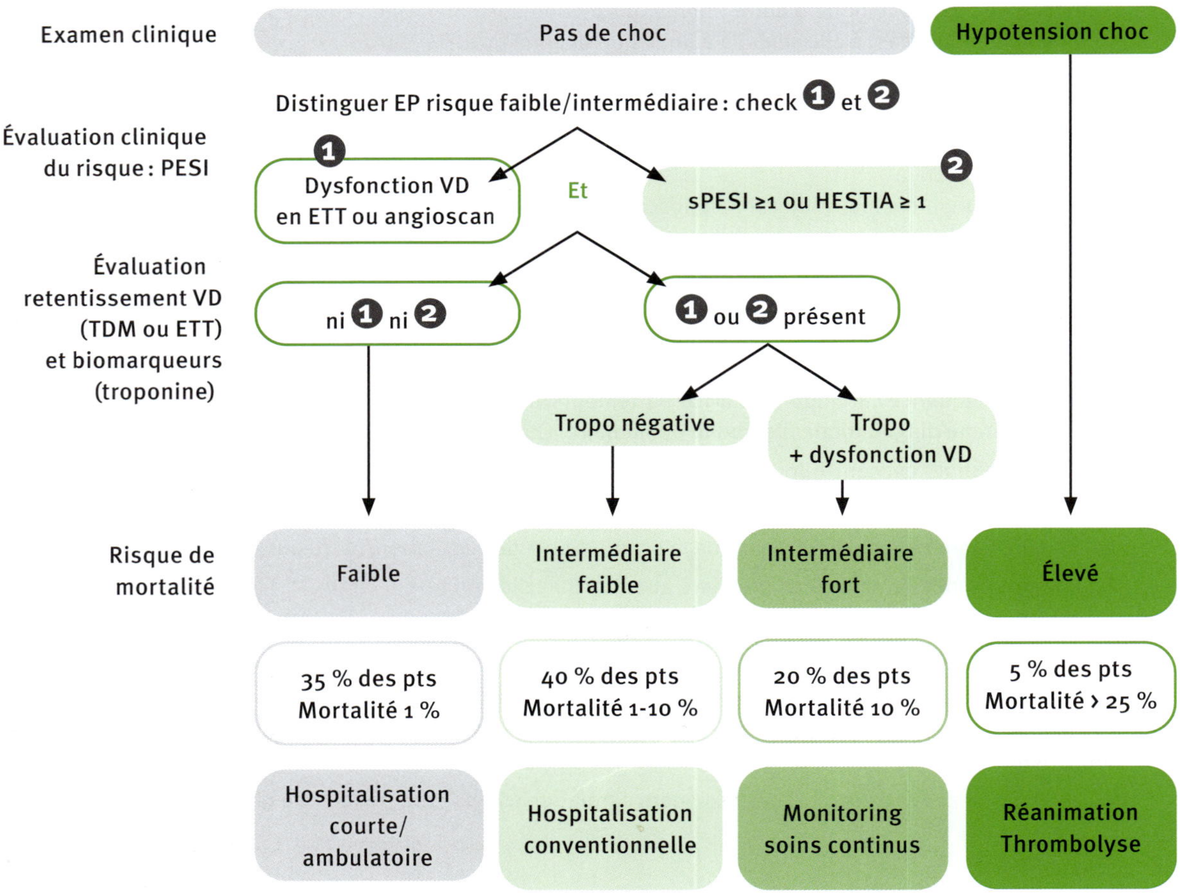

Figure 4. Stratification du risque pronostique et de la prise en charge de l'EP (ESC 2019).

9.2. Points clés

Le score sPESI est un score de gravité d'EP (cf. **Tableau 3**).

9.3. Pour s'exercer

QRM#1: Une jeune femme de 22 ans arrive pour une dyspnée et une douleur du membre inférieur gauche. La fréquence cardiaque est à 110 battements/min. Elle bénéficie d'un angioscanner qui met en évidence une embolie pulmonaire segmentaire bilatérale. Parmi les propositions suivantes, quelles sont celles justifiant une hospitalisation ?

A. Une hypertension artérielle à 155/70 mmHg.

B. Une dilatation du ventricule droit à l'angioscanner.

C. Un score sPESI à 2.

D. Une thrombose veineuse profonde distale associée.

E. Le caractère bilatéral de l'EP.

Réponse: B et C. C'est l'hypotension qui définit l'EP grave.

10. Connaître les principes de traitement d'une EP/TVP non grave à la phase initiale 2C-226-PC-A02

10.1. Fiche LiSA

En cas de probabilité clinique élevée (TVP, EP), le traitement anticoagulant est débuté avant la confirmation diagnostique par imagerie.

Une fois le diagnostic de MTEV posé, il convient d'en évaluer la gravité, de décider du lieu de prise en charge initiale (en ambulatoire, en hospitalisation, en secteur de réanimation) et de débuter ou de continuer le traitement anticoagulant et les mesures complémentaires éventuelles à associer.

10.1.1. Traitement d'une EP

En cas d'EP non grave, il est indispensable d'**en évaluer la sévérité** pour déterminer le lieu de prise en charge initiale et le choix du traitement anticoagulant. La gravité s'évalue par le calcul du score du **Pulmonary Embolism Severity Index** (PESI) ou de sa version simplifiée (**sPESI**, **Tableau 3**) qui estime la mortalité à 1 mois et l'évaluation du retentissement cardiaque en imagerie :

* un score de sPESI à 0 associé à l'absence de retentissement cardiaque en imagerie définit une EP à faible risque ;
* Un score de sPESI ≥ 1 ou un retentissement cardiaque en imagerie définit une EP à risque intermédiaire.

Pour les EP à risque intermédiaire de mortalité, il faut aussi évaluer le retentissement cardiaque d'un point de vue biologique (dosage de la troponine – **élévation des enzymes cardiaques**). En cas de retentissement biologique, l'EP est considérée comme de gravité intermédiaire haute.

Item	Score
Âge > 80 ans	+1
Cancer	+1
Insuffisance cardiaque chronique ou pathologie respiratoire chronique	+1
Fréquence cardiaque ≥ 110/min	+1
Pression artérielle systolique < 100 mmHg	+1
Saturation artérielle en oxygène < 90 %	+1
Score total Score = 0 : risque faible Score ≥ 1 : risque élevé	

Tableau 3. **Version simplifiée du score du Pulmonary Embolism Severity Index (sPESI).**

10.1.2. Traitement d'une TVP

Sauf cas particuliers, les patients avec TVP sont traités en ambulatoire. L'hospitalisation est recommandée chez les patients :

* insuffisants rénaux sévères (clairance de la créatinine < 30 mL/mn) ;
* présentant une pathologie à risque hémorragique ;
* en cas de contexte psycho-social et d'environnement géographique et médical ne permettant pas une prise en charge optimale à domicile ;
* en cas de TVP proximale avec syndrome obstructif sévère ou de localisation ilio-cave ;
* en cas de phlegmatia caerulae (TVP ischémique) ;
* en cas de TVP survenant malgré un traitement anticoagulant bien conduit ;
* en cas de TVP associée à une embolie pulmonaire à risque intermédiare ou élevé.

Dans tous les cas, un alitement n'est pas indiqué.

10.1.3. Traitement anticoagulant

Les anticoagulants à dose curative constituent la base du traitement de la MTEV. Leurs modalités d'utilisation sont abordées avec les antithrombotiques dans l'Item 330. Dans cette fiche nous n'abordons que le choix de la molécule en fonction de la situation clinique et la durée du traitement anticoagulant.

Choix du traitement anticoagulant et schémas thérapeutiques disponibles :

* **Anticoagulants oraux directs (AODs)**. Ces molécules, disponibles par voie orale, ne nécessitent pas de surveillance de l'hémostase et sont prescrites d'emblée (rivaroxaban, apixaban). Les principales contre-indications spécifiques à leur utilisation sont l'insuffisance rénale sévère (clairance de la créatinine < 15 mL/min selon Cockcroft), la grossesse et l'allaitement.
* **Héparine de bas poids moléculaire HBPM/fondaparinux – AVK**. Le traitement par AVK est débuté dès le premier jour de traitement. Le traitement parentéral (HBPM/fondaparinux) est prescrit à dose curative pendant au moins 5 jours et est interrompu après l'obtention de 2 INR > 2 à au moins 24 heures d'intervalle.
* **HNF – AVK**. Ce schéma thérapeutique est réservé aux EP graves et au traitement de la MTEV chez les patients insuffisants rénaux sévères. Après un bolus initial de 5 000 UI d'HNF, la posologie initiale d'HNF est de 500 UI/Kg/jour avec un contrôle de l'activité anti-Xa quotidien et à chaque changement de dose. En raison du risque de thrombopénie induite par l'héparine, le taux de plaquettes doit être contrôlé 2 fois par semaine pendant les 3 premières semaines de traitement. Le relais AVK doit être réalisé selon les mêmes modalités que pour tout relais AVK.

* **HBPM sans relais AVK**. Ce schéma est proposé aux patients avec cancer, aux patients ayant un risque hémorragique élevé et aux femmes enceintes. Seules les héparines, en pratique les HBPM, peuvent être utilisées tout au long de la grossesse. Une MTEV survenant au cours d'une grossesse requiert une durée minimale de traitement anticoagulant de 3 mois incluant obligatoirement les 6 premières semaines de post-partum (période à haut risque thrombotique). En cas d'allaitement, il est possible d'utiliser une HBPM ou la warfarine. Les AOD sont contre-indiqués. Le fondaparinux n'est pas recommandé.

10.2. Points clés

Privilégier les HBPM ou les AOD sur les HNF.

10.3. Pour s'exercer

QRM#1 : Une jeune femme de 22 ans est prise en charge pour une embolie pulmonaire segmentaire bilatérale. Quelles sont les propositions exactes concernant la prise en charge thérapeutique ?

A. Les HBPM sont à privilégier par rapport à l'HNF.

B. L'HNF est indiquée en cas d'EP grave.

C. L'HNF est utilisée pour le traitement des EP à domicile.

D. Les AOD sont contre-indiqués pendant la grossesse.

E. Les AVK sont utilisés pendant la grossesse.

Réponse : A, B et D.

11. Connaître les indications et les contre-indications de la compression élastique (TVP des membres inférieurs) 2C-226-PC-A03

11.1. Fiche LiSA

En cas de TVP des membres inférieurs, le port d'une compression élastique de classe 3 est indiqué. Il permet, à la phase aiguë, de diminuer l'œdème et la douleur. En dehors de la phase aiguë, la compression (essentiellement chaussettes) permettrait de réduire le syndrome post-thrombotique et est indiquée pendant au minimum 6 mois. La compression élastique ne doit pas être utilisée si l'index de pression systolique à la cheville est $< 0{,}60$.

12. Connaître les contraceptions contre-indiquées en cas de MTEV (TVP, EP) 2C-226-PC-A04

12.1. Fiche LiSA

En cas d'antécédent de MTEV, toute forme de **contraception contenant un œstrogène** est contre-indiquée en raison d'un risque accru de récidive, notamment après l'arrêt du traitement anticoagulant. La contraception orale par pilule œstroprogestative est contre-indiquée.

Un autre moyen de contraception doit être proposé, principalement une pilule micro-progestative ou un stérilet.

13. Connaître les situations nécessitant une prévention de la MTEV 2C-226-PC-A05

13.1. Fiche LiSA

L'évaluation du risque thrombo-embolique veineux doit être systématique pour tout patient alité, en milieu médical ou chirurgical, qu'il soit hospitalisé ou à domicile. Il faut tenir compte des facteurs de risque de MTEV propres au patient et à la situation clinique.

On prescrit habituellement une **thromboprophylaxie médicamenteuse en cas de risque élevé** de survenue de MTEV :

* en médecine, chez un patient présentant plusieurs facteurs de risque de MTEV ;
* en chirurgie, en cas de chirurgie orthopédique (hanche, genou), carcinologique ou bariatrique, ou en présence de facteurs de risque multiples de MTEV.

Les **moyens de prévention** de la MTEV sont de trois ordres :

* **physiques** : déambulation précoce, lutte contre la déshydratation ;
* **mécaniques** : compression élastique ou compression pneumatique intermittente en cas de contre-indication à la thromboprophylaxie médicamenteuse ;
* **médicamenteux** : anticoagulants à dose préventive. La durée de la prophylaxie est codifiée en fonction de la situation clinique et doit en pratique couvrir la durée de la situation à risque.

13.2. Points clés

Il existe des situations à risque pour lesquelles une anticoagulation préventive est indiquée.

13.3. Pour s'exercer

QRU#1 : Une femme de 55 ans est hospitalisée pour une pyélonéphrite hyperalgique. Parmi les suivantes, quelle est la proposition exacte concernant la prise en charge thérapeutique ?

A. Une anticoagulation préventive est justifiée pour toute hospitalisation.

B. L'antécédent de MTEV personnel est une indication à une anticoagulation curative.

C. La compression élastique est systématiquement indiquée dans cette situation.

D. Une anticoagulation préventive est indiquée dans ce contexte.

E. La déshydratation limite le risque de MTEV.

Réponse : D. La prévention de la MTEV n'est indiquée que dans les situations à risque. C'est une anticoagulation préventive qui devrait être proposée. La compression élastique n'est pas indiquée lorsque la thromboprophylaxie pharmacologique est possible. La compression mécanique (compression intermittente ou compression élastique) associée à une thromboprophylaxie pharmacologique est conseillée en post-chirurgie à haut risque.

14. Savoir déterminer la durée du traitement anticoagulant (TVP proximale et EP) 2C-226-PC-B01

14.1. Fiche LiSA

Quel que soit le contexte clinique, une durée minimale de 3 mois de traitement anticoagulant est recommandée en cas de TVP proximale ou d'embolie pulmonaire. Au-delà de 3 mois, l'intérêt de la prolongation d'un traitement anticoagulant dépend des circonstances de survenue et du rapport bénéfice/risque entre récidive thrombo-embolique et hémorragie.

En pratique :

* La durée de traitement de la TVP proximale et de l'EP est identique.
* TVP proximale ou EP avec facteur favorisant transitoire fort identifié : 3 mois de traitement.
* TVP proximale ou EP non provoquée : au moins 6 mois de traitement, discuter au cas par cas la prolongation du traitement.
* TVP proximale ou EP non provoquée récidivante : traitement prolongé.
* TVP proximale ou EP et cancer : traitement tant que le cancer est actif.
* TVP proximale ou EP et grossesse : au moins 3 mois de traitement incluant obligatoirement les 6 premières semaines de post-partum.
* EP associée à un cœur pulmonaire chronique post-embolique : traitement au long cours.

Dans tous les cas de figure, en cas de traitement prolongé, il est indispensable de réévaluer régulièrement le rapport bénéfice/risque du traitement entre récidive thrombo-embolique et hémorragie et de demander la préférence du patient vis-à-vis du traitement (**SDD : adaptation des traitements sur un terrain particulier insuffisant rénal, insuffisant hépatique, grossesse, personne âgée...**).

Le cancer constitue une situation à haut risque de MTEV. Compte tenu du risque de récidive thrombo-embolique, le traitement anticoagulant doit être continué tant que la néoplasie est considérée comme active. Les traitements par HBPM sont associés à un moindre risque de récidive thrombo-embolique que les AVK dans cette situation clinique et doivent leur être préférés. Les AOD peuvent être indiqués.

Un écho-Doppler veineux de contrôle est réalisé à la fin du traitement anticoagulant afin de connaître les séquelles.

14.2. Points clés

La durée du traitement dépend du caractère provoqué ou non provoqué.

Dans tous les cas, la durée minimale du traitement est de 3 mois.

14.3. Pour s'exercer

QRM#1 : Une jeune femme de 22 ans présente une embolie pulmonaire segmentaire bilatérale non grave. Elle est traitée par anticoagulants. Quelles sont les propositions exactes concernant la durée de traitement ?

A. La durée minimale est de 3 mois.

B. La durée de traitement est identique quel que soit le contexte de survenue.

C. La durée de traitement est prolongée en cas de TVP associée des membres inférieurs.

D. En cas de cancer, le traitement est prolongé pendant toute la phase active du cancer.

E. En cas de survenue d'une MTEV à 5 mois de grossesse, le traitement doit être prolongé jusqu'à au moins 6 semaines post-partum.

Réponse : A, D et E. Le traitement est prolongé en cas de MTEV non provoquée. La durée de traitement est identique entre une TVP proximale et une EP ou une EP associée à une TVP.

15. Savoir porter l'indication d'une recherche de cancer en cas de MTEV (TVP, EP) 2C-226-ET-B01

15.1. Fiche LiSA

L'interrogatoire, l'examen clinique du patient (avec touchers pelviens) et les résultats des examens biologiques de routine (hémogramme, bilan hépatique...) constituent la première étape indispensable de ce bilan. À ce bilan, il est légitime d'ajouter chez l'homme un dosage du PSA et chez la femme un bilan gynécologique. En l'absence d'orientation clinique, il n'est pas recommandé de réaliser d'autres examens sauf en cas de MTEV récidivante. Les patients doivent être à jour des procédures de dépistage des cancers proposé par l'ODLC.

15.2. Points clés

Pas de dépistage scannographique systématique de cancer.

15.3. Pour s'exercer

QRM#1 : Un patient de 65 ans tabagique présente un œdème du membre inférieur droit. Le diagnostic de TVP proximale est réalisé. Quelles sont les propositions exactes concernant le bilan étiologique ?

A. Une radiographie pulmonaire est indiquée dans ce contexte.

B. Un scanner abdomino-pelvien est indiqué dans ce contexte.

C. Une NFS est indiquée dans ce contexte.

D. Un bilan hépatique est indiqué dans ce contexte.

E. Un dosage de PSA est indiqué dans ce contexte.

Réponse : A, C, D et E. Un scanner abdomino-pelvien n'est pas indiqué dans ce contexte car il n'y a pas lieu de réaliser ce type d'examen sans signe clinique d'appel.

16. Savoir évoquer les complications à long terme de la MTEV (syndrome post-thrombotique et hypertension pulmonaire post-embolique) 2C-226-SP-B01

16.1. Fiche LiSA

Les patients présentant une MTEV doivent être régulièrement suivis pour s'assurer de la bonne évolution clinique, de l'absence d'apparition de complications à long terme représentées en particulier par le SPT et l'HTP.

16.1.1. Syndrome post-thrombotique (SPT)

La survenue d'un SPT s'explique par deux mécanismes : la destruction valvulaire et l'obstruction veineuse résiduelle. Le risque est particulièrement important en cas de thrombose ilio-fémorale. On estime que 20-50 % des TVP se compliqueront d'un SPT malgré un traitement bien conduit (5-10 % auront un SPT sévère). L'évaluation de la sévérité du SPT se fait à l'aide du score de Villalta (cf. **Item 227**). Les varices secondaires à un SPT doivent habituellement être respectées car elles peuvent suppléer l'obstruction profonde.

16.1.2. Hypertension pulmonaire post-embolique

L'HTP post-embolique survient après une EP grave ou des EP itératives. Elle s'explique par une élévation des résistances à l'écoulement sanguin dans les artères pulmonaires de petit calibre et aboutit à l'insuffisance cardiaque droite (**SDD : réalisation et interprétation d'un électrocardiogramme**).

16.2. Points clés

Il existe deux complications : SPT et HTP.

16.3. Pour s'exercer

QRU#1 : Un patient de 65 ans tabagique présente une douleur thoracique et un œdème du membre inférieur droit. Le diagnostic de TVP distale associée à une EP est posé. Il est traité par anticoagulants. Parmi les suivantes, quelle est la proposition exacte concernant les complications à long terme ?

A. Le SPT complique une embolie pulmonaire isolée.

B. La TVP distale est la principale cause de SPT.

C. Le screening d'HTP doit être réalisé après toute EP récidivante.

D. La sévérité du SPT est évaluée par le score de Wells de TVP.

E. La complication de l'HTP est l'insuffisance cardiaque gauche.

Réponse : C. Le SPT complique la TVP et non l'EP. La principale cause de SPT est la TVP ilio-fémorale. La sévérité est évaluée par le score de Villalta. La complication de l'HTP est l'insuffisance cardiaque droite.

17. Connaître la complication à dépister avant d'arrêter un traitement anticoagulant pour EP 2C-226-SP-B02

17.1. Fiche LiSA

Avant d'arrêter le traitement anticoagulant prescrit pour une EP, il faut **s'assurer de l'absence de dyspnée**. En cas de dyspnée, il est indispensable de dépister une hypertension pulmonaire post-embolique en réalisant en premier lieu une échographie cardiaque transthoracique couplée au Doppler.

18. Connaître les principes de la prise en charge d'une thrombose veineuse superficielle 2C-226-PC-B02

18.1. Fiche LiSA

Le diagnostic de thrombose veineuse superficielle (TVS) repose sur la clinique : cordon veineux induré avec inflammation locale associée.

Un écho-Doppler veineux des membres inférieurs doit être réalisé pour confirmer le diagnostic, estimer l'extension de la TVS et exclure une TVP qui est fréquemment associée.

Le traitement repose sur la compression élastique associée à un traitement anticoagulant pour 6 semaines (fondaparinux 2,5 mg 1 injection sous-cutanée par jour [dose « préventive »]).

Si l'extrémité de la TVS est proche du réseau veineux profond ou si la TVS est étendue au réseau veineux profond, le traitement anticoagulant est administré à dose curative.

Lorsque la TVS survient sur veine variqueuse, le traitement des varices devra être discuté à distance de l'épisode thrombotique.

18.2. Points clés

La réalisation d'un écho-Doppler est systématique en cas de suspicion de TVS. Sauf cas particulier le traitement de la TVS repose sur du fondaparinux 2,5 mg 1 fois par jour pendant 45 jours.

18.3. Pour s'exercer

QRM#1 : Un patient de 65 ans tabagique présente un cordon induré de face interne de cuisse gauche. Le diagnostic de TVS est réalisé. Parmi les suivantes, quelles sont les propositions exactes concernant la prise en charge ?

A. Il n'est pas nécessaire de réaliser un écho-Doppler des membres inférieurs.

B. L'angioscanner thoracique est systématique.

C. Les AOD peuvent être utilisés à dose curative.

D. Le fondaparinux 2,5 mg/j pendant 6 semaines est indiqué.

E. En cas d'extension au réseau veineux profond, un traitement anticoagulant curatif est indiqué.

Réponse : D et E. L'écho-Doppler doit être systématique. En revanche, l'angioscanner est réalisé en cas de suspicion d'EP associée. Les AOD n'ont pas d'AMM dans la TVS.

5 LES 5 IDÉES-FORCES

- **Le diagnostic de la TVP et de l'embolie pulmonaire repose sur un algorithme diagnostique intégrant la probabilité clinique, 1re étape de la prise en charge.**
- **La prise en charge est stratifiée selon la gravité de la MTEV (EP et TVP).**
- **L'intensité et la durée du traitement anticoagulant sont modulées par le risque de récidive thrombo-embolique.**
- **La durée du traitement dépend des circonstances de survenue de l'événement, en particulier des facteurs de risque identifiés.**
- **Le traitement utilise les anticoagulants oraux directs ou les héparines de bas poids moléculaire avec ou sans relais AVK.**

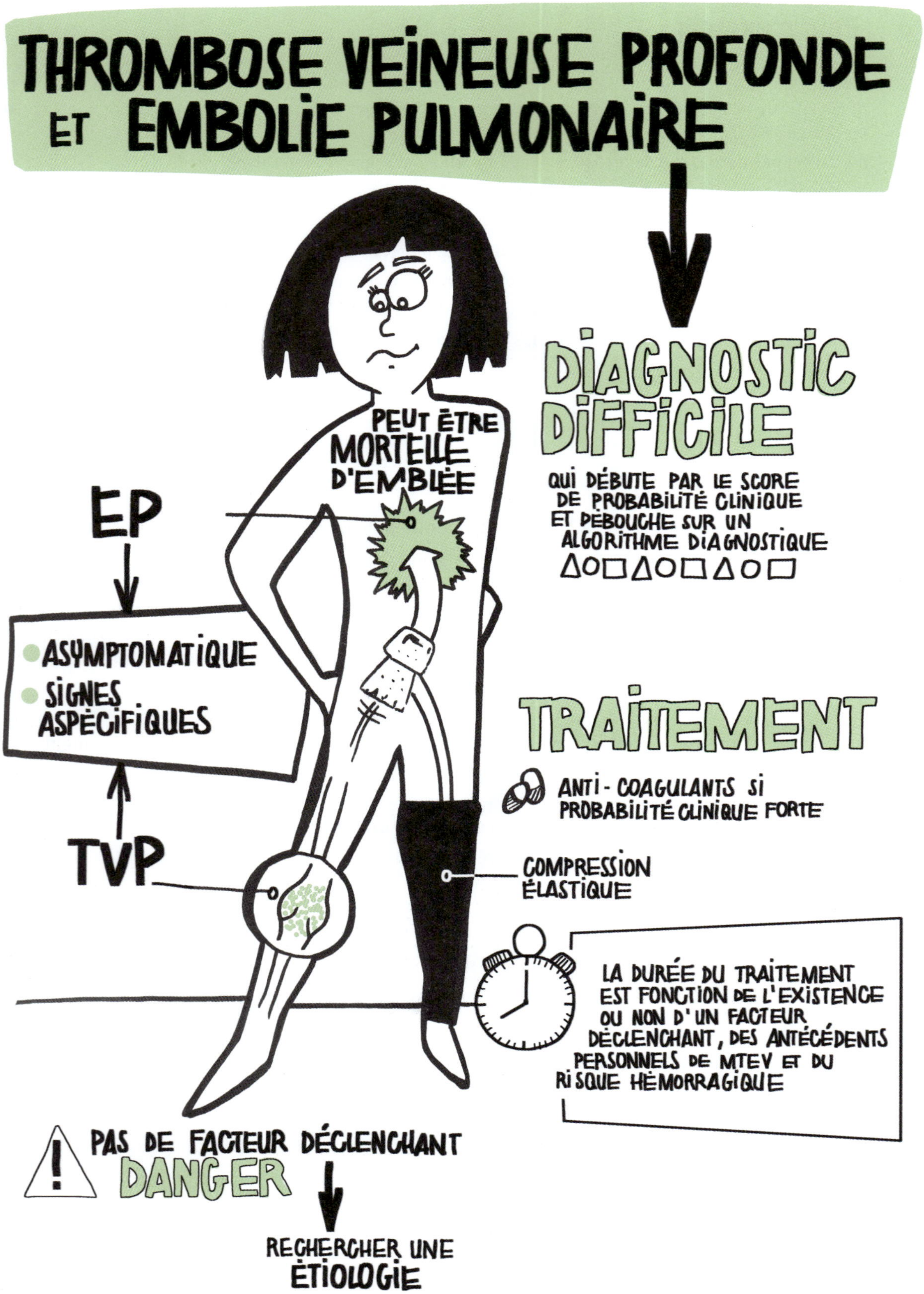
THROMBOSE VEINEUSE PROFONDE
ET EMBOLIE PULMONAIRE
DIAGNOSTIC DIFFICILE
QUI DÉBUTE PAR LE SCORE DE PROBABILITÉ CLINIQUE ET DÉBOUCHE SUR UN ALGORITHME DIAGNOSTIQUE
PEUT ÊTRE MORTELLE D'EMBLÉE
EP
ASYMPTOMATIQUE
SIGNES ASPÉCIFIQUES
TVP
TRAITEMENT
ANTI-COAGULANTS SI PROBABILITÉ CLINIQUE FORTE
COMPRESSION ÉLASTIQUE
LA DURÉE DU TRAITEMENT EST FONCTION DE L'EXISTENCE OU NON D'UN FACTEUR DÉCLENCHANT, DES ANTÉCÉDENTS PERSONNELS DE MTEV ET DU RISQUE HÉMORRAGIQUE
PAS DE FACTEUR DÉCLENCHANT
DANGER
RECHERCHER UNE ÉTIOLOGIE

227

item 227

INSUFFISANCE VEINEUSE CHRONIQUE ET VARICES

1. DÉFINITIONS 2C-227-DE-A01

1.1. Points clés (fiche LiSA)

1.1.1. Insuffisance veineuse chronique (IVC)

Dysfonctionnement du système veineux profond et/ou superficiel, résultant d'une incontinence valvulaire, avec ou sans oblitération veineuse associée. Les membres inférieurs sont préférentiellement touchés.

1.1.2. Varices

Dilatation permanente d'une ou de plusieurs veines superficielles des membres inférieurs de plus de 3 mm de diamètre en orthostatisme associée le plus souvent à un reflux par incontinence valvulaire (le reflux entraîne une stase du sang veineux dans les pieds).

1.2. Pour mieux comprendre

Si, sur le versant artériel, il existe un moteur puissant (contraction des ventricules) propulsant le sang dans les artères, le retour veineux est quant à lui assuré par la synergie de différentes forces aspiratives et propulsives ainsi que par la présence de valvules veineuses centripètes et unidirectionnelles. La fragilité de ces différents moyens explique que le moindre dysfonctionnement soit à l'origine de l'anomalie du retour veineux qui s'exprime cliniquement par les signes d'insuffisance veineuse chronique et par le développement de veines superficielles sous forme de varices.

1.3. Pour s'exercer

QRM#1 : En cas d'insuffisance veineuse chronique, on peut trouver :

A. Des dilatations veineuses superficielles.

B. Une incompétence du réseau veineux de retour.

C. Une insuffisance du réseau artériel d'apport.

D. Une atteinte fréquente du membre supérieur.

E. Une atteinte des valvules veineuses.

Réponse : A, B et E.

2. Connaître les principaux éléments physiopathologiques responsables de l'insuffisance veineuse 2C-227-EP-B01

2.1. Points clés (fiche LiSA)

La circulation artérielle est assurée grâce à un moteur puissant (contraction des ventricules cardiaques) propulsant le sang dans les artères, alors que le retour veineux est assuré par la synergie de différentes forces aspiratives et propulsives aidée par la présence de valvules veineuses centripètes et unidirectionnelles, agissant comme des dispositifs anti-reflux.

2.2. Pour mieux comprendre

Il existe deux réseaux veineux au niveau des membres inférieurs :

* le **réseau veineux profond** : il draine 90 % du sang veineux ;
* le **réseau veineux superficiel** (veine grande saphène VGS et veine petite saphène VPS) qui prend en charge les 10 % restants du sang veineux.

Ces deux réseaux, séparés par les aponévroses musculaires superficielles, sont reliés par des veines perforantes.

Le retour veineux des membres inférieurs se fait contre la pression orthostatique liée à la pesanteur. Il est assuré par quatre mécanismes :

* la **systole ventriculaire gauche** (pression dynamique résiduelle) ;
* la **pompe musculaire du mollet**, essentielle pour le drainage du sang du réseau veineux profond. La contraction des muscles de la jambe (surtout mollet) va assurer, par une compression répétée des veines profondes, la progression du flux veineux vers le haut. Le relâchement musculaire va entraîner une aspiration du sang du système superficiel vers le système profond. La direction centripète et unidirectionnelle du flux veineux est assurée par la continence valvulaire ;
* la **semelle plantaire** qui dépend de la statique plantaire et du déroulement du pas (ce système est accessoire) ;
* les **mouvements respiratoires** : le retour veineux des membres inférieurs s'effectue pendant l'expiration quand la veine cave inférieure n'est pas comprimée par le diaphragme. Ce système est accessoire.

Lorsqu'un de ces systèmes ne fonctionne plus, on peut avoir une insuffisance veineuse chronique.

2.3. Pour s'exercer

QRM#1 : L'insuffisance veineuse chronique peut être caractérisée par :

A. Une insuffisance des muscles du mollet.

B. Une insuffisance de pression dans les artères des membres inférieurs.

C. Une insuffisance de drainage du sang veineux par le cœur droit.

D. Une incompétence de la semelle veineuse plantaire de Lejars.

E. Une incompétence diaphragmatique.

Réponses : A, B, C, D et E.

QCM#1 : Une patiente âgée de 33 ans se présente pour une sensation de jambes lourdes vous faisant évoquer une insuffisance veineuse chronique (IVC). Quels sont, parmi les éléments physiopathologiques suivants, ceux qui participent à cette IVC ?

A. Foramen ovale perméable.

B. Occlusion chronique de l'artère poplitée.

C. Insuffisance ventriculaire gauche.

D. Incontinence valvulaire veineuse.

E. Pied plat.

F. Pied creux.

G. Paralysie des muscles des membres inférieurs.

H. Station debout prolongée.

Réponse : D, E, F , G et H (toutes les anomalies de la voûte plantaire entraînent un dysfonctionnement de la semelle veineuse plantaire; situations qui annulent le rôle de la pompe veino-musculaire du mollet, donc qui diminuent l'efficacité du retour veineux et participent ainsi à l'apparition d'une IVC et de varices). L'occlusion chronique de l'artère poplitée est une réponse inacceptable.

3. SYNDROME POST-THROMBOTIQUE 2C-227-DE-A02

3.1. Points clés (fiche LiSA)

Une thrombose veineuse profonde peut générer un syndrome post-thrombotique (SPT). Deux mécanismes essentiels sont possibles : la destruction valvulaire source de reflux et/ou l'obstruction veineuse résiduelle. Cela se traduit par des signes d'insuffisance veineuse pouvant aller jusqu'à une claudication veineuse.

3.2. Pour mieux comprendre

La sévérité du SPT est fonction de l'importance du dysfonctionnement veineux résultant du syndrome post-thrombotique séquellaire (destruction valvulaire, obstruction veineuse résiduelle et reflux veineux). L'évaluation de sa sévérité se fait à l'aide du **score de Villalta** (**Tableau 1**) qui est basé sur des signes cliniques subjectifs et objectifs d'insuffisance veineuse.

Symptômes subjectifs (patient)	Signes objectifs (médecin)
* Lourdeur * Douleur * Crampes * Prurit * Paresthésies	* Œdème * Douleur à la pression des mollets * Induration de la peau * Hyperpigmentation * Rougeur
Pour chaque symptôme ou signe, des points sont attribués : 0 = absent, 1 = léger, 2 = modéré, 3 = sévère, ulcère présent = 1, ulcère absent = 0. Interprétation : score ≤ 4 : absence de SPT, 5-14 : SPT modéré, 10-14 : SPT intermédiaire, ≥ 15 : SPT sévère ou ulcère présent.	

Tableau 1. Score Villalta. Villalta SBP *et al*, 1994.

3.3. Pour s'exercer

QROC#1 : Une patiente âgée de 33 ans se présente pour une sensation de jambe droite lourde vous faisant évoquer une IVC. L'interrogatoire de cette patiente vous apprend qu'elle a présenté une TVP (thrombose de l'axe veineux poplitéo-fémoral droit) il y a 5 ans. Quel est le processus à évoquer chez cette patiente pour expliquer la survenue d'une IVC ?

Réponse : Syndrome post-thrombotique (SPT). Chez cette patiente il faut évoquer de principe les séquelles de la TVP survenue il y a 5 ans, à l'origine d'un syndrome post-thrombotique (dévaluation, obstruction persistante) pour expliquer l'apparition de cette IVC d'autant que celle-ci ne se manifeste qu'au niveau du membre inférieur ayant présenté la TVP.

4. Étiologies des varices et de l'IVC 2C-227-ET-B01

4.1. Points clés (fiche LiSA)

On distingue trois principales causes de défaillance du retour veineux : l'insuffisance veineuse primitive, l'insuffisance veineuse secondaire et l'insuffisance veineuse fonctionnelle.

4.2. Pour mieux comprendre

4.2.1. Insuffisance veineuse primitive

* La **maladie variqueuse, varices essentielles ou varices primitives** : les varices se définissent comme des veines dont la paroi est pathologique, et qui deviennent dilatées et tortueuses, avec incontinence valvulaire. Il s'agit de l'étiologie la plus fréquente. Il existe deux types de varices :
    - les varices systématisées qui sont développées aux dépens des veines grande saphène et petite saphène ;
    - les varices non systématisées, dites non saphènes, qui sont développées aux dépens de veines perforantes ou de veines pelviennes.
* L'**insuffisance valvulaire primitive profonde** : elle résulte d'un défaut de continence valvulaire ou d'une dysgénésie valvulaire des veines profondes qui entraîne un reflux veineux profond. Il s'agit d'une pathologie rare voire exceptionnelle.

4.2.2. Insuffisance veineuse secondaire

* Le **syndrome post-thrombotique (SPT)** : le risque est particulièrement important en cas de thrombose ilio-fémorale. On estime que 20-50 % des thromboses veineuses profondes se compliqueront d'un SPT malgré un traitement bien conduit (5-10 % auront un SPT sévère).
* Les **syndromes veineux compressifs** : le syndrome de Cockett est dû à la compression de la veine iliaque commune gauche par l'artère iliaque commune droite. Il peut aller d'une simple compression à la thrombose ou l'occlusion fémoro-iliaque gauche complète. Les autres compressions veineuses extrinsèques chroniques sont essentiellement dues à des tumeurs pelviennes. Elles sont responsables habituellement de thromboses ilio-fémorales.

4.2.3. Insuffisance veineuse fonctionnelle

Ce terme est réservé au retour veineux défaillant avec des veines morphologiquement normales. Cette situation peut être liée à une diminution de la marche, à une ankylose de l'articulation tibio-tarsienne, à une perte du volume musculaire, ou encore à une altération de la dynamique cardio-respiratoire. Elle est fréquemment rencontrée chez le sujet âgé.

4.2.4. Autres causes d'insuffisance veineuse

Elles ne représentent qu'une partie infime des causes d'insuffisance veineuse. Ce sont les malformations veineuses simples ou complexes. Le syndrome malformatif le plus fréquent est le syndrome de Klippel-Trénaunay qui associe une dysplasie veineuse, une malformation capillaire et un allongement/hypertrophie du membre atteint.

4.3. Pour s'exercer

QRM#1 : Une patiente âgée de 33 ans se présente pour une sensation de jambe droite lourde vous faisant évoquer une IVC. L'interrogatoire de cette patiente vous apprend qu'elle a présenté une TVP (thrombose de l'axe veineux poplitéo-fémoral droit) il y a 5 ans. Quels sont, parmi les éléments suivants, ceux qui sont à même de favoriser l'IVC chez cette patiente ?

A. La marche prolongée.

B. La surélévation des membres inférieurs.

C. L'obésité.

D. La constipation chronique.

E. L'hérédité.

F. Les grossesses multiples.

Réponse : C, D, E et F. L'obésité, la constipation chronique, l'hérédité et les grossesses multiples freinent le retour veineux, favorisant ainsi la stase veineuse chronique et l'IVC.

5. Facteurs favorisant l'insuffisance veineuse chronique 2C-227-ET-A01

5.1. Points clés (fiche LiSA)

L'insuffisance veineuse chronique et les varices ont en commun plusieurs facteurs favorisants :

* l'hérédité (facteur majeur) ;
* le mode de vie sédentaire ;
* l'âge ;
* le sexe féminin ;
* les grossesses multiples ;
* le surpoids et l'obésité ;
* l'exposition à la chaleur ;
* l'orthostatisme prolongé ;
* la constipation chronique.

6. Prévalence de l'insuffisance veineuse chronique 2C-227-PE-B01

6.1. Points clés (fiche LiSA)

La prévalence globale de l'insuffisance veineuse chronique (IVC) est estimée entre 30 et 60 % selon les études dans les pays industrialisés avec une nette prépondérance féminine (sex-ratio homme-femme = 1/3) mais qui a tendance à s'équilibrer avec l'âge. En 2011 en France, 20 millions de patients environ présentaient une IVC et plus de 400 000 patients présentaient un ulcère d'origine veineuse.

7. Savoir identifier les varices et l'IVC 2C-227-DP-A01

7.1. Points clés (fiche LiSA)

Les symptômes de l'IVC sont fréquents, variés et peu spécifiques. L'intensité des symptômes et les signes physiques varient en fonction de la stase veineuse. Ils augmentent lorsque les circonstances aggravent la stase veineuse et diminuent quand celle-ci s'améliore. Négligée, l'IVC est à l'origine de troubles trophiques.

7.2. Pour mieux comprendre

7.2.1. Signes fonctionnels

* **Pesanteurs ou lourdeurs des membres inférieurs** : il s'agit très certainement du symptôme le plus fréquent dans l'IVC. Elles siègent dans les mollets ou les jambes, elles peuvent être limitées à une simple gêne voire une fatigabilité.
* **Crampes**.
* **Trajet veineux douloureux ou phlébalgie** : douleur exacerbée sur le trajet d'une veine.
* **Claudication intermittente veineuse en rapport avec l'obstruction chronique d'un confluent veineux majeur**. Il s'agit d'une lourdeur ou d'une pesanteur douloureuse qui n'empêche pas la poursuite de la marche, qui ne cède pas rapidement à l'arrêt de la marche, qui cède progressivement en décubitus.

L'étiologie veineuse de ces symptômes est évoquée devant leur **majoration** :

* au cours de la journée ;
* après une station debout ou assise prolongée ;
* par la chaleur (chauffage par le sol) ou l'exposition au soleil ;
* par une grossesse ; par la prise d'œstroprogestatifs ; en période prémenstruelle.

Et devant leur **amélioration** par :

* le froid ;
* la surélévation des membres inférieurs ;
* le décubitus ;
* l'exercice physique,

* la compression veineuse élastique (chaussettes, bas, bandes).

D'autres symptômes, comme les impatiences, les fourmillements et les rougeurs cutanées peuvent être présents mais doivent être différenciés de deux autres diagnostics moins connus :

* les impatiences nocturnes (besoin impérieux de mobiliser les jambes), pouvant s'intégrer dans le cadre du syndrome des jambes sans repos : le patient décrit une sensation d'engourdissement du membre en position d'immobilité, rapidement intolérable, l'obligeant à bouger ;
* les brûlures et les rougeurs du pied après quelques heures de sommeil, réveillant le malade, l'obligeant à rechercher le contact avec le froid (carrelage, eau froide) correspondant à l'érythermalgie.

7.2.2. Signes cutanés

Les signes cutanés trophiques liés à l'évolution de l'insuffisance veineuse et des varices sont représentés par :

* les varicosités ou télangiectasies : ce sont des dilatations de veines de petit calibre (< 3 mm). Lorsqu'elles sont situées à la cheville ou à l'arche plantaire, elles sont appelées corona phlebectatica et sont un signe précurseur de survenue d'un ulcère veineux à long terme ;
* les veines variqueuses ou varices ;
* l'œdème du pied : il est blanc, mou, prend le godet, avec une nette recrudescence vespérale, sans redistribution vers d'autres territoires ;
* la dermite pigmentée : traduit le passage dans le derme des hématies, libérant leurs pigments ferriques. La dermite ocre est irréversible et débute classiquement sur la face interne et inférieure de la jambe ;
* l'eczéma du tiers inférieur de jambe est une complication également fréquente de la stase veineuse chronique. Les lésions sont érythémato-vésiculeuses ou squameuses dans le territoire veineux pathologique ;
* l'atrophie blanche de Milian prend l'aspect de petites zones blanc porcelaine, de siège essentiellement malléolaire. Elle est entourée de dermite ocre ou de télangiectasies. Elle traduit une raréfaction des capillaires au sein d'un tissu fibreux, donc la présence d'une véritable ischémie cutanée et annonce la survenue d'un ulcère veineux ;
* la dermo-hypodermite de stase (lipodermatosclérose) est localisée au tiers inférieur de jambe, prenant initialement un aspect inflammatoire avec rougeur cutanée et douleurs, puis évoluant par poussées. Ces lésions sont en rapport avec l'extravasation de polynucléaires. L'évolution progressive se fait vers une fibrose engainante induisant une guêtre rigide (« hypodermite scléreuse »). Elle majore l'altération du retour veineux en raison de l'ankylose de la cheville. Le diagnostic d'érysipèle est un diagnostic différentiel de l'hypodermite inflammatoire de stase important à connaître ;
* la stase lymphatique est la conséquence de l'IVC évoluée qui altère le réseau lymphatique. Elle induit un œdème infiltré permanent, une peau épaissie et cartonnée. La stase lymphatique est souvent aggravée par les surinfections locales itératives ;
* l'ulcère veineux.

Ces différents items sont rassemblés dans une classification de l'IVD appelée « CEAP » (cf. **idées-forces**).

7.3. Pour s'exercer

QRM#1 : Parmi les signes cliniques cutanés d'insuffisance veineuse, on note :

A. Une atrophie blanche.
B. Un ulcère artériel.
C. Une dermite pigmentée.
D. Un œdème.
E. Des lésions d'eczéma.

Réponse : A, C, D et E.

QCM#2 : Une patiente âgée de 33 ans se présente pour une sensation de jambe lourde au niveau du membre inférieur droit vous faisant évoquer une IVC. L'interrogatoire de cette patiente vous apprend qu'elle a présenté une TVP (thrombose de l'axe veineux poplitéo-fémoral droit) il y a 5 ans. Parmi les éléments suivants, quels sont ceux en faveur d'une IVC ?

A. La diminution des signes au cours de la journée.
B. La diminution des signes après une station debout ou assise prolongée.
C. La diminution des signes avec le froid.
D. La diminution des signes avec la surélévation des membres inférieurs.
E. L'amélioration des signes par la chaleur.
F. L'amélioration des signes lors de la grossesse.
G. L'amélioration des signes par la prise d'œstroprogestatifs.
H. L'amélioration des signes en période prémenstruelle.
I. L'amélioration des signes par le décubitus.
J. L'amélioration des signes avec l'exercice physique.
K. L'amélioration des signes par la compression veineuse élastique.

Réponse : C, D, I, J et K. Les éléments qui majorent la stase veineuse sont la station debout, la chaleur, les grossesses, la prise d'œstroprogestatifs et la période prémenstruelle. Toutes ces circonstances aggravent donc l'IVC.

8. Savoir reconnaître un ulcère variqueux 2C-227-DP-A02

8.1. Points clés (fiche LiSA)

L'ulcère veineux est le **stade ultime de l'IVC**.

8.2. Pour mieux comprendre

Ses principales caractéristiques sont la grande taille, le caractère indolore ou peu douloureux, l'aspect superficiel non creusant, exsudatif et fibrineux et le siège péri-malléolaire. Il est associé à des signes d'IVC et/ou des varices. De façon exceptionnelle, après de longues années d'évolution sans cicatrisation, il peut se transformer en carcinome. La biopsie est indiquée en cas de bourgeonnement exubérant.

8.3. Pour s'exercer

QCM#1 : Quelles sont parmi les caractéristiques suivantes celles qui relèvent d'un ulcère variqueux ?

A. L'absence de pouls périphériques.
B. L'association avec une dermite ocre.
C. Le caractère hyperalgique du trouble trophique.
D. La topographie péri-malléolaire.
E. L'association à des signes d'IVC et/ou de varices.
F. La petite taille, < à 1 cm de diamètre.

Réponse : B, D et E.

9. Connaître les méthodes diagnostiques de l'insuffisance veineuse chronique 2C-227-DP-A03

9.1. Points clés (fiche LiSA)

Le diagnostic d'IVC repose sur l'interrogatoire à la recherche des signes fonctionnels, l'examen clinique et le recours à des examens complémentaires (écho-Doppler).

9.2. Pour mieux comprendre

Les signes cliniques sont recherchés chez un malade en position debout (escabeau de phlébologie), le membre inférieur examiné en rotation externe et légèrement en flexion pour la veine grande saphène. L'examen doit être bilatéral et comparatif.

Inspection et palpation des veines : on distingue les varices des secteurs veine grande saphène et veine petite saphène, des varices non systématisées. La palpation recherche une douleur. Une induration est évocatrice d'une thrombose veineuse.

L'examen clinique est complété par la réalisation d'un écho-Doppler veineux en position debout qui confirmera le diagnostic.

9.3. Pour s'exercer

QROC#1 : Vous avez posé le diagnostic d'IVC chez une patiente en vous appuyant sur votre examen clinique. Quel est l'examen complémentaire qui vous permettra de compléter celui-ci ?

Réponse : Écho-Doppler veineux des membres inférieurs. Si le diagnostic repose sur l'examen clinique, la réalisation d'un écho-Doppler permet d'objectiver et de quantifier les éléments expliquant l'IVC (reflux par incontinences valvulaires, syndrome obstructif séquellaire).

10. Connaître les principes de prise en charge thérapeutiques de l'insuffisance veineuse chronique 2C-227-PC-B01

10.1. Points clés (fiche LiSA)

Cette étape, qui consiste à favoriser le retour veineux afin de diminuer l'hyperpression veineuse, s'applique à tous les stades de l'insuffisance veineuse et des varices : règles physiques simples et compression élastique.

10.2. Pour mieux comprendre

* Surélévation des jambes, surélévation des pieds du lit de 7-10 cm.
* Lutte contre la sédentarité.
* Marche régulière quotidienne.
* Éviter de croiser les jambes en position assise.
* Éviter les stations debout et immobile prolongées.
* Lutte contre le surpoids et l'obésité.
* Éviter le chauffage par le sol, les bains chauds et l'exposition prolongée au soleil.
* Prise en charge de la constipation.

10.2.1. Compression élastique

Il s'agit d'appliquer sur un segment de membre une pression par un matériel élastique (bandes, chaussettes, bas auto-fixants, collants). Cette pression sera naturellement dégressive de la cheville à la cuisse en raison de la morphologie du membre. Son action passe par un effet hémodynamique (troncs veineux) et micro-circulatoire. Son efficacité est maximale lorsque la pose se fait le matin dans l'heure qui suit le lever. Sa pose nécessite parfois l'utilisation de dispositifs d'aide à l'enfilage ou le recours à une tierce personne.

Pour les chaussettes, les bas et les collants de compression élastique, il existe quatre classes en fonction de la pression exercée au niveau de la cheville :

* **classe I** : entre 10 et 15 mmHg ;
* **classe II** : entre 15,1 et 20 mmHg ;
* **classe III** : entre 20,1 et 36 mmHg ;
* **classe IV** : > 36 mmHg.

Les indications sont résumées dans le tableau construit à partir des recommandations de l'HAS de 2010 (**Tableau 2**). L'IVC fonctionnelle est une indication de compression de classe I. L' insuffisance lymphatique est une indication de compression de classe IV.

Les **contre-indications** à une compression élastique sont :

* artériopathie oblitérante avec IPS < 0,60 ;
* thrombose veineuse septique ;
* phlegmatia caerulae ;
* microangiopathie diabétique avec $TcPO_2$ < 30 mmHg.

Une **réévaluation régulière du rapport bénéfice/risque** de la compression s'impose en cas de :

* AOMI avec IPS entre 0,60 et 0,90 ;
* neuropathie périphérique évoluée ;
* dermatose suintante ou eczématisée ;
* intolérance aux fibres utilisées.

10.2.2. Traitement médicamenteux

Les médicaments veinotoniques ne sont prescrits qu'en cas de symptomatologie fonctionnelle (gêne, lourdeur des jambes) et à titre adjuvant d'une hygiène de vie adaptée et d'une compression élastique. Ils sont prescrits pendant de courtes durées.

Situation clinique	Dispositifs	Modalités
Varices 3 mm (stade C2)	* bas (chaussettes, bas-cuisse, collants) de 15 à 20 ou de 20 à 36 mmHg	Traitement au long cours
Après sclérothérapie ou chirurgie des varices	* bas indiqués pour les varices * ou bandes sèches à allongement court	4 à 6 semaines
Œdème chronique (stade C3)	* bas (chaussettes, bas-cuisse, collants) de 20 à 36 mmHg * ou bandes sèches à allongement court ou long	Traitement au long cours, avec réévaluation régulière du rapport bénéfices/risques
Pigmentation, eczéma veineux (stade C4a)	* bas (chaussettes, bas-cuisse, collants) de 20 à 36 mmHg * ou bandes sèches inélastiques ou à allongement court * ou bandes enduites	
Lipodermatosclérose, hypodermite veineuse, atrophie blanche (stade C4b)	* bandes sèches inélastiques ou à allongement court * ou bandes enduites * ou bas (chaussettes, bas-cuisse, collants) de 20 à 36 mmHg	
Ulcère cicatrisé (stade C5)	* bas (chaussettes, bas-cuisse, collants) de 20 à 36 ou › 36 mmHg * ou bandes sèches à allongement court	
Ulcère ouvert (stade C6)	* bandages multitypes en première intention * ou bandes sèches inélastiques ou à allongement court * ou bandes enduites * ou bas (chaussettes, bas-cuisse, collants) › 36 mmHg	Jusqu'à cicatrisation complète
La pression à retenir est la plus forte supportée par le patient.		

Tableau 2. **Type de compression et durée de la compression préconisés en fonction du stade de l'insuffisance veineuse.**

10.2.3. Sclérothérapie, techniques thermiques endoveineuses et chirurgie

Ces traitements sont indiqués en cas de varices symptomatiques et ont pour objectif de « détruire » les veines pathologiques. L'indication doit tenir compte aussi du terrain. Chez les patients présentant des facteurs de risque cardiovasculaire ou une maladie athéromateuse (coronaropathie, artériopathie oblitérante...), il faut, dans la mesure du possible, préserver le capital veineux pouvant servir ultérieurement, en l'absence de varice importante, à un pontage artériel. Les varices secondaires à un syndrome post-thrombotique doivent habituellement être respectées car elles peuvent suppléer l'obstruction veineuse profonde ; le traitement se fait au cas par cas si une insuffisance superficielle aggrave une insuffisance veineuse profonde.

Le choix de la technique dépend de la localisation, de l'aspect et du diamètre des varices.

10.2.3.1. Sclérothérapie

Elle consiste à injecter par voie percutanée un produit sclérosant (produit liquide ou produit sous forme de mousse) dans une varice. L'injection peut se faire sous contrôle échographique (= échosclérothérapie). Elle peut être réalisée seule ou en complément d'une autre technique.

L'inflammation endothéliale générée va évoluer vers une cicatrisation fibreuse et rétractile de la veine traitée.

10.2.3.2. Techniques thermiques endoveineuses

Les techniques thermiques endoveineuses (laser ou radiofréquence) ont supplanté les techniques chirurgicales classiques. Elles représentent actuellement le traitement de première intention en l'absence d'indication de sclérothérapie.

10.2.3.3. Chirurgie

Ses indications sont de plus en plus réduites. Les techniques les plus fréquentes sont l'éveinage par stripping et les phlébectomies.

10.3. Pour s'exercer

QCM#1: Une patiente présente une IVC sans varice systématisée. Elle vous demande quelles sont les mesures qui peuvent la soulager?

A. Port d'une compression élastique.

B. Limitation de la pratique de la marche.

C. Séances de sauna hebdomadaires.

D. Correction de la voûte plantaire par orthèse.

E. Traitement par β-bloquant.

F. Lutte contre la constipation chronique.

Réponse: A, D et F. La prise en charge de l'IVC repose sur les mesures d'hygiène de vie (lutte contre la sédentarité, conseil de marche régulière, limiter la station debout prolongée, lutte contre le surpoids et la constipation) et la prescription d'une compression élastique.

5 LES 5 IDÉES-FORCES

- L'insuffisance veineuse chronique (IVC) est un dysfonctionnement du système veineux profond et/ou superficiel, résultant d'une incontinence valvulaire, avec ou sans oblitération veineuse associée. Elle est soit primitive, soit secondaire (syndrome post-thrombotique essentiellement).

- Les signes fonctionnels de l'IVC sont fréquents, variés et peu spécifiques, tels que des jambes lourdes, des crampes et des démangeaisons. Le caractère veineux est évoqué devant leur majoration en fin de la journée, après station debout ou assise prolongée et/ou par la chaleur, et leur amélioration par le froid, la surélévation des membres inférieurs, l'exercice physique, la contention ou la compression veineuse.

- La CEAP permet de classer l'insuffisance veineuse en précisant le stade clinique (C), l'étiologie (E), l'anatomie (A) et la physiopathologie (P).

- L'écho-Doppler veineux est l'examen paraclinique de référence qui permet de confirmer l'insuffisance veineuse et d'en faire la cartographie.

- Le traitement est composé de l'optimisation des règles hygiéno-diététiques et de la compression médicale (traitement symptomatique). Les traitements plus invasifs sont les procédures endovasculaires (chimique : sclérose, échosclérose ; thermique : laser ou radiofréquence) ou la chirurgie.

INSUFFISANCE VEINEUSE VARICES

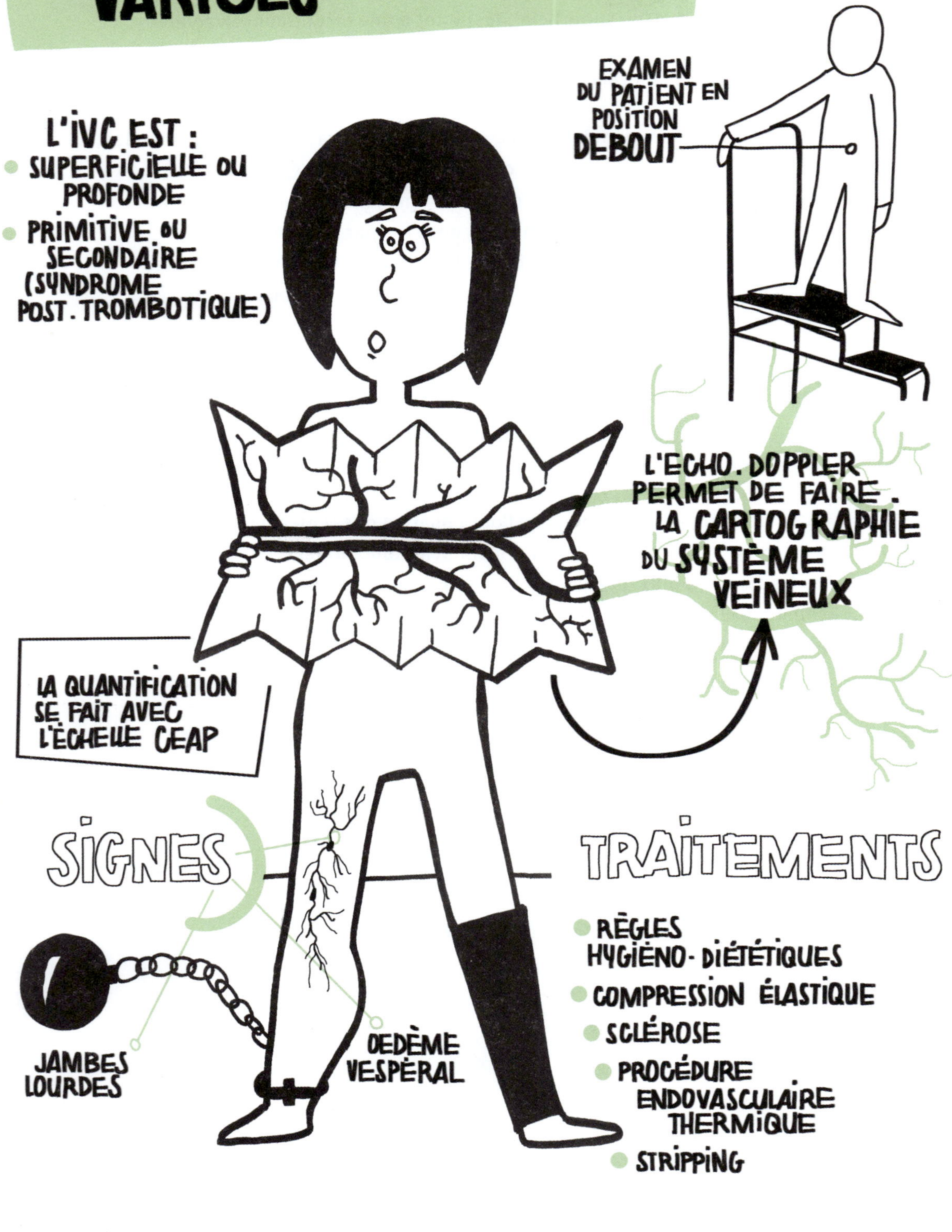

item 228

ULCÈRE DE JAMBE

1. DÉFINITION D'UN ULCÈRE DE JAMBE 2C-228-DE-A01

1.1. Points clés (fiche LiSA)

Un ulcère de jambe est une **perte de substance cutanée dermique chronique** évoluant depuis plus d'un mois. Au niveau des membres inférieurs, l'ulcère est le plus souvent d'origine vasculaire, veineuse et/ou artérielle, par ischémie tissulaire.

1.2. Pour mieux comprendre

L'ulcère doit être différencié des érosions superficielles et ulcérations. Ses caractéristiques cliniques permettent d'orienter l'étiologie. Le terrain du patient ainsi que ses antécédents aident à diagnostiquer le type d'ulcère dont il s'agit ; l'ulcère est plus fréquent chez les personnes âgées.

1.3. Pour s'exercer

QRU#1 : Madame U., âgée de 55 ans, présente une perte de substance suintante de la face interne de la jambe évoluant depuis 3 mois, située au-dessus de la malléole interne. Cette lésion est apparue après un traumatisme et est située proche d'une varice. Quelle est l'hypothèse diagnostique la plus probable ?

A. Érysipèle.

B. Ulcère de jambe.

C. Lymphœdème.

D. Larva migrans.

E. Infection à candida albicans.

Réponse : B. C'est la définition de l'ulcère : perte de substance cutanée ; et les autres propositions ne sont pas associées à une perte de substance cutanée.

2. Reconnaître un ulcère veineux typique 2C-228-CM-A01

2.1. Points clés (fiche LiSA)

L'ulcère veineux est le plus souvent péri-malléolaire, étendu, superficiel et peu douloureux.

2.2. Pour mieux comprendre

L'ischémie tissulaire liée à une **insuffisance veineuse chronique** profonde ou superficielle entraîne l'apparition de l'ulcère et on trouve souvent des signes d'insuffisance veineuse associés comme des varices, une dermite ocre ou une atrophie blanche ainsi que des antécédents veineux thrombotiques. Attention, les ulcères liés à l'association d'une insuffisance artérielle et d'une insuffisance veineuse peuvent coexister. Il faut savoir l'évoquer en cas d'ulcères veineux à la cicatrisation traînante par exemple.

2.3. Pour s'exercer

QRU#1 : Madame V., 75 ans, consulte pour un ulcère de 6 cm de diamètre, peu douloureux, de la face interne de la cheville droite au dessus de la malléole, évoluant depuis 24 mois. Elle a de nombreux antécédents de thrombose veineuse superficielle de la grande saphène droite ainsi qu'une dermite ocre et des varices aux deux jambes. Quelle est l'étiologie la plus probable de cet ulcère ?

A. Ulcère veineux.

B. Angiodermite nécrotique.

C. Ulcère artériel.

D. Ulcère néoplasique.

E. Mal perforant.

Réponse : A. Les caractéristiques « peu douloureux », superficiel et étendu à la face interne de la jambe avec des signes d'une insuffisance veineuse évoluée (dermite ocre, varices, antécédents thrombotiques) sont en faveur d'une origine veineuse.

3. Reconnaître un ulcère artériel typique 2C-228-CM-A02

3.1. Points clés (fiche LiSA)

L'ulcère artériel est souvent douloureux, creusant, avec possible exposition tendineuse, plutôt petit et atone, plutôt distal et « suspendu ».

3.2. Pour mieux comprendre

La perte de substance est liée à une ischémie tissulaire par **insuffisance circulatoire artérielle** ; il faut donc rechercher une artériopathie sous-jacente, qui est souvent sévère avec absence des pouls distaux. Des signes de mauvaise tolérance tissulaire comme une fonte de la coque du talon, des ongles cassants, une dépilation doivent être recherchés. Le temps de recoloration cutanée doit être évalué ainsi que l'érythrose de déclivité. Il faut aussi rechercher une claudication intermittente, des douleurs de décubitus, un passé d'artériopathie des membres inférieurs et des facteurs de risque cardiovasculaire.

3.3. Pour s'exercer

QRU#1 : Monsieur T., 45 ans, grand fumeur, consulte pour un ulcère de 2 cm de diamètre, apparu il y a deux semaines, douloureux (le réveillant la nuit), situé sur l'avant-pied gauche. Le fond est pâle et propre. Quelle est l'étiologie la plus probable de cet ulcère ?

A. Ulcère veineux.

B. Angiodermite nécrotique.

C. Ulcère artériel.

D. Ulcère médicamenteux.

E. Pathomimie.

Réponse : C. Le terrain (homme, tabagisme important) ainsi que la présentation clinique de l'ulcère plaident pour une origine artérielle. La recherche d'une AOMI par des méthodes simples (examen clinique, palpation des pouls, pressions distales, calcul de l'IPS de cheville) permettent le diagnostic.

4. Savoir diagnostiquer une angiodermite nécrotique 2C-228-DP-B01

4.1. Points clés (fiche LiSA)

Il s'agit d'un ulcère très douloureux, à bords nécrotiques, situé à la partie inférieure et externe de la jambe, avec des pouls présents, dans un contexte d'HTA.

4.2. Pour mieux comprendre

L'ulcère est lié à un infarctus cutané sur terrain d'HTA, de diabète avec pouls distaux présents (pas d'AOMI). En périphérie de l'angiodermite nécrotique, on note souvent des zones nécrotiques et inflammatoires. La greffe cutanée en pastilles a souvent un effet cicatrisant et antalgique.

4.3. Pour s'exercer

QRU#1 : Madame D., 65 ans, diabétique hypertendue, consulte en urgence pour une ulcération récente située à la face externe de la jambe droite, irrégulière à bords noirâtres ; la douleur est très importante et empêche la patiente de dormir. Les pouls distaux sont bien perçus. Quelle est l'étiologie la plus probable de cet ulcère ?

A. Angiodermite nécrotique.

B. Ulcère artériel.

C. Ulcère veineux.

D. Ulcère mixte.

E. Hémopathie maligne.

Réponse : A. Arguments en faveur d'une angiodermite : la douleur est au premier plan, le caractère nécrotique de la plaie et le terrain ; l'absence de lésion artérielle des gros troncs est aussi en faveur (pouls présents).

5. Connaître les causes non vasculaires des ulcères de jambe 2C-228-DP-B02

5.1. Points clés (fiche LiSA)

Ces ulcères plus rares ne présentent pas les caractéristiques cliniques des ulcères vasculaires ou alors ils ont une évolution traînante et inhabituelle. Ils sont souvent rattachés à une pathologie identifiée. Les étiologies sont diverses.

5.2. Pour mieux comprendre

L'ulcère est lié à un mécanisme prolifératif (cancer), neurotrophique (mal perforant), infectieux, médicamenteux, à une hémopathie maligne (pyoderma gangrenosum) ou à une vascularite.

Les ulcères d'origine non vasculaire sont beaucoup plus rares. Ils doivent être évoqués devant une forme atypique ou devant des retards de cicatrisation. Une biopsie permettra d'avancer dans la démarche diagnostique (malignité, infection, hémopathie, médicamenteux...).

1.1.1. Cancers cutanés

Il faut évoquer cette étiologie devant une ulcération chronique et rebelle de petite taille, d'aspect atypique (carcinome basocellulaire ou spinocellulaire, mélanome). Tout ulcère veineux qui ne guérit pas après plusieurs mois d'un traitement bien conduit doit être biopsié à la recherche d'un cancer.

1.1.2. Ulcère neurotrophique

Il complique une neuropathie évoluée des membres inférieurs, comportant notamment une altération de la sensibilité douloureuse. Il siège classiquement sur les zones d'appui de la plante du pied (appuis normaux ou pathologiques), au sein d'une hyperkératose et sont indolores.

1.1.3. Ulcère infectieux

L'ecthyma est une infection cutanée à streptocoque A, caractérisée par une ulcération de petite taille à périphérie érythémateuse succédant à une croûte noirâtre.

1.1.4. Ulcères médicamenteux

Après prise de certains médicaments au long cours (hydroxy-urée, interféron γ), des ulcères très fibreux et rebelles peuvent apparaître. Ils disparaissent généralement en quelques semaines après l'arrêt du traitement en cause.

1.1.5. Ulcères des hémopathies

Un ulcère de jambe chez un sujet jeune doit faire suspecter une anémie hémolytique congénitale (drépanocytose, thalassémie). Les syndromes myéloprolifératifs (maladie de Vaquez, thrombocytémie...) peuvent se manifester par des ulcérations chroniques et nécrotiques superficielles.

1.1.6. Pyoderma gangrenosum

Il s'agit d'une ulcération superficielle à bords irréguliers constituée de clapiers purulents, avec une extension centrifuge rapide. Cette affection est associée dans deux tiers des cas à une pathologie sous-jacente : hémopathie, maladie inflammatoire chronique de l'intestin ou cancer essentiellement.

1.1.7. Vascularites cutanées

Certaines vascularites cutanées (vascularites leucocytoclasiques), systémiques (périartérite noueuse, vascularite au cours du lupus érythémateux et des cryoglobulinémies) et le syndrome des antiphospholipides peuvent se manifester par un purpura nécrotique évoluant vers des ulcérations des membres inférieurs.

1.1.8. Pathomimie

C'est un diagnostic difficile d'élimination à évoquer devant des ulcérations récidivantes d'aspect inhabituel chez un sujet jeune.

5.3. Pour s'exercer

QRU#1 : Madame C., 62 ans, est porteuse d'un ulcère veineux qui ne cicatrise pas malgré un traitement bien conduit et la suppression de son insuffisance veineuse chronique. À l'examen, on note un ulcère de petite taille, bourgeonnant et saignant au contact, non douloureux et sans écoulement. Quelle étiologie envisager ?

A. Carcinome épidermoïde cutané.

B. Ulcère neurotrophique.

C. Ulcère infectieux.

D. Hémopathie maligne.

E. Cause médicamenteuse.

Réponse : A. La cause à rechercher d'un ulcère qui bourgeonne et qui ne guérit pas est un carcinome cutané.

6. Connaître la compression et ses modalités 2C-228-PC-A01

6.1. Points clés (fiche LiSA)

Une compression par bandes étalonnées, multi-couches ou bas médicaux permet la cicatrisation des ulcères veineux. Par contre, dans les autres ulcères, elle est inutile voire contre-indiquée en cas d'ischémie sévère.

6.2. Pour mieux comprendre

La compression facilite le retour veineux, lutte donc contre la stase et l'œdème. Elle fait partie du traitement permettant la cicatrisation de l'ulcère veineux alors que la compression est contre-indiquée lorsque l'index de pression systolique de cheville est inférieur à 0.60 car elle compromet la circulation artérielle.

6.3. Pour s'exercer

QRM#1 : Madame B., 75 ans, a de nouveau un ulcère veineux à la face interne de la jambe gauche en regard d'une zone d'atrophie blanche. Elle présente d'importantes varices qu'elle ne souhaite pas traiter. Quel traitement préconisez vous ?

A. Traitement antibiotique.

B. Bandes multicouches renouvelées toutes les 48 heures.

C. Pansement d'ulcère par une infirmière à domicile toutes les 48 heures.

D. Anticoagulant.

E. Vérification de la vaccination antitétanique.

Réponse : B, C et E. Le traitement antibiotique et l'anticoagulant sont inutiles ici.

7. Intérêt de l'imagerie : Écho-Doppler artério-veineux en première intention 2C-228-EC-A01

7.1. Points clés (fiche LiSA)

La réalisation d'un écho-Doppler artériel et veineux est indiquée en cas d'ulcère.

7.2. Pour mieux comprendre

L'écho-Doppler permet de vérifier la perméabilité du réseau artériel et veineux des membres inférieurs et donc de définir l'étiologie de l'ulcère pour permettre un traitement adapté. C'est donc un examen indispensable avant traitement. Il doit comprendre la mesure des pressions distales utiles pour connaître la qualité de la perfusion artérielle. Les troncs veineux profonds et superficiels sont examinés ainsi que les artères. La **recherche d'un reflux veineux et d'une obstruction veineuse** est indispensable.

7.3. Pour s'exercer

QRU#1 : Monsieur F., 70 ans, présente un ulcère d'allure veineuse depuis 3 mois. Malgré une compression élastique et des pansements réguliers, l'ulcère ne guérit pas. Que lui proposez vous ?

A. Un traitement anticoagulant.

B. Une biopsie à la périphérie de l'ulcère.

C. Un traitement antibiotique.

D. Un écho-Doppler veineux et artériel.

E. Des séances de pressothérapie.

Réponse : D. L'écho-Doppler est indispensable à la qualification de l'ulcère notamment pour dépister une forme mixte qui pourrait expliquer le retard de cicatrisation. Traitements anticoagulant et antibiotique sont inutiles en l'absence d'infection évolutive et d'indication précisée. La pressothérapie n'a pas sa place et la biopsie doit être choisie en deuxième intention.

Ci-contre, une patiente de 78 ans consulte pour ces plaies évoluant depuis 2 mois.

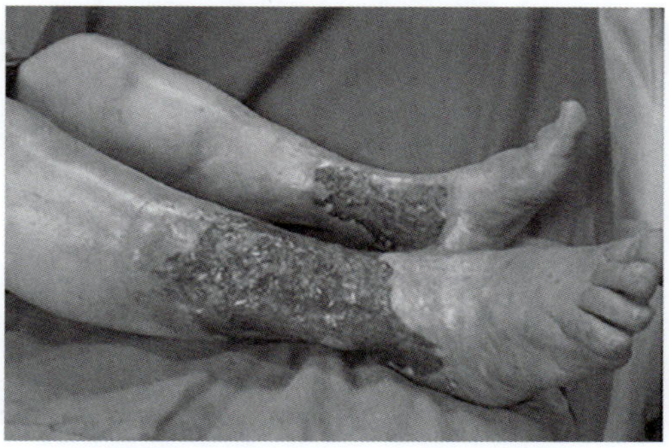

QRM#2 : Que recherchez-vous à l'interrogatoire en faveur d'un ulcère veineux, parmi ces propositions ?

A. Antécédents de phlébite.
B. Douleurs de décubitus.
C. Claudication intermittente.
D. Exogénose.
E. Diabète.
F. Hypertension artérielle.
G. Obésité.
H. Sédentarité.
I. Tabagisme.
J. Plaie indolore.
K. Antécédents familiaux d'insuffisance veineuse superficielle.

Réponse : A, G, H, J et K. L'origine veineuse est évoquée devant un ulcère peu ou pas douloureux. On recherche des antécédents de thrombose veineuse profonde (TVP) et des varices. Les autres items sont associés aux ulcères artériels ou à l'angiodermite nécrotique, ou à aucun des deux (exogénose).

QROC#3: Citez trois éléments sémiologiques en faveur d'un ulcère veineux présents chez cette patiente.

Réponse : Superficiel, étendu, péri-malléolaire. L'ulcère est peu douloureux.

QRM#4 : Ses antécédents sont un surpoids et une thrombophlébite, il y a 25 ans après une intervention chirurgicale. À propos des examens complémentaires suivants, lesquels prescrivez-vous en première intention pour cette patiente ?

A. Écho-Doppler veineux des membres inférieurs.
B. Angioscanner de l'aorte et des membres inférieurs.
C. $TcPO_2$.
D. Écho-Doppler artériel des membres inférieurs.
E. Hémoglobine glyquée.
F. Fond d'œil.
G. ECG.
H. Exploration d'une anomalie lipidique.

Réponse : A et D. La réalisation d'une écho-Doppler veineux et artériel est indiqué en cas d'ulcère des membres inférieurs.

8. Savoir interpréter les pressions distales 2C-228-EC-B01

8.1. Points clés (fiche LiSA)

La baisse des pressions distales témoigne d'une AOMI. En cas d'ischémie critique, la pression distale en cheville est < 50 mmHg. Un abaissement des pressions distales témoigne d'une AOMI (le diagnostic est porté sur un index de pression systolique de cheville [IPS] de repos ≤ 0.90, cf. **Item 225-1**). En cas de médiacalcose, les pressions distales peuvent être faussement normales ou élevées. La médiacalcose rend incompressible les artères et n'autorise donc pas la mesure de la pression.

8.2. Pour mieux comprendre

La chute de la pression distale est corrélée à la perte de charge en pression et donc à la pression de perfusion distale. Les calcifications vasculaires (patients âgés, diabétiques, insuffisants rénaux) ne permettent pas la mesure des pressions distales et sont associées à une augmentation du risque cardiovasculaire. En cas de mediacalcose, la mesure de la pression peut être trompeuse, et apparaître plus élevée qu'en réalité. Dans ces cas-là, pour mesurer la pression distale, on réalise une mesure de la pression au gros orteil.

8.3. Pour s'exercer

QRM#1 : Madame F., 65 ans, présente un ulcère douloureux de petite taille, à fond atone du pied droit. Afin de faire le bilan de l'ulcère, vous mesurez les pressions distales qui sont à 30 mmHg à droite et 120 mmHg à gauche. Qu'en déduisez-vous ?

A. La patiente a une artériopathie sévère à droite.

B. Un écho-Doppler artériel complétera la prise des pressions.

C. En cas de médiacalcose, les artères sont incompressibles.

D. En cas de pression artérielle brachiale à 120/80 mmHg, les pressions distales sont normales à gauche.

Réponse : A, B, C et D. Pas d'anomalie des pressions distales en cas d'ulcère veineux.

QRM#2 : Que peut-ton dire à propos de la médiacalcose vasculaire ?

A. Il s'agit de calcifications vasculaires veineuses.

B. Le vaisseau est incompressible, du fait de calcifications de la paroi artérielle.

C. Le vaisseau est incompressible, la pression mesurée est anormalement élevée.

D. Il est recommandé d'utiliser la pression du gros orteil dans ce cas.

E. La médiacalcose est associée à une augmentation du risque cardiovasculaire.

Réponse : B, C, D et E. C'est bien la pression artérielle qui est mesurée.

9. Connaître les trois phases de cicatrisation d'un ulcère 2C-228-DP-A02

9.1. Points clés (fiche LiSA)

Détersion, **bourgeonnement** et **épidermisation** sont les trois phases successives de cicatrisation d'un ulcère.

9.2. Pour mieux comprendre

La phase de détersion va préparer le bourgeonnement en enlevant la fibrine ou la nécrose. Ensuite, le bourgeonnement, qui ne doit pas être excessif, permettra l'épidermisation, et donc la cicatrisation.

9.3. Pour s'exercer

QRM#1 : Que peut-on dire concernant les phases de traitement d'un ulcère ?

A. La fibrine permet le bourgeonnement de la plaie.

B. La détersion aggrave l'ulcère.

C. Un bourgeonnement est nécessaire avant épidermisation.

D. L'épidermisation est la dernière étape avant cicatrisation.

E. Des pansements différents sont utilisés en fonction du stade de l'ulcère.

Réponse : C, D et E. La détersion de la fibrine est nécessaire pour obtenir l'épidermisation.

10. Connaître les soins locaux, la détersion des exsudats et la détersion 2C-228-PC-A02

10.1. Points clés (fiche LiSA)

Il ne faut pas que des exsudats trop importants induisent une dermite de macération péri-ulcéreuse. Donc des pansements absorbants doivent être privilégiés. La détersion doit être mécanique après lavage doux à l'eau ou au savon puis rinçage au sérum physiologique.

10.2. Pour mieux comprendre

Il faut respecter le milieu local de l'ulcère pour permettre la cicatrisation et éviter donc les antiseptiques et antibiotiques qui ne sont pas nécessaires. Une surinfection lorsqu'elle reste localisée est dans un premier temps traitée localement par des pansements à visée anti-infectieuse (à base d'argent ou autres topiques). Il faut par contre traiter par voie générale toute évolution ou atteinte plus générale comme les érysipèles, les cellulites ou les lymphangites.

La cicatrisation dirigée permet de retirer ce qui fait obstacle au bourgeonnement, de façon chimique ou mécanique dans un milieu le plus proche du milieu naturel. De cette façon le bourgeonnement sera possible. À chaque étape, le type de pansement pourra être modifié pour permettre l'épidermisation.

10.3. Pour s'exercer

QRM#1 : Madame U. consulte pour le traitement de son ulcère veineux. Que préconisez-vous ?

A. On peut utiliser des pansements absorbants en cas d'exsudats importants.

B. En cas de douleur importante, il faut mettre en place une antalgie efficace.

C. La compression n'est pas utile tant que l'ulcère n'est pas cicatrisé.

D. En cas de fond fibrineux, un traitement antibiotique local est souhaitable.

E. Un pansement avec nitrate d'argent peut traiter une prolifération bactérienne locale sans infection générale.

Réponse : A, B et E. Il ne faut donner d'antibiotique qu'en cas d'infection générale et la compression élastique est bien utile car elle fait partie du traitement de l'ulcère veineux.

Une patiente de 78 ans vous consulte pour un ulcère veineux évoluant depuis 2 mois. Ces derniers jours, la plaie présente un écoulement malodorant. La patiente est apyrétique, et la peau péri-lésionnelle n'est pas inflammatoire, il n'y a pas de signe de lymphangite. Ses antécédents sont un surpoids et une thrombophlébite il y a 25 ans à la suite d'une intervention. Son IPS est à 1.00.

QRM#2 : Quels traitements instaurez-vous parmi les suivants ?

A. Désinfection iodée.

B. Antibiothérapie par voie générale.

C. Pansement à l'argent pour une durée de moins de 4 semaines.

D. Antibiothérapie locale.

E. Nettoyage à l'eau stérile.

Réponses : C et E. Il n'y a pas d'indication à une antibiothérapie s'il n'y a pas de lymphangite ou d'érysipèle.

QROC#3 : Quelle est la mesure thérapeutique indispensable dans ce contexte ?

Réponse : Compression élastique.

11. Connaître les complications des ulcères : allergie cutanée, infection et transformation maligne 2C-228-SP-A01

11.1. Points clés (fiche LiSA)

L'allergie aux topiques appliqués est fréquente, elle impose une éviction de l'allergène et un traitement local corticoïde.

Érysipèles, cellulites, lymphangites doivent être traités par antibiotiques.

Un bourgeonnement excessif chronique doit faire réaliser une biopsie afin de dépister une transformation maligne carcinomateuse.

La vaccination antitétanique doit être à jour car 2/3 des infections à tétanos en Europe surviennent en cas d'ulcère chez des patients non vaccinés ou non à jour de leur vaccination.

11.2. Pour mieux comprendre

Respecter le milieu cutané permet la cicatrisation de l'ulcère en dépistant en parallèle les allergies aux pansements appliqués et autres topiques. Les deux complications graves à redouter sont l'infection et la transformation cancéreuse (carcinome).

11.3. Pour s'exercer

QRM#1 : Madame T., âgée de 84 ans, signale que son ulcère veineux présent depuis plusieurs mois est devenu douloureux. Quelles complications devez-vous craindre ?

A. Infection.

B. Allergie de contact.

C. Carcinome cutané.

D. Ischémie aiguë.

E. Ostéite.

Réponse : A et B. Le carcinome est volontiers prolifératif et indolore. L'ischémie aiguë entraîne une douleur du membre inférieur et non de l'ulcère uniquement et l'ostéite n'est pas une complication habituelle des ulcères veineux qui sont plutôt superficiels.

5 LES 5 IDÉES-FORCES

- **Les étiologies sont par ordre de fréquence décroissante :**
  - l'ulcère veineux (80 % des cas) ;
  - l'ulcère mixte ;
  - l'angiodermite nécrotique ;
  - l'ulcère artériel ;
  - l'ulcère non vasculaire.

- **L'écho-Doppler est le premier examen para-clinique à réaliser en cas d'ulcère de jambe chronique pour confirmer ou non l'insuffisance veineuse ou l'artériopathie et permettre le traitement étiologique si possible. Il permet de localiser les lésions artérielles significatives et précise le degré d'ischémie (ischémie chronique : pression systolique de cheville < 50 mmHg).**

- **En cas de médiacalcose ou d'ischémie chronique, des examens microcirculatoires doivent être réalisés (mesure de la pression au 1er orteil, $TcPO_2$ [pression transcutanée en O_2]) pour évaluer le pronostic de cicatrisation. Une imagerie artérielle complémentaire (angioscanner, angio-IRM, voire artériographie) doit être demandée en cas d'indication potentielle de revascularisation.**

- **Si l'étiologie vasculaire de l'ulcère n'est pas retenue, des prélèvements spécifiques (bactériologiques, mycologiques, biopsiques) doivent être réalisés.**

- **Le traitement local a pour but de favoriser la détersion (avant tout mécanique) des tissus nécrotiques puis la cicatrisation. Les antiseptiques et les antibiotiques locaux sont proscrits. Le principe général de la cicatrisation est de maintenir un milieu chaud et humide par le caractère occlusif du pansement. Ne pas oublier de vérifier la vaccination anti-tétanique (VAT), surtout chez la personne âgée.**

ULCÈRE DE JAMBE

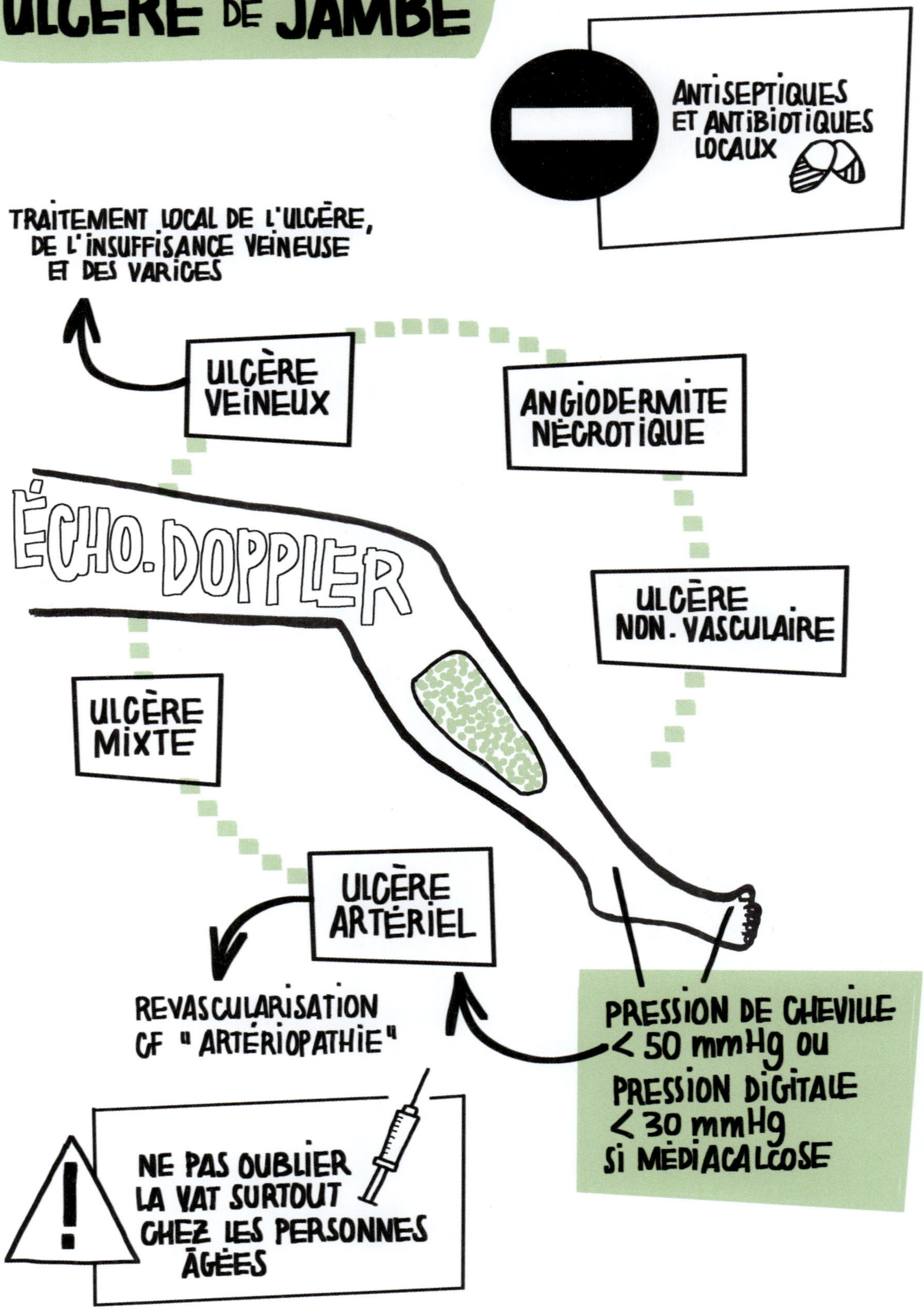

229

item 229

SURVEILLANCE ET COMPLICATIONS DES ABORDS VEINEUX

1. CONNAÎTRE LES DIFFÉRENTS TYPES D'ABORDS VEINEUX 2C-229-DE-A01

1.1. Points clés (fiche LiSA)

On distingue les **voies veineuses périphériques** et les **voies veineuses centrales (ou profondes)**. Les principales formes d'abords veineux centraux sont :

* les cathéters extériorisés (jugulaire, subclavier, fémoral) ;
* les cathéters pour dialyse à double courant temporaire (sans collerette) ou longue durée (avec collerette) ;
* les chambres implantables (boîtier relié à un cathéter) ;
* le cathéter central implanté par voie périphérique (PICC-line des Anglo-Saxons). Ce dernier est le plus souvent inséré par la veine basilique, jusqu'à la veine cave supérieure.

Les **indications des voies veineuses centrales** sont :

* les abords veineux périphériques difficiles, avec une durée de traitement intraveineux prédite longue (antibiothérapie longue durée) ;
* administration de produits toxiques pour les veines périphériques (nutrition parentérale, chimiothérapie, solutés hypertoniques, recharge potassique importante) ;
* situations critiques (état de choc) et administration de catécholamines (noradrénaline, adrénaline, dobutamine) ;
* nécessité d'un abord veineux de gros calibre (remplissage massif et rapide, choc hémorragique) ;
* nécessité d'une épuration extrarénale urgente sans abord vasculaire : pose d'un cathéter de dialyse ;
* monitorage hémodynamique, dans certains cas précis de réanimation (choc cardiogénique, choc septique).

2. Connaître les complications des différents abords veineux 2C-229-DE-A02

2.1. Points clés (fiche LiSA)

On distingue les complications lors de la pose et lors du suivi.

Les **complications lors de la pose** sont dominées par les complications mécaniques.

Ces complications sont à type :

* de ponction artérielle avec risque d'hématome, de faux anévrisme, de fistule artério-veineuse ;
* d'embolie gazeuse ;
* de pneumothorax, hémothorax (ponctions jugulaires et sub-clavières) ;
* de chylothorax (ponction sub-clavière) ;
* de tamponnade cardiaque ;
* d'irritation du plexus brachial (ponction jugulaire) ;
* de malposition du cathéter avec un trajet aberrant par rapport au système cave supérieur (sub-clavier avec trajet en jugulaire ou jugulaire avec trajet en sub-clavier).

Les **complications lors du suivi** sont détaillées dans la rubrique surveillance (cf. **Objectif 4**).

2.2. Pour s'exercer

QROC#1 : Quelques minutes après votre ponction de la veine subclavière droite pour la mise en place d'un cathéter central, vous notez une détresse respiratoire, à la percussion un tympanisme et à l'auscultation une diminution du murmure vésiculaire au niveau du champ pulmonaire droit.

Quel est votre diagnostic ?

Réponse : Pneumothorax droit.

3. Connaître la technique d'insertion d'une voie veineuse périphérique 2C-229-DE-A02

3.1. Points clés (fiche LiSA)

https://videotheque.uness.fr/w/8kikHuJrr7kTcLQJ4QuY7y

4. Savoir surveiller une voie veineuse périphérique et centrale 2C-229-SP-A01

4.1. Points clés (fiche LiSA)

Les abords veineux sont une source importante de iatrogénie. C'est pourquoi :

* les abords veineux doivent être retirés dès que possible ;
* leur indication et leur maintien doivent être remis en cause quotidiennement en fonction des traitements et de la surveillance nécessaires.

4.1.1. Complications lors du suivi

Ces complications peuvent être locorégionales ou générales.

Elles sont **infectieuses**, **mécaniques** ou **thrombotiques**.

Leur fréquence est fonction de :

* la localisation ;
* du contexte clinique ;
* la durée d'implantation du matériel.

4.1.1.1. Complications infectieuses

L'infection du matériel peut entraîner une bactériémie (hémoculture positive) et des foyers secondaires. Les infections précoces sont le plus souvent en rapport avec la pose et les infections tardives avec les manipulations : importance de l'asepsie +++ lors de la pose et de l'utilisation.

Les complications infectieuses peuvent se manifester sous forme de :

* syndrome inflammatoire ;
* suppuration au point de ponction ;
* érythème sur le trajet veineux ou en regard de la chambre de perfusion ;
* fièvre isolée disparaissant après le retrait du matériel ;
* fièvre lors de l'utilisation du matériel ;
* dermo-hypodermite ;
* fixation septique secondaire (endocardite, abcès profonds...) ;
* bactériémie, septicémie.

4.1.1.2. Complications mécaniques

* Les malpositions de cathéter central.
* Les dysfonctions de cathéter.
* Les ruptures de matériel avec migration de segment de cathéter.
* Les perforations pariétales vasculaires (associées à l'extravasation).

La ponction des chambres implantables peut se compliquer :

* d'hématome, parfois compressif ;
* d'extravasation en cas de positionnement inadéquat de l'aiguille, source de nécrose tissulaire par diffusion de produit irritant.

4.1.1.3. Complications thrombotiques

Les thromboses associées aux cathéters sont de deux types :

* manchon fibreux autour du cathéter ;
* thrombose murale.

4.2. Pour mieux comprendre

Chaque dispositif présente ses propres bénéfices/risques.

Les PICC-lines sont plus thrombogènes que les chambres implantables mais seraient moins emboligènes que ces dernières. On recommande de poser un PICC-line si on désire un abord veineux pour une durée de moins de 3 mois, et une chambre implantable pour plus de 3 mois.

La thrombose murale correspond à la présence de thrombus depuis l'insertion du cathéter étendu à la paroi veineuse. Au contraire, le manchon fibreux ne se développe qu'autour du cathéter sans atteinte de la paroi vasculaire. Le manchon fibreux est donc moins à risque de complication emboligène.

4.3. Pour s'exercer

QRU#1 : En cas de suspicion d'infection de cathéter central, quel est l'examen le plus pertinent à visée diagnostique ?

A. CRP.

B. NFS.

C. Hémoculture.

D. Procalcitonine.

E. Vitesse de sédimentation.

Réponse : C.

QRU#2 : Monsieur G., traité par chimiothérapie sur une chambre implantable subclavière droite, présente brutalement une augmentation de volume du membre supérieur droit. Quelle attitude envisagez-vous en première intention ?

A. Prescription de D-dimères.

B. Ablation de la chambre implantable.

C. Radiographie pulmonaire.

D. Écho-Doppler veineux.

E. Phléboscanner.

Réponse : D. La prescription de D-dimères et la radiographie apportent peu d'informations dans ce contexte. L'ablation de la chambre implantable sera réalisée si elle est dysfonctionnelle. Le phléboscanner sera réalisé en seconde intention en cas d'écho-Doppler non contributif.

QRU#3 : 48 heures plus tard, le patient présente un œdème cervical avec turgescence des jugulaires et des céphalées. Quel est votre diagnostic ?

A. Embolie pulmonaire.

B. Hématome médiastinal.

C. Thrombophlébite cérébrale.

D. Syndrome cave supérieur.

E. Poussée d'insuffisance cardiaque droite.

Réponse : D.

5. Connaître les modalités de retrait d'une voie veineuse 2C-229-SP-A02

5.1. Points clés (fiche LiSA)

Le retrait de l'abord veineux nécessite une compression du point d'insertion pour limiter le risque d'hématome.

Attention en cas de trouble de l'hémostase ou de point d'insertion difficile à comprimer.

Risque d'embolie gazeuse lors du retrait d'une voie veineuse centrale dans le territoire cave supérieur : retrait à effectuer en position allongée, en demandant au patient conscient non ventilé de bloquer sa respiration ou d'expirer lors du retrait.

6. Connaître les conditions d'insertion d'une voie veineuse centrale 2C-229-PC-B01

6.1. Points clés (fiche LiSA)

https://videotheque.uness.fr/w/2byuuZFUNHTbN2VR81yvZa

7. Connaître les principes de traitement des complications les plus fréquentes des voies veineuses 2C-229-PC-B02

7.1. Points clés (fiche LiSA)

1.1.1. Complications infectieuses

La présence de signes évocateurs d'une infection du matériel doit amener au retrait de celui-ci. Le cathéter est mis en culture.

En cas de signes généraux, des hémocultures sont réalisées.

La décision d'introduire une antibiothérapie est fonction du caractère local ou général des symptômes.

En cas de fièvre, signes généraux de sepsis voire choc septique, une antibiothérapie est initiée.

L'antibiothérapie cible les staphylocoques aureus et epidermidis. Elle est étendue aux bacilles Gram – en cas d'immunodépression, neutropénie ou autres facteurs de risque.

1.1.2. Complications thrombotiques

En cas de thrombose veineuse centrale, le cathéter peut être laissé en place s'il est fonctionnel, avec prescription d'une anticoagulation curative adaptée au contexte.

5 LES 5 IDÉES-FORCES

- **Indications des voies veineuses centrales :**
  - abords veineux périphériques difficiles ;
  - administration de produits toxiques pour les veines périphériques ;
  - situations critiques et administration de catécholamines ;
  - nécessité d'un abord veineux de gros calibre ;
  - nécessité d'une épuration extrarénale urgente ;
  - monitorage hémodynamique.
- **Complications lors de la pose (= complications mécaniques) :**
  - hématome ;
  - faux anévrisme ;
  - fistule artério-veineuse ;
  - embolie gazeuse ;
  - pneumothorax ;
  - hémothorax ;
  - chylothorax ;
  - tamponnade cardiaque ;
  - irritation du plexus brachial (ponction jugulaire) ;
  - malposition du cathéter.
- **Complications lors de la surveillance :**
  - complications infectieuses ;
  - complications mécaniques ;
  - complications thrombotiques.
- **Prévention des complications :**
  - formation ;
  - asepsie rigoureuse ;
  - surveillance précoce.
- **La présence de signes évocateurs d'une infection du matériel doit amener au retrait de celui-ci.**

SURVEILLANCE ET COMPLICATIONS DES ABORDS VEINEUX

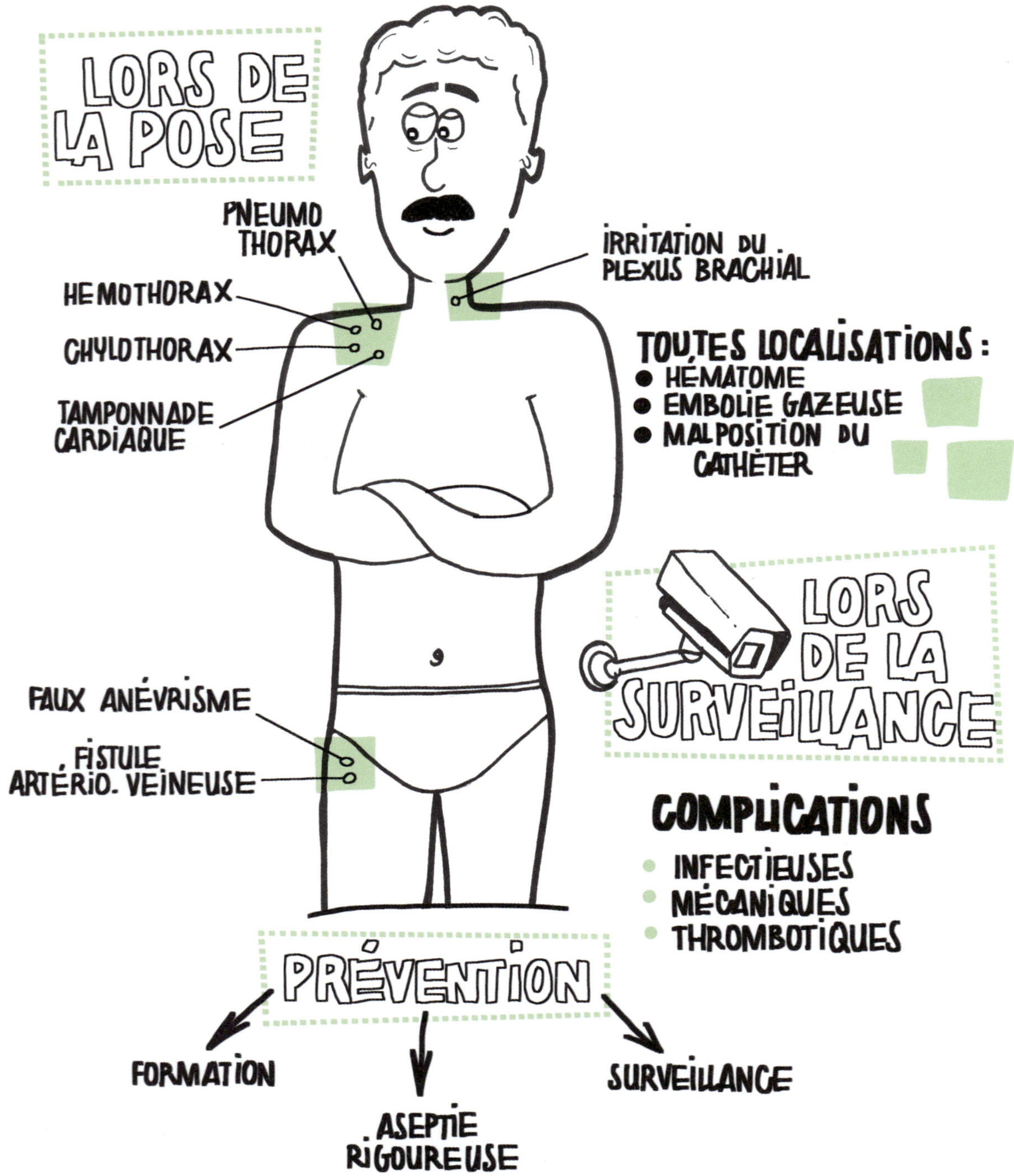

239

item 239

Acrosyndromes

Phénomène de Raynaud, acrocyanose, érythermalgie, ischémie digitale et engelures

1. Définition du phénomène de Raynaud 2C-239-DE-A01

1.1. Points clés (fiche LiSA)

Le phénomène de Raynaud (PR) est un acrosyndrome vasculaire paroxystique avec vasoconstriction, déclenché par l'exposition au froid.

Le PR est un trouble vasomoteur très fréquent.

1.2. Pour mieux comprendre

Le PR est un trouble vasomoteur paroxystique à type de vasoconstriction. Les mains sont le plus souvent concernées mais le PR peut aussi impliquer d'autres extrémités (pieds, oreilles, nez voire langue). C'est le trouble vasomoteur le plus fréquent (5 % de la population générale, jusqu'à 15 % des femmes).

1.3. Pour s'exercer

QRU#1 : Madame C., 25 ans, consulte pour l'apparition de crises souvent douloureuses avec doigts blancs et froids. Sa mère présente les mêmes troubles depuis son adolescence. L'examen clinique est normal. Quelle est l'hypothèse diagnostique la plus probable ?

A. Engelures.

B. Acrocyanose.

C. Phénomène de Raynaud.

D. Ischémie digitale.

E. Érythermalgie.

Réponse : C. Madame C. présente des signes paroxystiques des mains avec blancheur, froideur et douleur. Ceci correspond à un phénomène de Raynaud. Le diagnostic d'ischémie digitale n'est pas retenu car l'examen clinique est normal en dehors des crises. L'acrocyanose est permanente. L'érythermalgie est paroxystique et se manifeste par des extrémités chaudes et douloureuses.

2. Connaître les caractéristiques cliniques du phénomène de Raynaud 2C-239-DP-A01

2.1. Points clés (fiche LiSA)

Affirmer un PR repose sur l'interrogatoire, rarement sur la constatation d'une crise, parfois sur l'examen d'une photographie. Les tests au froid, autrefois proposés, ne sont ni sensibles ni spécifiques.

Le PR est caractérisé par une suite de symptômes modifiant la couleur des téguments des extrémités suivant classiquement trois phases :

* une **phase syncopale** avec blanchiment distal des doigts qui deviennent insensibles et parfois douloureux, la plus fréquente (cette phase syncopale est obligatoire pour poser le diagnostic de PR) ;
* parfois suivie d'une **phase asphyxique** où les doigts se cyanosent (aspect bleuté ou violacé) et sont le siège de dysesthésies ;
* et, de manière inconstante également, d'une **phase hyperhémique** avec apparition d'une rougeur douloureuse.

2.2. Pour mieux comprendre

Le diagnostic de PR repose essentiellement sur les données de l'interrogatoire et de l'examen clinique. Le PR est caractérisé par trois phases, dont la phase syncopale (blanche) qui est presque toujours présente. Les doigts et les phalanges concernés ne sont pas toujours les mêmes à chaque crise, et une à trois phalanges peuvent être atteintes par doigt (pas toujours les mêmes non plus). Il est déclenché par le froid ou une baisse de température, voire par une émotion. La durée d'une crise est variable (de quelques minutes à une trentaine).

2.3. Pour s'exercer

QRM#1 : Madame G., 19 ans, vous consulte en décembre pour une modification paroxystique de la coloration des mains évoluant depuis quelques semaines. Elle décrit des phases de coloration blanche, violette puis rouge des mains. Vous évoquez un phénomène de Raynaud. Quels sont les éléments pour affirmer le diagnostic de phénomène de Raynaud ?

A. Un phénomène paroxystique.

B. Une phase blanche.

C. Une phase cyanique.

D. Une phase rouge.

E. La succession d'une phase blanche, cyanique, puis rouge.

Réponse : A et B. Le phénomène de Raynaud est un trouble vasomoteur paroxystique (modification transitoire ou paroxystique, évolution par crises) avec une phase syncopale (phase blanche).

3. Connaître les éléments cliniques permettant de distinguer Raynaud primitif et secondaire 2C-239-DP-A02

3.1. Points clés (fiche LiSA)

La stratégie diagnostique est centrée sur la différenciation entre un phénomène de Raynaud primaire et un PR secondaire. Le PR primaire représente 4 cas sur 5.

Le bilan est d'abord clinique, à la recherche d'arguments permettant de douter de l'origine primaire du PR. Les éléments cliniques permettant de suspecter un PR secondaire sont :

* le sexe masculin ;
* la survenue après 40 ans ;
* l'absence de rémission estivale ;
* l'absence d'antécédents familiaux de PR ;
* l'atteinte des pouces ;
* le caractère unilatéral ;
* les ulcères digitaux ou les cicatrices rétractiles d'ulcères digitaux ;
* l'abolition d'un pouls ;
* une manœuvre d'Allen pathologique.

Ainsi que des éléments cliniques évocateurs de pathologie systémique de type sclérodermie :

* télangiectasies ;
* sclérodactylie ;
* calcinose sous-cutanée…

L'interrogatoire recherche une exposition professionnelle aux engins vibrants ou aux traumatismes répétitifs des mains, les effets iatrogènes d'un traitement médicamenteux ou d'un toxique vasoconstricteur (par exemple, triptans, β-bloquant, clonidine).

3.2. Pour mieux comprendre

La différenciation entre PR primaire et secondaire repose dans un premier temps sur l'interrogatoire et la clinique incluant la manœuvre d'Allen. Le PR primaire est plus fréquent que le PR secondaire. Un antécédent familial de PR est fréquent en cas de PR primaire. Ce dernier est bénin et ne se complique pas de trouble trophique, survient le plus souvent à l'adolescence, touche préférentiellement les femmes, est volontiers bilatéral et symétrique, épargne les pouces, et l'examen clinique est normal (pouls présents aux quatre membres, absence de souffle sur un trajet artériel et notamment subclavier ou axillaire, pression artérielle symétrique aux deux bras, manœuvre d'Allen et peau normales).

Dans un contexte particulier, les causes de PR secondaire pouvant être évoquées sont :

* sclérodermie systémique, dermatomyosite, syndrome de Sharp, plus rarement lupus systémique, syndrome de Sjögren ;
* maladie de Leo Buerger (contexte de tabagisme) ;
* causes professionnelles (syndrome du marteau hypothénar, maladie des vibrations) ;
* syndrome du défilé thoracobrachial avec lésion artérielle.

Certains éléments peuvent aggraver ou modifier l'expression d'un PR :

* β-bloquants++, anti-migraineux (dihydro-ergotamine, triptans), sympathomimétiques nasaux, cannabis, cocaïne, amphétamines ;
* bléomycine, interféron, amantadine ;
* syndrome du canal carpien.

3.3. Pour s'exercer

QRM#1 : Madame T., âgée de 55 ans, vous consulte en pleine canicule pour l'apparition récente d'un phénomène de Raynaud avec atteinte des pouces et ulcère douloureux récent de la pulpe de l'index gauche. Parmi les éléments suivants, quels sont ceux qui vous font évoquer un phénomène de Raynaud secondaire ?

A. Apparition à 55 ans.

B. Présence de phases syncopales.

C. Ulcère douloureux récent de la pulpe de l'index gauche.

D. Atteinte des pouces.

E. Apparition en pleine canicule.

Réponse : A, C, D et E. La phase syncopale ne préjuge pas de son caractère primaire ou secondaire.

QRM#2 : Monsieur S., âgé de 45 ans, droitier, couvreur depuis une vingtaine d'années décrit un phénomène de Raynaud qui évolue depuis 2 ans et qui touche la main dominante. Les pouls radiaux et ulnaires sont présents. La manœuvre d'Allen montre un retard de recoloration des trois derniers doigts à droite et une recoloration normale à gauche. Les facteurs antinucléaires sont négatifs et la capillaroscopie normale. Quels sont les éléments en faveur d'un phénomène de Raynaud secondaire ?

A. Sexe masculin.

B. Atteinte unilatérale.

C. Manœuvre d'Allen anormale.

D. Profession du patient.

E. Capillaroscopie normale.

Réponse : A, B, C et D. La profession de couvreur expose aux traumatismes répétés de l'artère ulnaire en regard de l'hamatum (syndrome du marteau hypothénar). La manœuvre d'Allen teste la perméabilité de l'artère ulnaire au niveau de l'éminence hypothénar, le fonctionnement des arcades palmaires et la perméabilité des artères digitales.

4. Connaître les signes dermatologiques de la sclérodermie systémique (hors Raynaud) 2C-239-DP-B01

4.1. Points clés (fiche LiSA)

L'étiologie la plus fréquente des PR secondaires non iatrogènes est représentée par la sclérodermie systémique qui doit être systématiquement évoquée. Les signes dermatologiques de la sclérodermie systémique sont une sclérose cutanée, des télangiectasies (extrémités, visage, décolleté), et une calcinose sous-cutanée. Les doigts ont un aspect boudiné ou scléreux. La sclérose cutanée prédomine aux extrémités (sclérodactylie) et peut être aussi localisée au tronc ou au visage.

4.2. Pour mieux comprendre

Le PR peut être inaugural, c'est-à-dire être le premier symptôme de la sclérodermie. Dans cette maladie, il peut aussi se compliquer d'un ulcère douloureux digital voire d'une ischémie digitale, cette dernière étant une urgence diagnostique et thérapeutique. L'examen à l'œil nu des cuticules peut objectiver des hémorragies du lit capillaire sous-unguéal (hémorragies en flammèche), une ou des cicatrices rétractiles pulpaires.

4.3. Pour s'exercer

QRM#1 : Madame Y., 55 ans, vient en consultation pour un aspect boudiné des doigts et des taches rouges dans le décolleté. Elle décrit par ailleurs un phénomène de Raynaud ancien et vous remarquez des cicatrices d'ulcères digitaux. Vous complétez l'examen clinique. Quels sont les éléments que vous cherchez à l'examen clinique devant cette suspicion de sclérodermie ?

A. Purpura des doigts.

B. Télangiectasies des doigts.

C. Calcinose sous-cutanée des mains.

D. Sclérose cutanée des mains.

E. Hématome digital.

Réponse : B, C et D. Le purpura et l'hématome digital ne font pas partie des signes cutanés de sclérodermie. La sclérose cutanée est soit limitée aux extrémités soit plus diffuse.

5. Savoir réaliser une manœuvre d'Allen 2C-239-DP-B02

5.1. Points clés (fiche LiSA)

Le test d'Allen explore la perméabilité des artères digitales et le fonctionnement des arcades palmaires. Il repose sur l'hyperémie réactionnelle post-occlusive pour évaluer la vascularisation digitale. La manœuvre d'Allen consiste à comprimer en même temps les artères radiale et ulnaire (pouls présents) au niveau du poignet puis à demander au patient de faire des mouvements de flexion-extension des doigts jusqu'à ce que la main se décolore. En relâchant la pression sur l'artère ulnaire, on vérifie que la main se recolore en quelques secondes, cela permet de s'assurer que l'arcade palmaire superficielle du patient est perméable. On réalise ensuite la même manœuvre en relâchant l'artère radiale et en appréciant la recoloration de la main (arcade palmaire profonde). Toute occlusion se traduit par un retard de recoloration de la main ou, à l'extrême, par une non recoloration de la main ou une recoloration partielle de la main.

5.2. Pour mieux comprendre

La manœuvre d'Allen fait partie de l'examen clinique vasculaire et notamment en cas de PR. Une recoloration anormale lors de la manoeuvre d'Allen évoque un PR secondaire.

5.3. Pour s'exercer

QRU#1: Monsieur T., mécanicien, droitier, âgé de 63 ans, consulte pour un phénomène de Raynaud droit récent. L'aspect de ses mains est normal. Les pouls radiaux et ulnaires sont présents aux poignets et la manœuvre d'Allen est normale à gauche et anormale à droite. Parmi les suivantes, quelle est la proposition exacte concernant la manœuvre d'Allen ?

A. Elle teste la perméabilité de l'artère brachiale.

B. Elle teste la perméabilité de l'artère radiale.

C. Elle teste la perméabilité de l'artère ulnaire.

D. Elle teste la perméabilité des arcades palmaires.

E. Elle permet de mesurer la pression digitale.

Réponse: D. La manœuvre d'Allen est une manœuvre purement clinique qui teste le fonctionnement des arcades palmaires et la perméabilité des artères digitales. Elle ne permet pas de mesurer la pression digitale qui nécessite un équipement adapté.

6. Images de phénomène de Raynaud (phase syncopale) 2C-239-CM-A01

6.1. Points clés (fiche LiSA)

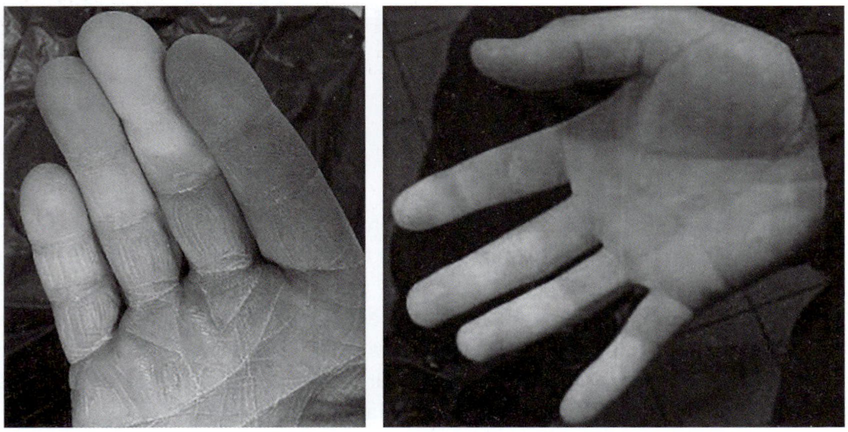

Figure 1. Phase syncopale de phénomène de Raynaud. [Voir image couleur p. 238.]

6.2. Pour mieux comprendre

La phase syncopale est le plus souvent présente en cas de PR et elle est paroxystique. Un ou plusieurs doigts et une à trois phalanges par doigt peuvent être concernés, pas toujours les mêmes d'une crise à l'autre. Le pouce est épargné en cas de PR primaire.

6.3. Pour s'exercer

QRM#1: Madame F., étudiante en beaux-arts, âgée de 21 ans, consulte pour un phénomène de Raynaud. Elle vous montre une photo avec une phase syncopale de plusieurs doigts. À propos de la phase syncopale du phénomène de Raynaud, quelles sont les propositions exactes ?

A. Elle touche toujours les mêmes doigts à chaque crise.
B. Quand un doigt est atteint, trois phalanges sont touchées.
C. Elle peut toucher les pouces.
D. Pendant cette phase, les doigts sont bleus.
E. Cette phase est le plus souvent présente en cas de phénomène de Raynaud.

Réponse : C et E. D'une phase syncopale à l'autre, des doigts différents sont touchés et chaque doigt peut être atteint différemment (1 à 3 phalanges). Pendant la phase syncopale, les doigts sont blancs.

7. VIDÉO OU PHOTOS DE MANŒUVRE D'ALLEN 2C-239-CM-B02

7.1. Points clés (fiche LiSA)

Hypoperfusion mise en évidence par un retard de recoloration de la paume de la main droite lors de la levée de l'occlusion de l'artère ulnaire droite (anomalie de fonctionnement de l'artère ulnaire [en aval du poignet] ou de l'arcade palmaire superficielle). Recoloration normale lors de la levée de l'occlusion de l'ulnaire gauche.

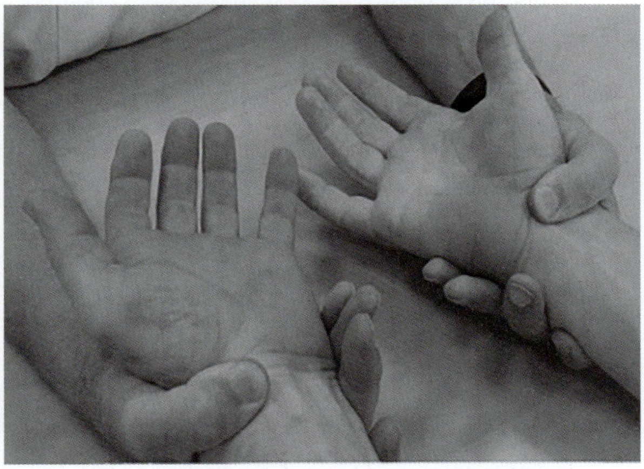

Figure 2. Manœuvre d'Allen réalisée aux deux mains. [Voir image couleur p. 238.]

7.2. Pour mieux comprendre

La manœuvre d'Allen permet de visualiser un territoire en ischémie, en montrant un retard de recoloration d'un ou de plusieurs doigts à la levée de la compression artérielle et permet d'approcher la topographie des lésions artérielles (ischémie d'un ou de plusieurs doigts, souffrance du territoire radial ou ulnaire, atteinte uni- ou bilatérale).

7.3. Pour s'exercer

QRM#1 : Vous recevez en consultation Monsieur C., âgé de 58 ans, travailleur manuel et droitier. Il présente des crises de doigts blancs au froid et se plaint de perte de sensibilité permanente des trois doigts médians de la main droite. Les pouls radiaux et ulnaires sont présents. Vous réalisez la manœuvre d'Allen (**Figure 2**). Parmi ces affirmations, lesquelles sont exactes ?

A. La perméabilité de l'artère subclavière est altérée.
B. La perméabilité de l'artère brachiale est altérée.
C. La perméabilité de l'artère radiale est altérée.
D. La perméabilité de l'artère ulnaire est altérée.
E. La perméabilité de l'arcade palmaire superficielle est altérée.

Réponse : D et E. C'est le territoire de l'artère ulnaire qui reste hypoperfusé à la levée de la compression de l'artère ulnaire droite (artère ulnaire distale ou arcade palmaire superficielle).

8. Connaître l'indication de la réalisation d'anticorps anti-nucléaires (AAN) et capillaroscopie 2C-239-EC-B01

8.1. Points clés (fiche LiSA)

Devant la mise en évidence d'un PR, l'étape majeure consiste à savoir reconnaître un PR secondaire. L'interrogatoire et l'examen clinique fournissent des arguments importants et doivent être complétés par la recherche d'anticorps antinucléaires et la réalisation d'une capillaroscopie en cas de PR sans explication évidente, d'apparition ou d'aggravation récentes amenant le patient à consulter.

En cas de PR répondant aux critères de PR primaire et en l'absence de tout signe évocateur de PR secondaire, aucun examen complémentaire n'est justifié.

8.2. Pour mieux comprendre

Les anticorps antinucléaires sont importants pour le diagnostic mais peuvent être positifs à taux faibles chez des personnes saines et notamment les sujets âgés. La capillaroscopie peut montrer un paysage sclérodermique, parfois avant l'apparition des anticorps antinucléaires.

8.3. Pour s'exercer

QRU#1 : Madame C., 25 ans, consulte pour l'apparition de crises souvent douloureuses avec doigts blancs et froids. L'examen clinique est normal. Vous évoquez un phénomène de Raynaud. Quel examen paraclinique demandez-vous pour affirmer le diagnostic ?

A. NFS plaquettes.

B. Protéinogramme.

C. Facteurs antinucléaires.

D. TSH.

E. Aucun.

Réponse : E. Le diagnostic de phénomène de Raynaud est clinique (phase syncopale obligatoire).

QRU#2 : Madame D., 25 ans, consulte pour l'apparition de crises souvent douloureuses avec doigts blancs et froids. L'examen clinique montre des télangiectasies des doigts. Vous évoquez un phénomène de Raynaud secondaire. Quels examens paracliniques demandez-vous ?

A. NFS plaquettes.

B. Protéinogramme.

C. Facteurs antinucléaires.

D. TSH.

E. Aucun.

Réponse : C. Le bilan d'un phénomène de Raynaud secondaire repose sur facteurs antinucléaires et capillaroscopie.

QRM#3 : Madame C., 25 ans, consulte pour l'apparition de crises souvent douloureuses avec doigts blancs et froids. L'examen clinique est normal. Vous évoquez un phénomène de Raynaud secondaire. Quels examens paracliniques demandez-vous ?

A. NFS plaquettes.

B. Protéinogramme.

C. Facteurs antinucléaires.

D. TSH.

E. Capillaroscopie.

Réponse : C et E. Le bilan d'un phénomène de Raynaud secondaire repose sur facteurs antinucléaires et capillaroscopie, que l'examen clinique soit normal ou non.

9. DÉFINITION D'UNE ACROCYANOSE 2C-239-DE-A01

9.1. Points clés (fiche LiSA)

L'acrocyanose est caractérisée par un aspect froid et cyanique prononcé des extrémités, touchant le plus souvent à la fois les mains et les pieds, de manière symétrique.

9.2. Pour mieux comprendre

L'acrocyanose est un acrosyndrome vasomoteur permanent (aspect froid et cyanique), fréquent (10 % de la population) et indolore. Les mains sont le plus souvent concernées mais l'acrocyanose peut aussi concerner les pieds, les oreilles, le nez. Elle est majorée par le froid.

9.3. Pour s'exercer

QRM #1: Madame Y., âgée de 16 ans, consulte pour un changement de coloration des mains qui sont cyaniques en permanence mais non douloureuses. L'examen clinique est normal par ailleurs. Vous évoquez une acrocyanose. Quels sont les éléments compatibles avec cette hypothèse ?

A. Coloration cyanique.

B. Coloration permanente.

C. Indolore.

D. Examen clinique normal.

E. Atteinte des deux mains.

Réponse : A, B, C, D et E. L'acrocyanose est caractérisée par une coloration cyanique, permanente, indolore, bilatérale et symétrique des extrémités. L'examen clinique est normal. Aucun examen complémentaire n'est justifié.

10. Connaître les caractéristiques cliniques de l'acrocyanose 2C-239-DP-A01

10.1. Points clés (fiche LiSA)

L'acrocyanose est indolore et s'accompagne souvent d'une hyperhidrose (hypersudation). Elle débute le plus souvent à l'adolescence, ce qui est très évocateur du diagnostic d'acrocyanose essentielle qui représente l'immense majorité des acrocyanoses. Elle est plus fréquente chez les sujets de faible corpulence.

10.2. Pour mieux comprendre

L'acrocyanose concerne souvent la femme jeune, elle est bénigne et souvent chronique.

10.3. Pour s'exercer

QRM#1 : Madame Z., âgée de 16 ans consulte pour un changement de coloration de la main droite qui devient cyanique par phases sans douleur. L'examen clinique est normal par ailleurs. Vous évoquez une acrocyanose mais votre collègue n'est pas d'accord avec vous. Quels éléments sont en effet incompatibles avec cette hypothèse ?

A. Coloration cyanique.
B. Coloration intermittente.
C. Caractère indolore.
D. Examen clinique normal.
E. Atteinte unilatérale.

Réponse : B et E. L'acrocyanose est caractérisée par une coloration cyanique, permanente, indolore, bilatérale et symétrique des extrémités. L'examen clinique est normal. Aucun examen complémentaire n'est justifié.

11. Définition d'une érythermalgie 2C-239-DE-A01

11.1. Points clés (fiche LiSA)

L'érythermalgie est un acrosyndrome vasculaire paroxystique douloureux avec vasodilatation prédominant le plus souvent aux membres inférieurs.

11.2. Pour mieux comprendre

L'érythermalgie est un acrosyndrome vasomoteur paroxystique beaucoup plus rare que le phénomène de Raynaud (1/10 000).

11.3. Pour s'exercer

QRU#1 : Madame C., 60 ans, consulte pour l'apparition de crises souvent douloureuses avec pieds rouges et chauds. L'examen clinique est normal. Quelle est l'hypothèse diagnostique la plus probable ?

A. Engelures.
B. Acrocyanose.
C. Phénomène de Raynaud primaire.
D. Ischémie digitale.
E. Érythermalgie.

Réponse : E. Madame C. présente des signes paroxystiques des pieds avec rougeur, chaleur et douleur. Ceci correspond à une érythermalgie.

12. Connaître les caractéristiques cliniques de l'érythermalgie 2C-239-DP-A01

12.1. Points clés (fiche LiSA)

Le diagnostic d'érythermalgie est clinique et repose sur les critères suivants :

* **critères majeurs** :
  - évolution par crises ;
  - douleurs des extrémités, à type de cuisson, de sensation de brûlure (douleur, brûlure, crampes et paresthésies) ;
  - rougeur du territoire concerné durant la crise ;
* **critères mineurs** :
  - déclenchement par la chaleur, l'exercice ou l'orthostatisme ;
  - soulagement par le froid, le repos ou l'élévation du membre ;
  - augmentation de la chaleur cutanée pendant les crises ;
  - sensibilité à l'aspirine.

12.2. Pour mieux comprendre

Le diagnostic d'érythermalgie est clinique. Il repose sur l'évolution paroxystique, avec douleur intense à type de brûlure et érythème du territoire concerné. Les crises durent quelques minutes à quelques heures. L'immersion dans l'eau froide calme les symptômes.

12.3. Pour s'exercer

QRU#1 : Madame C., 60 ans, consulte pour l'apparition de crises souvent douloureuses avec pieds rouges et chauds. L'examen clinique est normal. Parmi les éléments suivants, quel est celui permettant de poser le diagnostic d'érythermalgie ?

A. Évolution par crises.
B. Atteinte des pieds.
C. Pieds rouges.
D. Pieds chauds.
E. Douloureux.

Réponse : A. L'érythermalgie est un acrosyndrome vasomoteur paroxystique donc elle évolue par crises. Les autres symptômes ne sont pas suffisants pour poser le diagnostic d'érythermalgie.

13. DÉFINITION DE L'ISCHÉMIE DIGITALE 2C-239-DE-A01

13.1. Points clés (fiche LiSA)

Les ischémies digitales sont des ischémies localisées aux doigts ou aux orteils.

13.2. Pour mieux comprendre

L'ischémie digitale est un acrosyndrome trophique.

13.3. Pour s'exercer

QRU#1 : Vous recevez en consultation Monsieur C., âgé de 58 ans, travailleur manuel et droitier. Il présente des crises de doigts blancs au froid et se plaint de perte de sensibilité permanente des trois doigts médians de la main droite. Vous réalisez la manœuvre d'Allen qui montre une hypoperfusion des trois doigts médians de la main droite. Quelles sont les hypothèses diagnostiques ?

A. Un phénomène de Raynaud primaire.

B. Un phénomène de Raynaud secondaire.

C. Une ischémie digitale des trois doigts médians droits.

D. Une engelure.

E. Une érythermalgie.

Réponses : B. L'ischémie digitale est un phénomène permanent et non paroxystique comme le phénomène de Raynaud. Une manœuvre d'Allen pathologique évoque un Raynaud secondaire et non un phénomène de Raynaud primaire. L'ischémie est un phénomène prolongé qui se traduirait par des doigts froids avec augmentation du temps de recoloration périphérique.

14. CONNAÎTRE LES CARACTÉRISTIQUES CLINIQUES DE L'ISCHÉMIE DIGITALE 2C-239-DP-A01

14.1. Points clés (fiche LiSA)

Le tableau clinique d'une ischémie digitale est celui d'un doigt (ou d'un orteil) ou d'une extrémité de doigt (ou d'orteil) cyanique ou blanc, froid, douloureux. De petites hémorragies sous-unguéales en flammèches peuvent y être associées. Le tableau peut être aussi celui d'une ulcération de la pulpe digitale ou d'une nécrose digitale avec un aspect de gangrène.

14.2. Pour mieux comprendre

L'ischémie digitale s'accompagne d'une augmentation du temps de recoloration pulpaire. L'ischémie digitale prolongée peut évoluer vers une ulcération digitale, une nécrose de pulpe voire une gangrène. Les causes sont multiples : sclérodermie systémique, maladie de Buerger, syndrome myéloprolifératif, syndrome des antiphospholipides, embolie à partir d'une plaque d'athérosclérose, syndrome hypothénar et syndrome du défilé thoracobrachial avec atteinte artérielle.

14.3. Pour s'exercer

QRU#1: Vous recevez en consultation Monsieur D., âgé de 58 ans, travailleur manuel et droitier. L'index droit est douloureux et cyanique depuis 48 heures. La douleur est constante et s'accompagne d'une perte de sensibilité permanente. Vous réalisez la manœuvre d'Allen qui accentue la cyanose. Quelle est l'hypothèse diagnostique à évoquer?

A. Un phénomène de Raynaud primaire.

B. Un phénomène de Raynaud secondaire.

C. Une ischémie digitale.

D. Une engelure.

E. Une érythermalgie.

Réponse: C. C'est un phénomène permanent et non paroxystique comme le phénomène de Raynaud. La manœuvre d'Allen majore les signes d'ischémie digitale. L'ischémie digitale est une urgence.

15. DÉFINITION D'UNE ENGELURE 2C-239-DE-A01

15.1. Points clés (fiche LiSA)

Les engelures sont caractérisées par des papules œdémateuses, prurigineuses et parfois algiques, érythrocyaniques, siégeant au niveau des orteils, plus rarement des doigts.

15.2. Pour mieux comprendre

Les engelures font partie des acrosyndromes trophiques.

15.3. Pour s'exercer

QRU#1: Madame K., 23 ans, consulte pour des lésions de la face dorsale des 3e et 4e orteils gauches. Ces lésions étaient initialement prurigineuses. Elle consulte surtout pour l'aspect érythémateux persistant des orteils. Nous ne sommes qu'au début de l'hiver et elle s'inquiète car l'hiver dernier, elle a présenté les mêmes lésions qui avaient disparu au bout de quelques semaines. Elle se demande si ces lésions vont revenir chaque hiver. Quelle est votre hypothèse diagnostique principale?

A. Phénomène de Raynaud primaire.

B. Phénomène de Raynaud secondaire.

C. Érythermalgie.

D. Engelure.

E. Ischémie digitale de deux orteils.

Réponse: D. Les engelures sont caractérisées par des papules œdémateuses, prurigineuses et parfois algiques, érythrocyaniques, siégeant au niveau des orteils ou des doigts.

16. Connaître les caractéristiques cliniques d'une engelure 2C-239-DP-A01

16.1. Points clés (fiche LiSA)

Les engelures sont volontiers bilatérales et surviennent au froid habituellement modéré mais humide. Le caractère prurigineux est particulièrement évocateur et est souvent associé à un œdème digital localisé. L'évolution se fait par poussées de 2 ou 3 semaines puis vers la guérison spontanée au printemps, avec rechutes saisonnières possibles. Les engelures peuvent se compliquer de bulles hémorragiques et d'exulcérations. Les premières manifestations surviennent le plus souvent à l'adolescence avec une prédominance féminine. Cette affection ne comporte pas de manifestation viscérale ou biologique particulière. Elle est souvent associée à l'acrocyanose essentielle.

16.2. Pour mieux comprendre

Le diagnostic d'engelures ne nécessite pas d'examen complémentaire lorsqu'elles sont typiques et que le reste de l'examen clinique est normal. En cas d'atypie clinique (survenue tardive, signes cliniques associés), il faut réaliser un dosage des anticorps antinucléaires.

16.3. Pour s'exercer

QRM#1 : Madame C., 25 ans, pense avoir de nouveau des engelures des orteils. Votre examen clinique confirme cette hypothèse. Elle est très inquiète car cette dernière poussée est particulièrement douloureuse. Elle vous pose la question sur l'évolution possible des engelures. Parmi les suivantes, quelles sont les propositions exactes ?

A. Décollement bulleux.

B. Bulle hémorragique.

C. Exulcération.

D. Régression spontanée.

E. Nécrose digitale.

Réponse : A, B, C et D. Le plus souvent les engelures régressent spontanément, mais ce n'est pas toujours le cas. En revanche, elles n'évoluent pas vers une ischémie digitale ni une gangrène.

17. IMAGE D'ENGELURE 2C-239-CM-B01

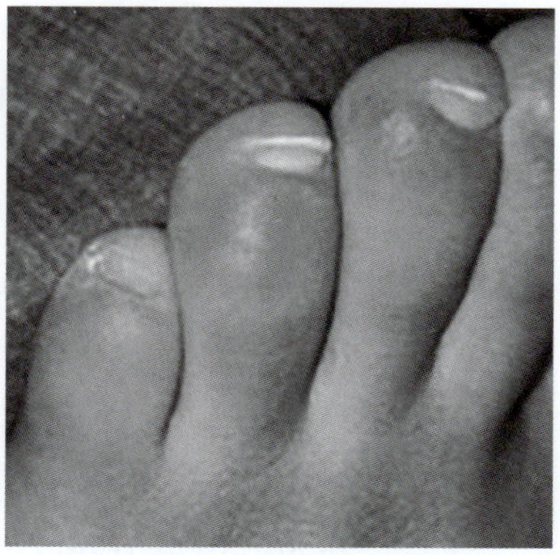

Figure 3. Engelure au niveau des orteils. [Voir image couleur p. 238.]

17.1. Points clés (fiche LiSA)

17.2. Pour mieux comprendre

Les engelures sont souvent localisées aux pieds, sont volontiers bilatérales, surviennent au froid humide, évoluent par poussées de 2 à 3 semaines, puis guérissent spontanément. Ce sont des papules érythémateuses ou cyaniques, prurigineuses, souvent associées à un œdème digital localisé.

17.3. Pour s'exercer

QRU#1 : Madame D., 25 ans, se présente avec la face dorsale du quatrième orteil gauche très érythémateuse et assez douloureuse. Les lésions évoluent depuis mi-octobre, c'est-à-dire 3 semaines. Les lésions étaient initialement prurigineuses mais ne le sont plus. Quelle hypothèse diagnostique retenez-vous ?

A. Phénomène de Raynaud primaire.
B. Phénomène de Raynaud secondaire.
C. Érythermalgie.
D. Engelure.
E. Ischémie digitale du quatrième orteil gauche.

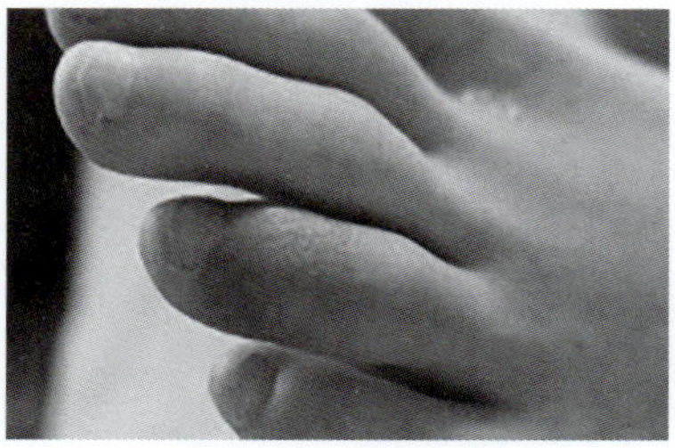

Figure 4. QRU#1. [Voir image couleur p. 238.]

Réponse : D. Le diagnostic d'engelure est clinique. La présentation clinique est typique ici avec l'apparition d'un érythème initialement prurigineux de la face dorsale d'un ou de plusieurs orteils. Les lésions apparaissent aux premiers froids humides et durent quelques semaines.

5 LES 5 IDÉES-FORCES

- Le bilan étiologique d'un phénomène de Raynaud secondaire nécessite la réalisation d'une capillaroscopie péri-unguéale et la recherche d'anticorps anti-nucléaires, afin de dépister une sclérodermie.

- Un phénomène de Raynaud survenant chez un homme, *a fortiori* s'il est unilatéral et s'il touche la main dominante, doit faire chercher la notion de traumatismes digito-palmaires, en particulier professionnels (maladie du marteau hypothénar, maladie des vibrations).

- Une acrocyanose isolée d'allure primitive, sans atypie clinique, survenant chez une femme jeune, ne nécessite pas d'examen complémentaire.

- L'amaigrissement est un facteur aggravant tout acrosyndrome favorisé par le froid.

- L'ischémie digitale est une urgence diagnostique et thérapeutique en raison de son risque évolutif vers une gangrène.

ACROSYNDROMES

PAROXYSTIQUES — RAYNAUD, ERYTHERMALGIE
PERMANENTS — ACROCYANOSE
TROPHIQUES — ENGELURES, NÉCROSE DIGITALE

L'INTERROGATOIRE ET L'EXAMEN CLINIQUE PERMETTENT DE DÉFINIR LE TYPE D'ACROSYNDROME

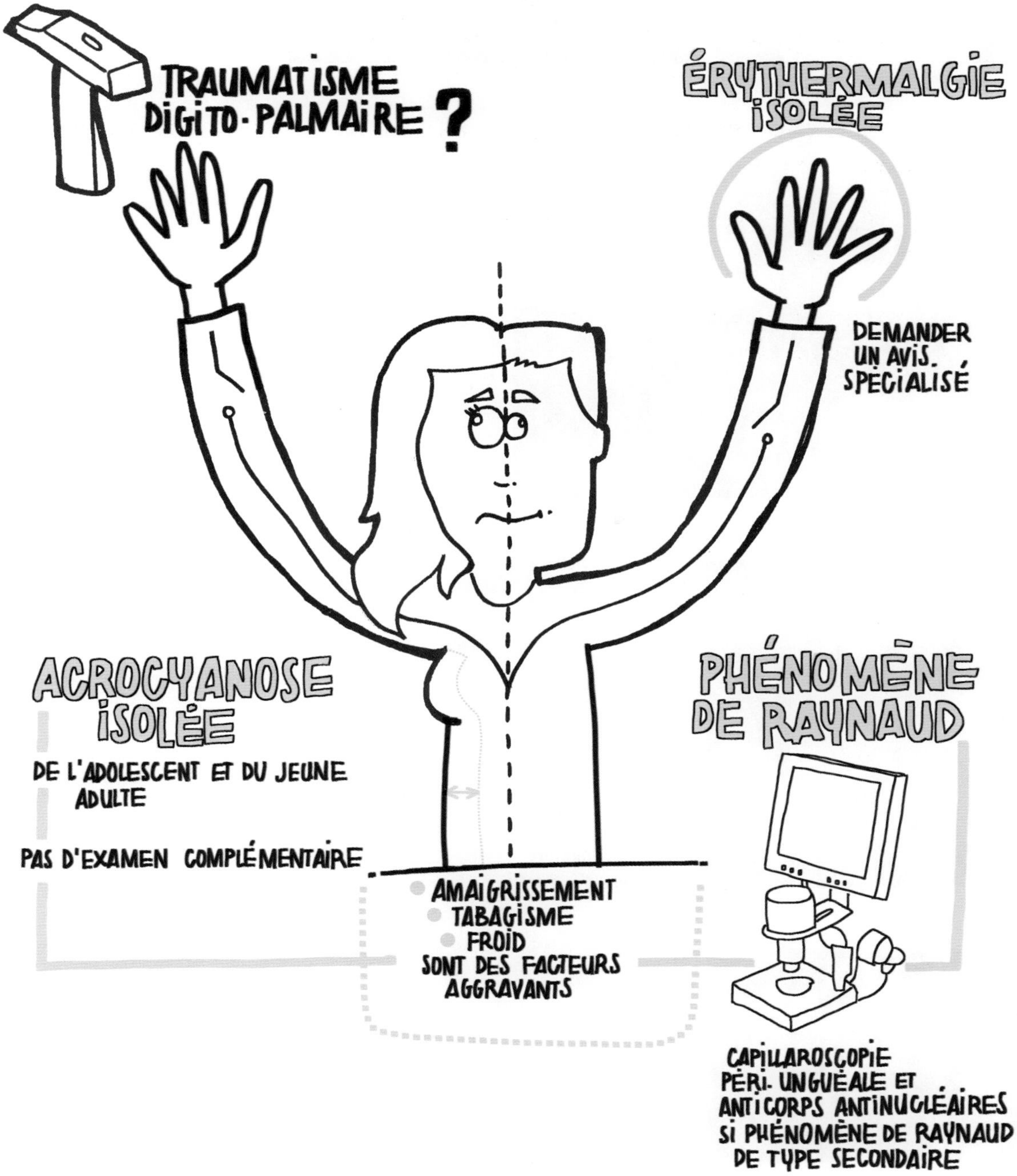

237

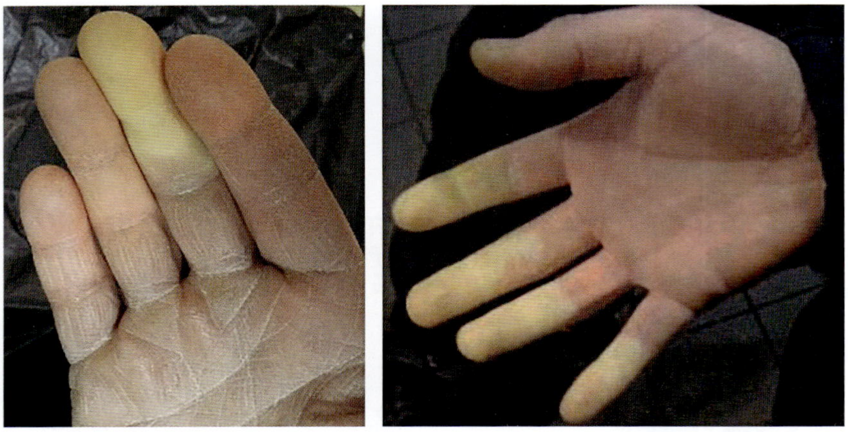

Figure 1. Phase syncopale de phénomène de Raynaud.

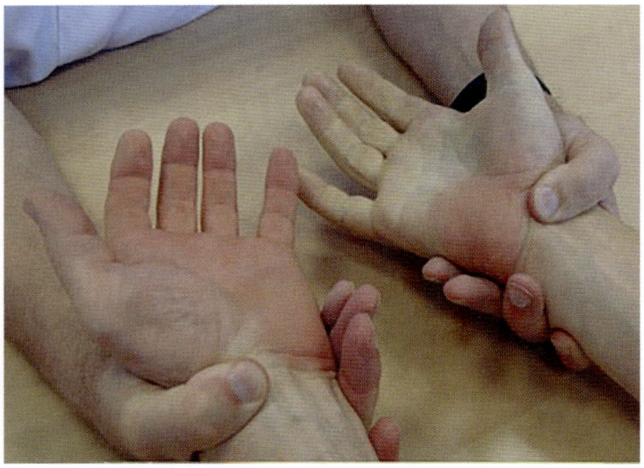

Figure 2. Manœuvre d'Allen réalisée aux deux mains.

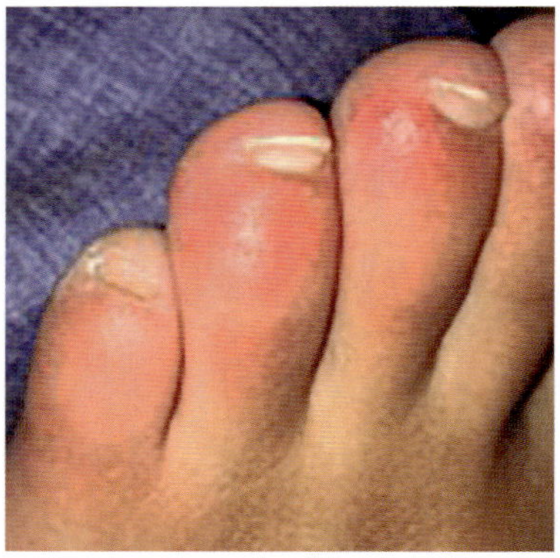

Figure 3. Engelure au niveau des orteils.

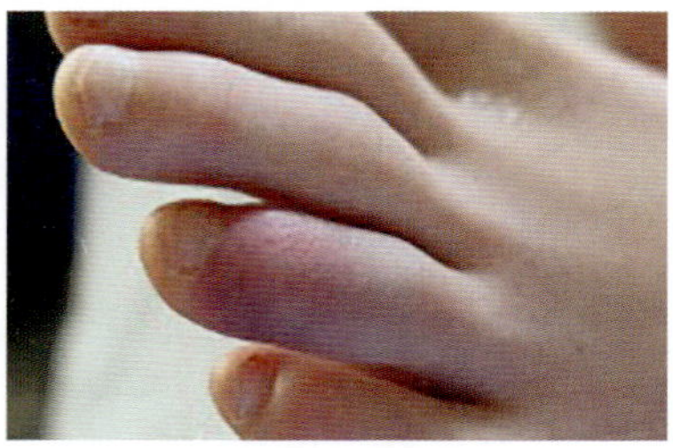

Figure 4. QRU#1.

248

item 248

Prévention primaire par la nutrition chez l'adulte

1. Définition de l'activité physique, de l'inactivité physique, de la sédentarité et de la condition physique 2C-248-DE-A01

1.1. Points clés (fiche LiSA)

* **Activité physique (AP)** : tout mouvement produit par les muscles squelettiques, responsable d'une augmentation de la dépense énergétique au-dessus de la valeur de repos.
* **Inactivité physique** : niveau insuffisant d'AP d'intensité modérée à élevée, situé sous le seuil des recommandations.
* **Sédentarité** : ensemble de comportements en éveil, en position assise ou allongée, caractérisés par une dépense énergétique faible à nulle par exemple : regarder la télévision, être assis devant un bureau (activité ≤ 1,5 *metabolic equivalent of task* [MET]).
* **Condition physique** : capacité générale de l'organisme à réaliser les activités de la vie quotidienne sans fatigue excessive et à répondre favorablement à l'effort physique. La condition physique regroupe un ensemble de qualités physiques comme l'endurance cardiorespiratoire, l'équilibre, la souplesse, ainsi que la force, l'endurance et la flexibilité musculaire. De la condition physique d'un individu dépendent ses capacités d'AP et leur niveau d'intensité.

1.2. Pour mieux comprendre

Les pathologies cardiovasculaires athéromateuses sont pour plus de 80 % liées à nos modes de vie comme cela a été mis en évidence dans l'étude INTERHEART. Il existe des facteurs de risque cardiovasculaire non modifiables, comme l'âge et le genre, et des facteurs de risque cardiovasculaire modifiables, comme l'activité physique et l'alimentation, entre autres. La prise en charge de ces facteurs de risque modifiables permettrait de réduire la survenue de nombreuses maladies chroniques, comme la pathologie athéromateuse.

2. Définir et expliquer les différentes modalités d'activité physique 2C-248-DE-A02

2.1. Points clés (fiche LiSA)

L'activité physique (AP) peut être catégorisée en différents domaines :

* l'AP liée aux déplacements (trajets vers l'école, au travail, lors des courses, montée des étages) ;
* l'AP liée à l'activité professionnelle ou l'activité scolaire ;
* l'AP de loisirs (promenades, bricolage, activités sportives encadrées ou non) ;
* l'AP liée aux activités au domicile (jardinage, tâches ménagères, s'occuper des enfants, par exemple).

Le niveau d'AP est défini selon la durée (par séquence de 10 minutes minimum), l'intensité, la fréquence et le type ou le contexte de réalisation (déplacements, vie professionnelle, loisirs).

2.2. Pour mieux comprendre

Il est important de comprendre la différence entre toutes ces formes d'activité physique afin de conseiller au mieux les patients. Les objectifs ne sont pas que toute la population devienne sportive mais que tout le monde fasse un minimum d'activité physique. Ainsi, vous vous rendez compte que de nombreux moments quotidiens, comme aller au travail ou faire les courses, peuvent être utilisés pour réaliser de l'activité physique.

3. Connaître les modalités d'évaluation du niveau d'activité physique 2C-248-DP-B01

3.1. Points clés (fiche LiSA)

Le niveau de sédentarité est évalué par le temps moyen (en minutes ou heures) passé au quotidien, éveillé, assis ou allongé. L'activité physique peut être évaluée de façon subjective à l'aide de questionnaires et de façon objective à l'aide de différents outils. Cf. **Tableau 1**.

3.2. Pour mieux comprendre

La quantification de la sédentarité et de l'AP n'est pas facile en pratique courante car les patients ont du mal à la quantifier. Des outils comme des questionnaires ou des dispositifs peuvent être utilisés pour cette quantification mais celle-ci est souvent coûteuse et chronophage lorsque des dispositifs sont utilisés.

Méthodes	Paramètres mesurés
Calorimétrie indirecte (méthode considérée comme la référence)	Mesure des échanges gazeux respiratoires (O_2 consommé et CO_2 produit) dans différentes conditions : * Au repos : calcul de la dépense énergétique de base * Au cours d'une épreuve d'effort : mesure la consommation maximale d'oxygène (VO_2 max) qui évalue la capacité cardiorespiratoire du sujet, reflétant son aptitude aux sports d'endurance et sa condition physique * À l'exercice : permet d'évaluer la dépense énergétique lors de l'effort
Questionnaires/carnets	* AP (type, intensité, durée, fréquence) * Dépense énergétique liée à l'AP (calculée selon déclaration)
Capteurs de mouvements	
Podomètre	* Nombre de pas, évaluation de la distance parcourue * Méthode servant à prendre conscience de son niveau d'AP et à atteindre un objectif
Accéléromètre	* Activité et intensité sous forme d'accélération exprimée en coups/min (*counts*) * Évalue la dépense énergétique liée à l'AP
Dispositifs GPS	* Évalue la distance, la vitesse de déplacement en fonction de la topographie du terrain * Évalue la dépense énergétique liée à l'AP. Ne fonctionne pas à l'intérieur
Marqueurs physiologiques	
Fréquence cardiaque	Activité et intensité sous forme de battements par minute
Facteurs associés à l'activité physique	
Échelles visuelles analogiques	Adaptées à différents paramètres tels que la dyspnée d'effort, les douleurs, la motivation, etc.

Tableau 1. **Différents outils pour permettre l'évaluation du niveau d'activité physique (AP).**

4. Savoir évaluer à l'entretien les différents types d'activité physique 2C-248-DP-B02

4.1. Points clés (fiche LiSA)

Il convient de faire préciser lors de l'entretien ce que le sujet réalise dans sa vie quotidienne selon les différents domaines d'AP sus-cités.

Pour chaque activité réalisée, il faut faire préciser la durée (par séquence de 10 minutes minimum), l'intensité, la fréquence et le type (déplacements, vie professionnelle, loisirs).

Il existe également une influence positive du cadre familial et de l'entourage, du cadre scolaire ou social et du milieu associatif. Il est recommandé de sensibiliser et soutenir l'implication dans ces milieux.

Les activités physiques et sportives antérieures doivent être questionnées pour connaître le vécu de la personne et les raisons d'une éventuelle interruption notamment pour identifier les centres d'intérêt, les sources de motivation et les éventuels freins.

4.2. Pour mieux comprendre

Une quantification de l'AP peut être réalisée lors d'un entretien mais il convient d'être très méthodique et d'adapter l'entretien au patient. Cette approche, même si elle ne nécessite pas de dispositif, est souvent longue et fastidieuse.

5. Connaître les principaux effets de l'activité physique et de la condition physique sur la santé en prévention primaire 2C-248-ET-A01

5.1. Points clés (fiche LiSA)

Un faible niveau d'AP est associé à une augmentation du risque de mortalité totale et cardiovasculaire, de morbidité coronaire, de diabète de type 2, d'hypertension artérielle, de certains cancers, de prise de poids, de troubles psychologiques (anxiété, dépression).

L'AP a un rôle de prévention de l'obésité, notamment chez l'enfant. Elle protège des maladies liées au vieillissement et contribue ainsi à la prévention de la perte d'autonomie chez le sujet âgé.

L'AP n'est pas seulement un moyen d'augmenter la dépense énergétique mais un moyen de renforcer son bien-être global et d'améliorer sa santé mentale (confiance et estime de soi, réduction de l'anxiété, du stress et des risques de dépression).

Chez les enfants, l'AP a des effets favorables sur la condition physique, la composition corporelle et la santé osseuse. Elle est associée à une diminution des facteurs de risque cardiovasculaire et contribue à améliorer la santé mentale comme chez l'adulte. L'AP est un facteur favorable pour la réussite scolaire.

Une bonne condition physique est associée à une diminution des facteurs de risque cardiovasculaire, une amélioration des capacités fonctionnelles, une réduction des douleurs chroniques en particulier dorsolombaires et une réduction de la mortalité (en particulier cardiovasculaire).

5.2. Pour mieux comprendre

Pour compléter les connaissances, l'étudiant pourra se référer à la publication suivante de l'Organisation mondiale de la santé : https://bjsm.bmj.com/content/bjsports/54/24/1451.full.pdf.

6. Connaître les effets de l'alimentation sur la santé 2C-248-ET-A02

6.1. Points clés (fiche LiSA)

La part de la mortalité, notamment due aux maladies cardiovasculaires, au cancer et au diabète, attribuable à une mauvaise alimentation est estimée à 15 % dans le monde, plus que le tabac.

Les maladies métaboliques (obésité, diabète de type 2, dyslipidémies et hypertension artérielle) et le risque cardiovasculaire sont favorisés, à côté de la prédisposition génétique et d'autres facteurs de risque majeurs comme le tabac, par de nombreux facteurs de risque d'origine nutritionnelle :

* l'excès de consommation de sel ;
* l'excès de consommation d'acides gras saturés ;
* une faible consommation de fruits et légumes ;
* le risque de surpoids et d'obésité est augmenté par la sédentarité, la consommation fréquente de boissons sucrées et d'aliments type « fast-food » et un mode alimentaire de type « occidental » (consommation élevée de produits gras, sucrés et de viande rouge). À l'inverse, le risque de prise de poids est diminué par l'allaitement, l'activité physique régulière, les aliments riches en fibres, une alimentation de type « méditerranéen » (consommation élevée d'aliments d'origine végétale, de poissons, de viande blanche) ;
* l'obésité est elle-même un facteur de risque de maladies métaboliques et cardiovasculaires, mais aussi de certains cancers et de pathologies ostéo-articulaires.

Plus de 20 % des nouveaux cas de cancers diagnostiqués chaque année sont attribuables à des facteurs de risque nutritionnels (alimentation, alcool, activité physique et statut pondéral) qui pourraient être évités.

7. Connaître les effets de l'inactivité physique et de la sédentarité sur la santé 2C-248-ET-A03

7.1. Points clés (fiche LiSA)

243

Un faible niveau d'AP est associé à une augmentation du risque de mortalité totale et cardiovasculaire, de morbidité coronaire, de diabète de type 2, d'hypertension artérielle, de certains cancers, de prise de poids, de troubles psychologiques (anxiété, dépression).

L'augmentation de la sédentarité a contribué à l'augmentation de la prévalence du surpoids et de l'obésité, ainsi qu'à leurs complications cardiométaboliques. La sédentarité est associée à la mortalité toute cause confondue, à l'incidence du diabète de type 2 et des maladies cardiovasculaires et au risque de déminéralisation osseuse chez la personne âgée.

8. Connaître les différents freins aux changements de comportements 2C-248-ET-B01

8.1. Points clés (fiche LiSA)

Les comportements nutritionnels (alimentation et AP) sont le reflet d'**habitudes de longue date** des individus, ancrés dans une **histoire personnelle, familiale et culturelle**, et pour lesquels le changement peut être difficile. Tout changement doit pouvoir être réalisé graduellement et dans le **respect des valeurs des individus** pour pouvoir être maintenu dans la durée.

8.2. Pour mieux comprendre

Il est nécessaire de tenir compte des **contraintes externes** aux individus : **les équipements et l'environnement bâti et l'environnement alimentaire** (ex : marketing alimentaire, prix et accessibilité des produits).

Connaître le vécu de la personne face à des activités physiques et sportives antérieures et les raisons d'une éventuelle interruption permet de **trouver des leviers** pour soutenir la motivation et d'**évaluer les freins** éventuels.

La **motivation** correspond à la probabilité qu'une personne va débuter, poursuivre et adhérer à une stratégie de changement de comportement. Elle résulte de facteurs conscients et inconscients déterminant les actions de l'individu et diffère de la volonté et du courage.

Une absence de motivation pour modifier ses comportements peut s'expliquer par :

- une **absence de conscience des enjeux de santé et des déterminants** des comportements à modifier ;
- le **déni** des conséquences potentielles des comportements actuels. Mais attention, la menace de complications, génératrice d'angoisses, est une méthode ni éthique ni efficace ;
- l'**appréhension des contraintes/frustrations** ;
- un **faible sentiment d'auto-efficacité** dans la mise en œuvre du changement ;
- l'**absence d'auto-détermination** de la personne quant au projet de changement.

Certains freins individuels (motivation personnelle, sentiment d'auto-efficacité) peuvent être levés grâce à une prise en charge individuelle permettant de recentrer les bénéfices attendus par des comportements plus favorables à la santé.

9. Connaître les repères de consommation des différentes catégories d'aliments bénéfiques pour la santé 2C-248-ET-B02

9.1. Points clés (fiche LiSA)

Les besoins alimentaires varient en fonction des âges. Différentes recommandations internationales existent. Les grands groupes alimentaires sont les suivants : « fruits et légumes », « produits céréaliers », « produits laitiers », « viandes et volailles », « charcuterie », « poissons », « matières grasses ajoutées », « produits sucrés », « sel et aliments salés », « boissons » et « alcool ».

9.2. Pour mieux comprendre

Le tableau suivant présente un exemple de besoins en fonction des différents groupes alimentaires.

Chez la personne âgée, les repères s'appliquent, mais :

- maintenir les quantités d'aliments habituellement consommés pour couvrir les besoins ;
- la portion de produits laitiers peut-être augmentée à 3 car c'est une source intéressante de protéines dans cette tranche d'âge.

Groupes alimentaires	Repères principaux
Fruits et légumes	* Au moins cinq portions par jour (5 portions de 80 g à 100 g) * Augmenter sa consommation, quel que soit le niveau initial * Pas plus d'un verre de jus de fruits sans sucre ajouté par jour, en privilégiant les fruits frais pressés
Fruits à coque (sans sel ajouté)	* Une petite poignée par jour * Comporte de nombreux allergènes
Légumineuse (légumes secs)	* Au moins deux fois par semaine
Produits céréaliers complets et peu raffinés (pain, pâtes, riz et céréales non sucrées)	* À consommer tous les jours
Produits laitiers	* Deux produits laitiers par jour * Portions recommandées : 150 ml de lait, 125 g de yaourt, 30 g de fromage
Viandes et volaille	* Limiter la consommation de viande rouge à 500 g par semaine et privilégier la volaille
Charcuterie	* Limiter la consommation à 150 g par semaine et privilégier le jambon blanc au sein de ce groupe
Poisson	* Deux fois par semaine, dont un poisson gras * Varier les espèces et les lieux d'approvisionnement
Matières grasses ajoutées	* Éviter leur consommation excessive * Privilégier les huiles de colza, de noix et l'huile d'olive sans augmenter la quantité habituelle de matières grasses ajoutées
Produits sucrés	* À limiter, y compris les boissons sucrées (dont les jus de fruits)
Sel et aliments salés	* À limiter et utiliser du sel iodé
Boissons	* La seule boisson recommandée est l'eau * Limiter la consommation de boissons sucrées * Les boissons édulcorées maintiennent le goût pour le sucre
Alcool	* Réduire * Pas plus de 10 verres d'alcool par semaine, pas plus de 2 verres par jour * Conserver des jours sans consommation * À supprimer pendant la grossesse

Tableau 2. **Recommandations pour la population générale adulte, hors recommandations spécifiques sur avis médical (Haut Conseil de la Santé Publique [HCSP] 2017).**

10. Connaître les recommandations d'activité physique chez l'enfant et l'adulte 2C-248-PC-B02

10.1. Points clés (fiche LiSA)

Chaque sujet doit réaliser au moins 30 minutes d'AP d'intensité modérée par jour en une ou plusieurs fois : ≈ 10 000 pas/jour, équivalent marche rapide/vélo/natation, accélération de la respiration sans essoufflement. L'activité physique et la sédentarité sont deux dimensions complémentaires.

10.2. Pour mieux comprendre

Le tableau ci-dessous représente les différentes attentes en fonction des tranches d'âge.

Populations	Recommandations sur l'activité physique	Recommandations sur la sédentarité
Enfants ≤ 5 ans	* 3h/j d'AP, soit 15 min/h pour 12h d'éveil	* Ne pas dépasser 60 min en continu d'activité sédentaire
Enfants 6 à 17 ans	* Au moins 60 min/j d'AP d'intensité modérée à élevée * Tous les 2 jours, intégrer au moins 20 minutes d'activité intense et des activités de renforcement musculaire et de souplesse	* Ne pas dépasser 120 min en continu d'activité sédentaire
Adultes	* 30 min d'AP d'intensité modérée à élevée, au moins 5 jours par semaine, en évitant de rester 2 jours consécutifs sans AP * Inclure de courtes périodes d'AP d'intensité élevée * Renforcement musculaire 1 à 2 fois par semaine avec 1 à 2 jours de récupération entre 2 séances * Assouplissement : 2 à 3 fois par semaine	* Interrompre les temps de sédentarité, au moins toutes les 90 à 120 min, par une marche de 3 à 5 min, avec mobilisation musculaire
Personnes › 65 ans	* 30 min d'AP d'intensité modérée (faible essoufflement) par jour * Renforcement musculaire au moins 2 jours par semaine non consécutifs * Assouplissement : 2 à 3 fois par semaine * Exercices d'équilibre au moins 2 jours par semaine non consécutifs	* Interrompre les temps de sédentarité, au moins toutes les 90 à 120 min, par une activité de 5 minutes, avec mobilisation musculaire

Tableau 3. **Recommandations en matière d'activité physique (Source ANSES 2016).**

L'augmentation d'activité physique et la rupture de la sédentarité doivent être encouragées ; les recommandations sont des objectifs que les individus devraient progressivement atteindre, mais même de petits changements ont été associés à une amélioration significative de la mortalité toute-cause. Le gain observé le plus important en matière de santé est pour les sujets inactifs devenant au minimum modérément actifs.

11. Connaître les grands principes d'une alimentation équilibrée 2C-248-PC-A01

11.1. Points clés (fiche LiSA)

Il s'agit d'assurer un bon équilibre entre les apports et les besoins énergétiques d'une personne. Globalement une alimentation équilibrée peut se définir comme suit :

* fruits et légumes : au moins 5/jour ;
* produits laitiers : 3/jour (ou 4 pour les enfants et les ados) ;
* féculents : à chaque repas et selon l'appétit ;
* viandes, poissons, œufs : 1 à 2/jour ;
* matières grasses : à limiter (privilégier les matières grasses végétales) ;
* produits sucrés : à limiter ;
* sel : à limiter ;
* eau : à volonté pendant et entre les repas.

11.2. Pour mieux comprendre

* Suivre les repères alimentaires des recommandations pour la population générale ci-dessus (sauf avis médical spécifique).
* Se fonder sur ses signaux alimentaires internes (faim, rassasiement).
* Éviter le grignotage, les consommations et les portions excessives.
* Éviter les restrictions alimentaires, sources de frustration et de compensations secondaires.
* Prendre le temps de manger et de profiter des repas, dans une ambiance sereine avec un temps de mastication suffisant.
* Privilégier les aliments de saison, locaux, avec des modes de culture favorisant la diminution de l'utilisation des intrants (pesticides, engrais). Aller vers les aliments « bio », mais le bénéfice des fruits, des légumes et des produits céréaliers complets a été démontré qu'ils soient bio ou non. Il convient donc d'augmenter ses portions même non-bio. De plus, un produit gras ou sucré bio reste un produit gras ou sucré, sa consommation doit donc rester limitée.
* Privilégier le « fait-maison » pour prendre conscience et contrôler les apports en sucres et en produits industriels transformés, notamment pour les enfants.
* Réduire la consommation des aliments de Nutri-Score D ou E.

L'**alimentation dite « méditerranéenne »** est un très bon exemple, dans sa globalité, d'une alimentation équilibrée et, qui plus est, durable. Plus largement, le « mode de vie nutritionnel méditerranéen » a fait la preuve scientifique de son effet bénéfique dans plusieurs domaines de la santé, en particulier dans le domaine cardiovasculaire.

Pour approfondir

Serra-Majem L. (2020) Updating the Mediterranean Diet Pyramid towards Sustainability: Focus on Environmental Concerns. Int J Environ Res Public Health 17, 8758.

12. Connaître les moyens de la prévention primaire par la nutrition 2C-248-PC-B03

12.1. Points clés (fiche LiSA)

Tout médecin est amené à agir sur les trois dimensions (alimentation, activité physique et sédentarité) de la prévention au quotidien et à promouvoir la santé des personnes atteintes ou non de pathologies chroniques, notamment via la nutrition.

Les objectifs de prévention primaire doivent prendre en compte l'alimentation, l'activité physique et la sédentarité avec en objectif prioritaire la stabilisation du poids.

12.2. Pour mieux comprendre

Le processus de changement de comportement(s) nécessite du temps et un accompagnement pour s'inscrire durablement. Amener une personne à s'engager dans des modifications de son mode de vie alors qu'elle n'y est pas réellement prête est la garantie d'un échec rapide. L'approche relationnelle à utiliser pour soutenir un projet de changement est fondée sur l'empathie et l'écoute active bienveillante, entendre les difficultés du patient et l'aider à aller ni trop vite ni trop loin.

Le soignant doit accepter de ne pas systématiquement fournir une réponse thérapeutique immédiate et être capable de réaliser d'abord un entretien/travail motivationnel afin de faire évoluer le patient vers une dynamique personnelle de promotion de sa santé.

Il s'agit de déterminer, sans stigmatisation ni jugement, les représentations du patient quant :

- à l'impact négatif sur sa santé de ses comportements habituels ;
- aux enjeux de santé concernés ;
- aux changements nécessaires ;
- aux contraintes/bénéfices.

Il faut rassurer sur le maintien du plaisir de manger, l'absence de jugement négatif, le respect de son libre arbitre (détermination en commun des objectifs), l'accompagnement dans le changement (acquisition de compétences via des séances éducatives par exemple) et le réajustement des objectifs.

Il est aussi important de favoriser l'implication de l'entourage, dans la mesure du possible.

Le médecin devra, toujours dans une démarche de prévention, aider, si besoin, la personne à mieux gérer son stress, ses difficultés de vie (importance de tenir compte de ses besoins, espaces de détente et sommeil suffisant ou renforcer les compétences psychosociales).

5 LES 5 IDÉES-FORCES

- **Une alimentation équilibrée permet de combattre :**
  - les pathologies cardiovasculaires et leurs facteurs de risque (diabète, obésité, dyslipidémie, HTA) ;
  - les cancers et l'ostéoporose.
- **L'activité physique :**
  - réduit la mortalité prématurée et l'ostéoporose ;
  - augmente la qualité de vie et la santé mentale ;
  - aide au maintien du poids corporel, du capital musculaire et de l'autonomie des personnes âgées.
- **Attention :**
  - aux acides gras saturés (objectif < 10 %) ;
  - aux acides gras trans (< 1 %) ;
  - au sel (< 5-6 g/j).
- **Privilégier le régime méditerranéen.**
- **Promouvoir l'activité physique modérée : 30 min/j, 5 j/semaine.**

RÈGLES HYGIENO-DIÉTÉTIQUES

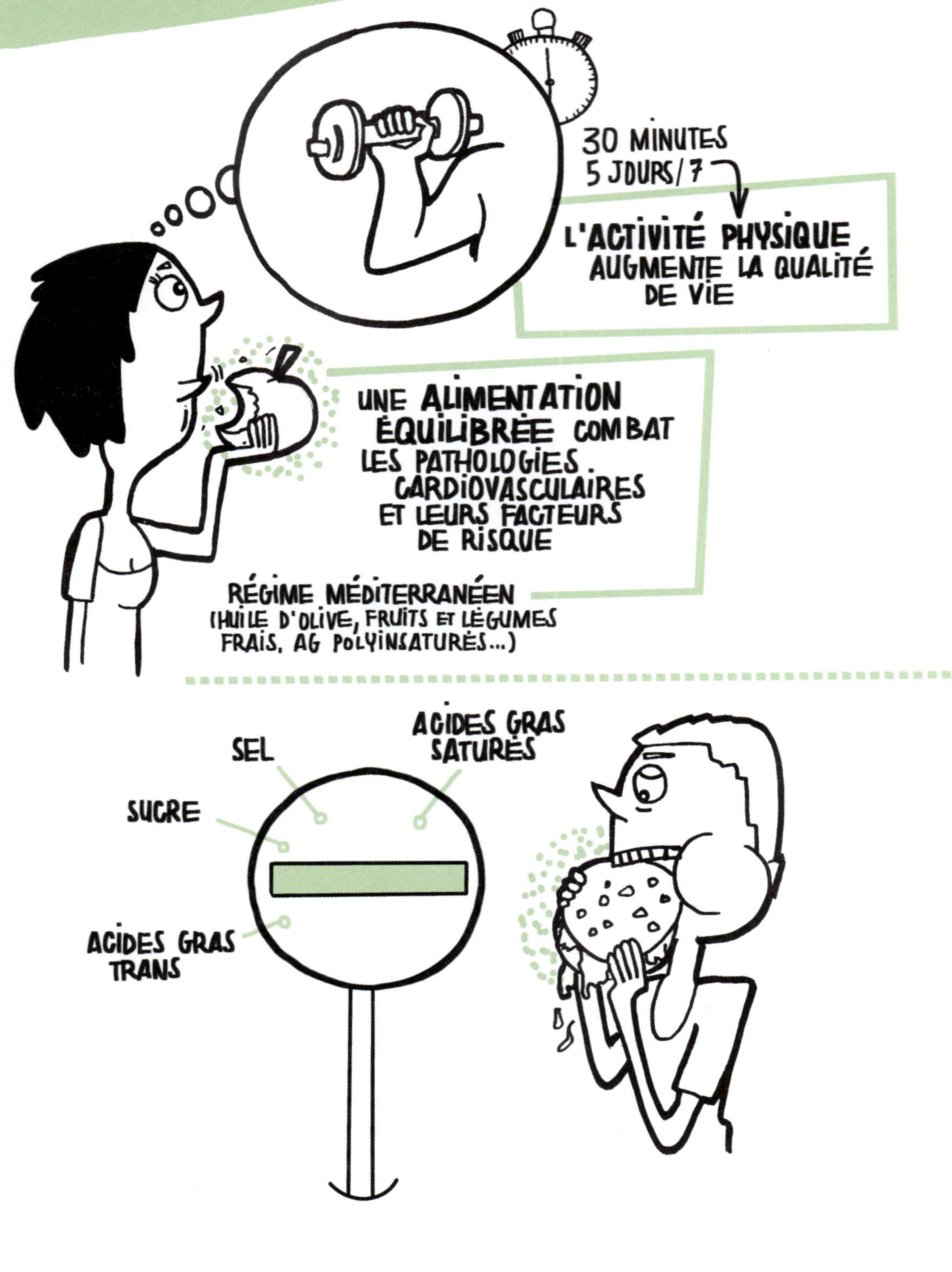

330

item 330

PRESCRIPTION ET SURVEILLANCE DES CLASSES DE MÉDICAMENTS LES PLUS COURANTES

CHEZ L'ADULTE ET CHEZ L'ENFANT HORS ANTI-INFECTIEUX

1. CONNAÎTRE LES ANTIPLAQUETTAIRES 2C-330-PC-A06

1.1. Mécanismes d'action des antiplaquettaires

1.1.1. Points clés (fiche LiSA)

Molécule	Mécanisme d'action	Réversibilité	Durée d'action
Acide acétylsalicylique (AAS, Aspirine)	Inhibition de l'activation plaquettaire par l'inhibition de la synthèse du thromboxane A2 (TBXA2)	Irréversible	› 5 jours
Thiénopyridines Clopidogrel Prasugrel	Inhibition de la voie d'activation plaquettaire dépendant de l'ADP (antagoniste des récepteurs P2Y12)	Irréversible	› 5 jours
Ticagrélor	Inhibition de la voie de l'ADP (antagoniste des récepteurs P2Y12)	Réversible	4 jours

1.1.2. Pour mieux comprendre

Le mode d'action des antiplaquettaires est résumé dans la **Figure 1**.

Schématiquement, l'adhésion et l'activation plaquettaire sont à l'origine de la production de thromboxane A2 et du relargage d'ADP. Le thromboxane A2 dérive de l'acide arachidonique sous l'effet d'une enzyme COX-2, cible de l'aspirine. L'ADP se fixe aux plaquettes pour les activer via le récepteur P2Y12, cible des thyénopiridines, du clopidogrel, du prasugrel et du ticagrelor. Enfin, l'agrégation plaquettaire est le fait de la liaison du fibrinogène au récepteur GP IIb-IIIa, cible des inhibiteurs de la IIb-IIIa.

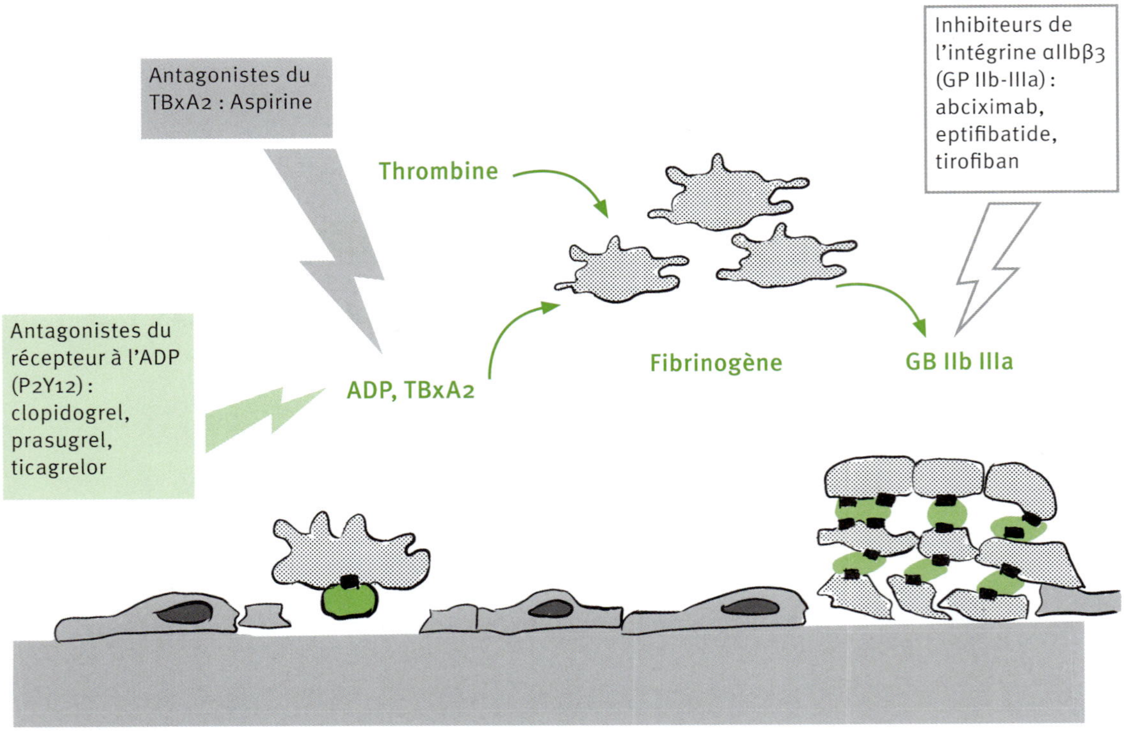

Figure 1. **Mode d'action des principaux antiplaquettaires.**

Après adhésion des plaquettes aux sous-endothélium, celles-ci relarguent notamment de l'ADP et du TBXA2 qui vont activer et recruter d'autres plaquettes. L'agrégation proprement dite est le fait de l'interaction du fibrinogène avec le récepteur IIbIIIa. Ces différentes phases sont les cibles des différents antiplaquettaires. Les inhibiteurs de la GP IIb-IIIa ne seront pas abordés dans la suite du chapitre.

Au contraire du clopidogrel et du prasugrel qui sont des pro-drogues nécessitant un métabolisme hépatique, l'action du ticagrelor sur le récepteur P2Y12 est directe sans biotransformation préalable. La liaison de l'aspirine, du clopidogrel et du prasugrel aux plaquettes est irréversible. La liaison du ticagrelor est réversible.

1.1.3. Pour s'exercer

QRM#1 : Quelles sont les affirmations exactes concernant les antiplaquettaires ?

A. Les antiplaquettaires ont des propriétés anticoagulantes.

B. Les antiplaquettaires s'administrent per os.

C. Le ticagrelor est métabolisé par le système mitochondrial hépatique.

D. La liaison de l'aspirine et du clopidogrel est irréversible.

E. Les antiplaquettaires s'opposent à l'adhésion plaquettaire.

Réponse : B et D. Les antiplaquettaires ont des propriétés antithrombotiques en s'opposant à l'activation/agrégation plaquettaire, mais n'affectent pas le système de la coagulation. Les antiplaquettaires s'opposent à l'activation plaquettaire (et non à l'adhésion) plaquettaire.

1.2. Indications des antiplaquettaires

1.2.1. Points clés (fiche LiSA)

Molécules	Indications	Contre-indications
AAS	Syndrome coronarien aigu (SCA) en phase aiguë (en association) Post-SCA (en monothérapie) Prévention secondaire des accidents vasculaires cérébraux (AVC) ischémiques athérothrombotiques Artériopathie oblitérante des membres inférieurs (AOMI)	Ulcère gastroduodénal évolutif
Clopidogrel	SCA phase aiguë, en association Prévention secondaire des AVC ischémiques athérothrombotiques AOMI	Insuffisance hépatique sévère
Prasugrel	SCA phase aiguë, en association avec AAS	Antécédent d'AVC ou d'AIT, insuffisance hépatique sévère
Ticagrélor	SCA phase aiguë, en association avec abciximab	Antécédent d'hémorragie intracrânienne, insuffisance hépatique modérée à sévère

1.2.3. Pour mieux comprendre

Les antiplaquettaires, aspirine et clopidogrel, sont utilisés en prévention secondaire des événements cardiovasculaires ischémiques, du syndrome coronaire, de l'accident vasculaire cérébral ischémique ou des AIT et de l'AOMI symptomatique. Le prasugrel et le ticagrelor sont réservés à la pathologie coronarienne.

1.3. Interactions médicamenteuses

1.3.1. Points clés (fiche LiSA)

Molécules	Interactions pharmacodynamiques	Interactions pharmacocinétiques
AAS	* Autre antiplaquettaire * Héparines * Fibrinolytiques * Anticoagulants oraux directs * AVK * AINS * Inhibiteurs sélectifs de la recapture de la sérotonine	Non significatives

Molécules	Interactions pharmacodynamiques	Interactions pharmacocinétiques
Clopidogrel	* Autre antiplaquettaire * Héparines * Fibrinolytiques * Anticoagulants oraux directs * AVK * AINS * Inhibiteurs sélectifs de la recapture de la sérotonine	**Inhibiteurs du CYP450 (CYP2C19) :** fluconazole, inhibiteurs des protéases, ésoméprazole, oméprazole
Prasugrel	* Autre antiplaquettaire * Héparines * Fibrinolytiques * Anticoagulants oraux directs * AVK * AINS * Inhibiteurs sélectifs de la recapture de la sérotonine	Non significatives
Ticagrélor	* Autre antiagrégant * Héparines * Fibrinolytiques * Anticoagulants oraux directs * AVK * AINS * Inhibiteurs sélectifs de la recapture de la sérotonine	**Inhibiteurs du CYP450 et des P-glycoprotéines :** azolés, inhibiteurs des protéases, érythromycine, clarithromycine, amiodarone, quinidine, naproxène **Inducteurs du CYP450 et des P-glycoprotéines :** rifampicine, anticomitiaux (phénytoïne, phénobarbital, carbamazépine), millepertuis

1.3.2. Pour mieux comprendre

Les interactions pharmacodynamiques sont principalement le fait des autres classes de médicaments antithrombotiques (anticoagulants, fibrinolytiques) ou ayant des actions antithrombotiques (AINS).

1.4. Effets indésirables

1.4.1. Points clés (fiche LiSA)

Molécules	Effets indésirables
Toutes	* Risque hémorragique
AAS	* Ulcères gastroduodénaux * Réaction d'hypersensibilité dont asthme * Baisse d'acuité auditive
Clopidogrel	* Cytopénie * Purpura thrombocytopénique thrombotique * Dyspepsie * Dysgueusie * Confusion

Molécules	Effets indésirables
Prasugrel	* Purpura thrombocytopénique thrombotique
Ticagrélor	* Dyspnée * Bradycardie * Augmentation de la créatinine * Confusion * Hyperuricémie * Paresthésie

1.4.2. Pour mieux comprendre

Comme pour tout médicament antithrombotique, les effets indésirables sont principalement dominés par les complications hémorragiques.

1.5. Modalités de surveillance

1.5.1. Points clés (fiche LiSA)

* Surveillance clinique :
  - observance ;
  - tolérance : signe de saignement ;
  - efficacité : absence de récidive d'événement cardiovasculaire ou cérébrovasculaire par mécanisme athérothrombotique.
* Surveillance biologique.
* Pas de surveillance spécifique pour dépister une toxicité, contrôle de la crase sanguine (plaquettes).

1.6. Principales causes d'échec

1.6.1. Points clés (fiche LiSA)

* Propriétés intrinsèques de la molécule (réduction du risque partielle de récidive).
* Inobservance.
* Contrôle insuffisant des autres facteurs de risque cardiovasculaire.
* Autres causes de maladie vasculaire occlusive (embolie, dissection...).

2. Connaître les héparines 2C-330-PC-A07

2.1. Mécanismes d'action des héparines

2.1.1. Fiche LiSA

Classe	Molécules	Action	Élimination	Administration
Héparine non fractionnée	Héparine sodique Héparine calcique	Renforcement action de l'antithrombine (AT) : inhibition IIa = Xa	Système réticulo-endothélial	IV SC
Héparine de bas poids moléculaire	Daltéparine Enoxaparine Tinzaparine Nadroparine Danaparoïde	Renforcement action de l'AT : inhibition Xa > IIa	Rénale	SC
Pentasaccharide de synthèse	Fondaparinux	Plus petite séquence de l'héparine capable de se lier à l'AT, inhibiteur direct du Xa	Rénale	SC

256

2.1.2. Points clés

Les héparines sont des anticoagulants injectables, d'action indirecte via l'antithrombine. L'élimination des HBPM et du pentasaccharide est rénale.

2.1.3. Pour mieux comprendre

2.1.3.1. Héparine non fractionnée

L'héparine non fractionnée (HNF) est un mélange hétérogène de chaînes polysaccharidiques (chaînes longues avec action anti-IIa, et chaînes courtes avec action anti-Xa) extraites de muqueuse intestinale de porc. L'activité anticoagulante est indirecte (dépendante de l'antithrombine) et liée à une séquence de cinq sucres (pentasaccharide, présent chez seulement un tiers des chaînes). Cette composition hétérogène de l'HNF explique la variabilité importante de l'activité anticoagulante.

L'HNF est principalement éliminée par le système réticulo-endothélial, et son élimination n'est pas affectée en cas d'insuffisance rénale sévère (clairance de la créatinine inférieure à 30 mL/min). La fixation aux macrophages, aux cellules endothéliales, aux protéines plasmatiques ainsi qu'à certaines protéines plasmatiques, dont le facteur quatre plaquettaire (cf. **Objectif 1.4.3.**), est importante du fait des longues chaînes.

L'HNF est administrée exclusivement par voie parentérale. La biodisponibilité de la voie sous-cutanée est faible (30 %). Après injection d'un bolus intraveineux, la demi-vie d'élimination est de 90 minutes. La prédictibilité de la réponse à l'HNF aux doses curatives est faible, rendant obligatoire une surveillance et une adaptation à des tests d'hémostase.

2.1.3.2. Héparines de bas poids moléculaire

Les héparines de bas poids moléculaire (HBPM) sont des chaînes plus courtes et plus homogènes, dérivant de l'HNF. Elles ont une activité anti-Xa prépondérante.

Les HBPM sont éliminées essentiellement par voie rénale.

La réponse anticoagulante aux HBPM est très prédictible (variations inter- et intra- individuelles faibles) : l'administration se fait à dose fixe adaptée au poids et la surveillance de l'hémostase n'est pas nécessaire.

2.1.3.3. Danaparoïde sodique

Le danaparoïde sodique est formé par un mélange de glycosaminoglycanes sulfatés de bas poids moléculaires (sulfate de dermatane, sulfate d'héparane et sulfate de chondroïtine) extraits également de muqueuse intestinale de porc. Il possède un rapport activité anti-Xa/activité anti-IIa élevé (> 20). La biodisponibilité est voisine de 100 % après injection sous-cutanée. Sa demi-vie d'élimination est d'environ 25 heures et peut être prolongée en cas d'insuffisance rénale sévère.

2.1.3.4. Fondaparinux

Le fondaparinux représente la séquence pentasaccharidique, obtenue par synthèse chimique, qui fixe l'antithrombine. À la différence de l'héparine, le fondaparinux ne se lie pas à d'autres protéines plasmatiques. Le fondaparinux a une activité anti-Xa exclusive.

Administré par voie sous-cutanée, le fondaparinux a une biodisponibilité de 100 %. La concentration maximale est atteinte en 2 heures environ et la demi-vie est d'environ 15 à 17 heures. Le fondaparinux est éliminé exclusivement par voie rénale. Son utilisation est contre-indiquée en cas d'insuffisance rénale sévère. La prédictibilité de la réponse anticoagulante en fonction de la dose est excellente. Il est prescrit à dose fixe, sans contrôle biologique. Il n'expose pas au risque de TIH.

2.1.4. Pour s'exercer

QRU#1 : Concernant les héparines, quelle est l'affirmation exacte parmi les propositions suivantes ?

F. Les héparines de bas poids moléculaire ont une activité anti-Xa.

G. Les héparines s'administrent per os.

H. Les HBPM sont d'action directe sur le facteur IIa et Xa.

I. Les héparines de bas poids moléculaire sont obtenues par synthèse chimique.

J. Le fondaparinux est d'élimination hépatique.

Réponse : A. Les héparines de bas poids moléculaire ont une activité anti-Xa. En revanche, ce sont des formes injectables ; leur action est indirecte via l'AT ; elles sont d'extraction animale et le fondaparinux est d'élimination rénale.

2.2. Indications des héparines

2.2.1. Fiche LiSA

Molécules	Indications AMM	Commentaire
Héparine sodique	* TVP * EP * Syndrome coronaire aigu * Embolie artérielle extracérébrale * Prévention des accidents thrombo-emboliques artériels en cas de cardiopathie emboligène, de thérapeutique endovasculaire et de chirurgie vasculaire artérielle * Prévention de la coagulation du circuit de dialyse	En pratique dans le cas de la MTEV, utilisation dans les situations à risque hémorragique, ou EP avec thrombolyse
Héparine calcique	* TVP * EP * Syndrome coronaire aigu * Embolie artérielle extracérébrale * Traitement prophylactique de la maladie thrombo-embolique veineuse en chirurgie et pour une affection médicale aiguë	En pratique, utiliser uniquement en cas d'insuffisance rénale (DFG < 30 mL/min)
Enoxaparine	* TVP * EP * Syndrome coronaire aigu * Maladie thrombo-embolique veineuse associée au cancer * Traitement prophylactique de la maladie thrombo-embolique veineuse en chirurgie et pour une affection médicale aiguë	HBPM de référence dans les essais. En pratique, parfois utilisée hors AMM à la place des héparines non fractionnées dans les thromboses artérielles extracérébrales, les thromboses veineuses intracérébrales. Contre-indication en cas insuffisance rénale sévère (DFG < 30 mL/min) pour le traitement curatif. Indication possible en prophylaxie si DFG entre 15-30 mL/min.
Daltéparine	* Traitement prophylactique de la maladie thrombo-embolique veineuse en chirurgie et pour une affection médicale aiguë * Prévention de la coagulation du circuit de dialyse * Maladie thrombo-embolique veineuse associée au cancer	HBPM de référence dans les essais pour la maladie thrombo-embolique veineuse associée au cancer. Posologie spécifique dans le cancer. Contre-indication en cas d'insuffisance rénale sévère (DFG < 30 mL/min).
Nadroparine	* TVP * EP * Syndrome coronaire aigu * Traitement prophylactique de la maladie thrombo-embolique veineuse en chirurgie	Contre-indication en cas d'insuffisance rénale sévère (DFG < 30 mL/min)
Tinzaparine	* TVP * EP * Maladie thrombo-embolique veineuse associée au cancer	Prescription possible jusqu'à un DFG de 20 mL/min

Molécules	Indications AMM	Commentaire
Danaparoïde	* Traitement anticoagulant en cas thrombopénie induite par l'héparine	Adaptation impérative d'un test d'hémostase spécifique
Fondaparinux	* TVP * EP * Traitement prophylactique de la maladie thrombo-embolique veineuse en chirurgie et pour une affection médicale aiguë * Thrombose veineuse superficielle des membres inférieurs	Posologie spécifique chez les obèses et les faibles poids. Contre-indication en cas d'insuffisance rénale sévère (DFG < 30 mL/min). Peu utilisé en prophylaxie (augmentation du risque hémorragique par rapport aux HBPM).

2.2.2. Points clés

Les HBPM restent les injectables de première intention en thromboprophylaxie et en curatif.

En curatif, l'HNF est réservée aux situations à risque hémorragique élevé ou à l'EP justifiant une thrombolyse.

2.2.3. Pour mieux comprendre

2.2.3.1. Prévention de la maladie thrombo-embolique par anticoagulants injectables

Les HBPM et le fondaparinux représentent le traitement de première intention. La posologie est différente selon le risque thrombotique. Le **Tableau 1** donne les exemples d'HBPM possibles avec les posologies utiles en prévention en chirurgie.

Daltéparine, Fragmine®	5 000 UI anti-Xa	6 h postopératoire
Nadroparine, Fraxiparine®	38 UI anti-Xa/kg puis 57 UI/kg à J4	6 h postopératoire
Tinzaparine, Innohep®	4 500 UI anti-Xa	6 h postopératoire
Enoxaparine, Lovenox®	4 000 UI anti-Xa	6 h postopératoire

Tableau 1. Schéma d'administration en chirurgie à haut risque thrombo-embolique.

Il existe une contre-indication relative à l'utilisation d'une HBPM à dose préventive en cas d'insuffisance rénale sévère. Cependant, l'enoxaparine peut être utilisée (2 000 UI anti-Xa) en prophylaxie si DFG entre 15-30 mL/min.

Dans la prévention en médecine, seules l'enoxaparine (4 000 UI/j) et la daltéparine (5000 UI/j) ont l'AMM.

Le fondaparinux (Arixtra®) à la dose quotidienne de 2,5 mg a l'AMM en prévention en chirurgie orthopédique majeure du membre inférieur (fracture de hanche, prothèse de hanche ou chirurgie majeure du genou), chirurgie abdominale pour cancer et en médecine.

L'utilisation du fondaparinux doit être réservée aux situations à haut risque thrombotique et en respectant le délai de prescription minimum de six heures après l'intervention. Il est contre-indiqué en cas d'insuffisance rénale sévère avec clairance de la créatinine < 30 mL/min. Le fondaparinux 2,5 mg a une indication privilégiée dans la chirurgie pour fracture de hanche où il est le seul anticoagulant évalué sur une durée de 30 jours.

L'HNF ne doit plus être prescrite en première intention en prévention de la MVTE en chirurgie. Néanmoins, son utilisation peut se discuter en cas d'insuffisance rénale sévère. La posologie habituelle d'HNF par voie sous-cutanée est de 5 000 UI toutes les 12 heures. La surveillance du TCA n'est pas nécessaire mais celle de la numération plaquettaire le reste quel que soit le contexte.

2.2.3.2. Utilisation des héparines dans le traitement de la maladie veineuse thrombo-embolique

Les héparines de bas poids moléculaire (HBPM) et le fondaparinux peuvent être utilisés à la phase initiale de la MTEV. Toutefois, leur prescription est plus rare en raison de l'utilisation préférentielle des anticoagulants oraux directs.

Les HBPM sont administrées à dose adaptée au poids en une ou deux injections quotidiennes sous-cutanées (Tableau 2). Les HBPM sont utilisées à la période initiale, avant que le relais par AVK soit efficace. Dans la majorité des cas, il est conseillé que cette période n'excède pas 10 jours. En alternative aux HBPM, on peut utiliser le fondaparinux à la dose de 7,5 mg en une injection sous-cutanée par jour. La dose est diminuée à 5 mg en cas de poids < 50 kg et augmentée à 10 mg en cas de poids > 100 kg.

DCI	Posologie par injection	Nombre d'injections/24h
HBPM en deux injections quotidiennes		
Daltéparine, Fragmine®	100 UI anti-Xa/kg	2
Enoxaparine, Lovenox®	100 UI anti-Xa/kg	2
Nadroparine, Fraxiparine®	85 UI anti-Xa/kg	2
HBPM en une injection quotidienne		
Tinzaparine, Innohep®	175 UI anti-Xa/kg	1
Nadroparine, Fraxiparine®	171 UI anti-Xa/kg	1
Daltéparine, Fragmine®	200 UI/kg*	1

Tableau 2. **Posologies des HBPM en schéma curatif.**
*** 200 UI/kg pendant 1 mois puis 150 UI/kg chez les patients cancéreux.**

La prescription de tinzaparine est possible jusqu'à un DFG 20 mL/min.

Dans le cas spécifique du traitement de la maladie thrombo-embolique veineuse survenant dans un contexte carcinologique, les HBPM, tinzaparine ou daltéparine, peuvent être poursuivies pendant les 3 à 6 premiers mois du traitement.

L'héparine non fractionnée représente le traitement recommandé uniquement chez les patients avec une insuffisance rénale sévère, ou chez les patients à risque hémorragique (contexte péri-opératoire ou péri-partum, thrombolyse). Après un bolus de 50 UI/kg IVD, l'HNF est administrée en perfusion IV continue à la seringue électrique à la dose de 15-20 UI/kg/h. La surveillance biologique de l'activité anticoagulante est obligatoire pour ajuster la dose : activité anti-Xa (0,3-0,7 U/ml). Le premier contrôle est réalisé à la 4e heure après la mise en place du traitement. Par la suite, si l'anti-Xa est dans la zone thérapeutique, contrôler toutes les 24 heures. Si l'anti-Xa n'est pas dans la zone thérapeutique, contrôler toutes les 4 à 6 heures après l'adaptation posologique jusqu'à l'équilibre thérapeutique, puis 1 fois/24h. Les adaptations de posologie se font par paliers de 4 à 8 U/kg/h en moyenne. En injection sous-cutanée, la posologie de 500 UI/kg/j de Calciparine®, est répartie en 2 injections espacées de 12 heures (ou en 3 injections espacées de 8 heures pour ne pas dépasser la dose de 15 000 UI par injection). La surveillance de l'efficacité de la Calciparine® est identique à celle de l'héparine IV sodique (4-6 heures après chaque changement de posologie).

Dans le traitement de la MTEV, compte tenu des difficultés d'adaptation de posologie, un schéma dose « fixe » a été proposé : HNF sous-cutanée 333 UI/kg la première injection puis 250 UI/kg toutes les 12 heures.

2.2.4. Pour s'exercer

QRM#1 : Concernant les indications des héparines, quelles sont les affirmations exactes parmi les propositions suivantes ?

A. Les HBPM sont utilisées en curatif pour un DFG < 15 mL/min.

B. Le fondaparinux est privilégié dans les situations péri-opératoires.

C. La tinzaparine est utilisée dans le syndrome coronaire aigu.

D. La daltéparine est utilisée dans le traitement au long cours de la maladie thrombo-embolique veineuse associée au cancer.

E. Le danaparoïde est utilisé en cas de TIH.

Réponse : D et E. Les HBPM sont contre-indiquées en curatif pour un DFG < 30 mL/min ; seule la tinzaparine est possible jusqu'à un DFG de 20 mL/min, mais elle n'est pas utilisée dans le syndrome coronaire aigu. C'est l'HNF sodique en administration au pousse-seringue qui est utilisée dans les situations à risque hémorragique, dont péri-opératoires.

2.3. Interactions médicamenteuses

2.3.1. Fiche LiSA

Les interactions sont d'ordre pharmacodynamique avec les autres médicaments ayant une action sur la coagulation :

* fibrinolytiques ;
* anti-vitamine K (AVK) ;
* anticoagulants oraux directs ;
* aspirine, clopidogrel et autres antiplaquettaires ;
* inhibiteur de la recapture de la sérotonine ;
* AINS (piroxicam notamment) ;
* corticoïdes à forte dose.

2.4. Effets indésirables

2.4.1. Fiche LiSA

2.4.1.1. Pour toutes les héparines ou assimilées

* Saignements, tout site possible.
* Réaction au point d'injection.
* Allergie (douleur, érythème, purpura).

2.4.1.2. Pour toutes les héparines

* Ostéoporose.
* Thrombocytose.
* Hépatite.
* Hyperkaliémie.
* Hyperéosinophilie.

2.4.1.3. Pour le fondaparinux

* Hépatite.
* Troubles gastro-intestinaux.
* Œdèmes périphériques.

2.4.1.4. Thrombopénie induite par l'héparine de type 2

* Réaction immunologique entre la protéine membranaire PF4 plaquettaire et l'héparine.
* Précipitation des plaquettes intravasculaires.
* Thrombose artérielle et veineuse (maladie des thrombus blancs), parfois précédée par une réaction au point d'injection ou réaction systémique.
* Typiquement entre J4-J14, mais forme précoce possible en cas d'exposition antérieure aux héparines
* Diminution des plaquettes > 50 % ou < 100 G/L (souvent > 20 G/L).
* Effet indésirable rare mais grave (mortalité > 10 %).
* Maladie rare : HNF (> 1 %) > HBPM (0,1-1 %) > danaparoïde (10 % de réaction croisée en cas de TIH) > fondaparinux (très exceptionnelle).
* Plus fréquentes en situations chirurgicales (y compris césarienne) ou en cas de cancer.
* Risque de thrombose : arrêt de l'héparine et introduction d'un autre anticoagulant (danaparoïde, argotraban).
* Score de probabilité clinique de TIH : score 4T (thrombopénie > 20 G/L, timing, thrombose, autres causes de thrombopénie).

2.4.2. Points clés

L'incidence des TIH est plus importante avec les HNF et en situation postopératoire. La démarche diagnostique repose sur le score 4T.

2.4.3. Pour mieux comprendre

2.4.3.1. Accidents hémorragiques

Quel que soit le type de traitement, les accidents hémorragiques sont les complications les plus fréquentes et graves des anticoagulants.

2.4.3.2. Accident hémorragique des héparines

La dose d'héparine et le niveau d'anticoagulation du patient, le terrain (âge, insuffisance rénale, chirurgie et traumatisme) et les traitements associés (antiplaquettaires, AINS et thrombolytiques) sont les principaux facteurs de risque hémorragique. Dans le traitement des maladies veineuses thrombo-emboliques, le risque hémorragique est supérieur pour les HNF par rapport aux HBPM (3,1 % contre 1,5 %). La tolérance hémorragique du fondaparinux est comparable à celle de l'HNF.

L'effet de l'HNF peut être neutralisé par une injection intraveineuse de sulfate de protamine.

2.4.3.3. Surveillance plaquettaire et diagnostic de thrombopénie induite par l'héparine (TIH)

La thrombopénie induite par l'héparine est une complication immuno-allergique, survenant principalement lors d'un traitement par héparine non fractionnée.

Les recommandations de l'AFSSAPS de 2009 ont précisé les modalités de surveillance plaquettaire pour le dépistage des TIH, pour la réserver aux situations à plus haut risque de TIH.

La numération plaquettaire reste obligatoire à l'instauration du traitement.

La surveillance de la numération plaquettaire est réservée à l'utilisation de l'HNF, quelle que soit l'indication, et aux HBPM en contexte postopératoire ou en cas d'administration préalable d'HNF.

2.4.3.3.1. *Critères du diagnostic de TIH*

La TIH est une coagulopathie thrombogène. Elle peut survenir lors d'un traitement par HNF quels que soient la posologie et le mode d'administration et plus rarement lors d'un traitement par HBPM. C'est une complication grave mettant en jeu le pronostic vital et fonctionnel. La probabilité de TIH est évaluée par le score 4T (**Tableau 3**).

La thrombopénie est définie par un taux < 100 G/L ou une diminution relative d'au moins 40 % par rapport au taux préalable de plaquettes en début de traitement. Elle survient généralement à partir du 5e jour de traitement. Le diagnostic de TIH est moins vraisemblable au-delà de 3 semaines de traitement.

Score 4T	2	1	0
Taux de plaquettes	20–100 G/L ou chute > 50 %	10–19 G/L ou chute 30-50 %	< 10 G/L ou chute < 30 %
***Timing* chute plaquettes**	J 5-10 ou ≤ J1 si héparine pendant les 30 jours précédents	> J 10 ou ≤ J1 si héparine pendant les 31-100 jours précédents ou indéterminée (pas de NFS)	≤ J4 (sans héparine récente)
Thrombose	Thrombose prouvée Nécrose cutanée	Récidive Extension de thrombose Suspicion non documentée	Aucune
Thrombopénie autre cause	Aucune évidente	Possible	Définie
SCORE			

Tableau 3. **Score 4T de diagnostic de TIH.**

La TIH peut être associée à des manifestations thrombotiques. Les thromboses artérielles sont particulièrement graves, mais sont assez rares. Les thromboses veineuses sont plus fréquentes, souvent extension de la thrombose initiale en cours de traitement, parfois nouvel épisode. Elles sont parfois cliniquement latentes et doivent être recherchées systématiquement.

Les anticorps anti-PF4 (anti-complexe héparine-facteur 4 plaquettaire) sont cherchés par technique ELISA ou apparentée en première intention. Les tests fonctionnels de référence sont les tests d'agrégation plaquettaire (HIPA) et ils sont réalisés en deuxième intention.

2.4.3.3.2. *Conduite à tenir et traitement d'une TIH*

La démarche diagnostique de TIH repose sur l'organigramme suivant (**Figure 2**), fonction de la probabilité du score 4T.

Chez les malades ayant une suspicion clinique intermédiaire ou élevée de TIH avec thrombopénie isolée asymptomatique ou thrombose, il faut prescrire un traitement antithrombotique de substitution car le risque de thrombose ultérieure est très élevé. Deux thérapeutiques peuvent être choisies préférentiellement: le danaparoïde sodique (Orgaran®) et l'argatroban (Arganova®). Leur maniement est une affaire d'équipe clinico-biologique. La TIH n'est pas une contre-indication à l'emploi du fondaparinux.

Les anti-vitamine K sont à éviter dans l'immédiat car ils majorent initialement le risque thrombotique en diminuant rapidement le taux de protéine C, un inhibiteur physiologique de la coagulation dont la demi-vie est courte (< 6 heures). Leur utilisation exclusive peut favoriser la survenue d'une gangrène veineuse des membres inférieurs. Les antiplaquettaires conventionnels comme l'aspirine sont inefficaces.

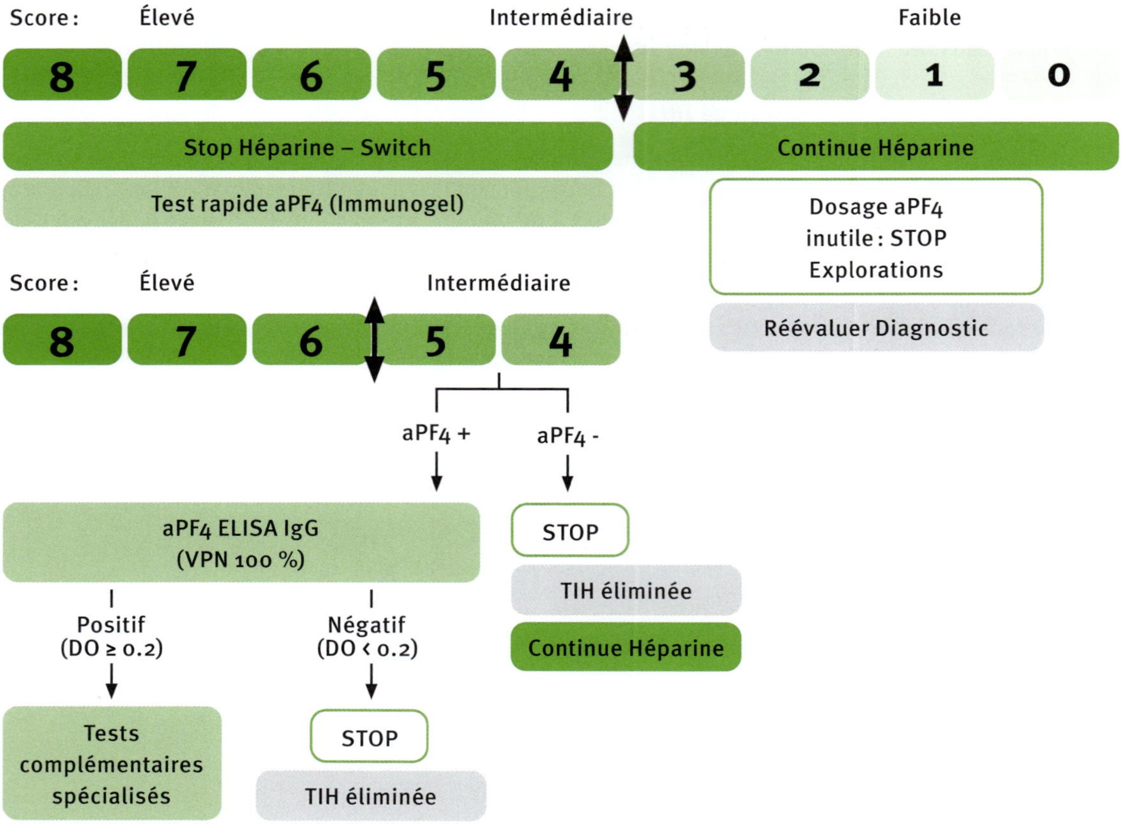

Figure 2. Démarche diagnostique de TIH.
aPF4 = anticorps anti-PF4 ; DO = densité optique ; VPN = valeur prédictive négative.

2.4.3.4. Grossesse et allaitement

Les héparines ne passent pas la barrière placentaire et peuvent être utilisées pendant la grossesse et l'allaitement. Le centre de référence des agents tératogènes s'est prononcé en faveur de l'utilisation de toutes les HPBM en préventif et curatif au cours de la grossesse quel que soit le terme et lors de l'allaitement.

2.4.4. Pour s'exercer

QRM#1 : Concernant les effets indésirables des héparines, quelles sont les affirmations exactes parmi les propositions suivantes ?

A. Les accidents hémorragiques sont les complications les plus fréquentes.
B. L'incidence des TIH est plus élevée avec le fondaparinux.
C. La démarche diagnostique de la TIH repose sur le score de Wells.
D. La TIH se caractérise par un risque thrombotique supérieur au risque hémorragique.
E. La pathogénie de la TIH fait intervenir le PF4 plaquettaire.

Réponse : A, D et E. L'incidence des TIH est avant tout le fait de l'HNF. En outre, le diagnostic de TIH repose sur le score 4T.

2.5. Modalités de surveillance

2.5.1. Fiche LiSA

2.5.1.1. Surveillance clinique

* **Tolérance** : signe de saignement, réaction aux points d'injection (allergie, nécrose locale, douleur…).
* **Efficacité** : signe de thrombose en fonction de l'indication.

2.5.1.2. Surveillance biologique

2.5.1.2.1. *Surveillance des plaquettes*

* **Risque faible** : absence de surveillance des plaquettes.
* **Risque intermédiaire** : 1 à 2 fois par semaine J4-J14 puis 1 fois par semaine pendant un mois.
* **Risque fort** : 2 à 3 fois par semaine J4-J14 puis 1 fois par semaine pendant un mois.

	Contexte	Schéma	Faible	Intermédiaire	Élevé
HNF	Chirurgie	Prophylactique ou curatif			+
	Médical/Obstétrical	Curatif			+
	CEC, EER, ECMO, CPIA				+
	Médical/Obstétrical	Prophylactique		+	
HBPM	Chirurgie	Prophylactique ou curatif		+	
	Cancer	Prophylactique ou curatif		+	
	Médical/Obstétrical	Prophylactique ou curatif	+		

Tableau 4. Risque de survenu de TIH en fonction du contexte. HNF = héparine non fractionnée ; HBPM = héparine de bas poids moléculaire ; EER = épuration extrarénale ; CE = circulation extra-corporelle ; ECMO = extracorporeal membrane oxygénation ; CPIA = contre pulsion intra-aortique.

2.5.1.2.2. *Surveillance biologique des autres paramètres*

* **TCA** :
  - héparine sodique : tous les jours ou à H4 après toute modification de posologie ;
  - héparine calcique : à H4 si trois injections, à H8 si deux injections.
* **Anti-Xa** (H4 après injection) :
  - héparines non fractionnées : uniquement si anomalie du TCA ;
  - HBPM : non systématique.
* **Fonction rénale** :
  - HBPM : dans les situations à risque (insuffisance rénale modérée, risque de dégradation de la fonction rénale [association à des médicaments néphrotoxiques, sepsis…]).

2.5.2. Points clés

La surveillance plaquettaire est réservée aux situations à risque, notamment postopératoire avec les HBPM.

De même, la surveillance de l'activité anti-Xa n'est pas indiquée avec les HBPM sauf situations particulières.

2.5.3. Pour s'exercer

QRU#1 : Concernant les modalités de surveillance des héparines, quelle est l'affirmation exacte parmi les propositions suivantes ?

A. Le TCA est appliqué à la surveillance des HBPM.

B. La surveillance de l'activité anti-Xa des HBPM, lorsqu'elle est indiquée, se fait à H+4 de l'injection.

C. La surveillance de l'HNF sodique se fait une fois par semaine.

D. La surveillance des héparines justifie un dosage des ALAT/ASAT.

E. La numération plaquettaire est systématique avec toutes héparines.

Réponse : B. Le TCA ne s'applique qu'aux HNF ; le test anti-Xa est d'ailleurs plus fiable dans ce contexte. La surveillance de l'HNF se fait une fois par jour. La surveillance hépatique n'est pas nécessaire. Enfin, la numération plaquettaire s'applique aux situations à risque, essentiellement utilisation des HNF quelle que soit l'indication, et situations postopératoires quelle que soit l'héparine (HNF ou HBPM).

2.6. Principales causes d'échec

2.6.1. Fiche LiSA

Par ordre de fréquence décroissante, les facteurs influençant la récidive ou la survenue de thrombose sont les suivants :

* limite du bénéfice des héparines (réduction incomplète du risque de thrombose, notamment dans la maladie thrombo-embolique veineuse associée au cancer) ;
* thrombopénie induite par l'héparine ;
* inadéquation entre la galénique/posologie et les poids extrêmes ;
* inobservance.

3. Connaître les anticoagulants oraux (AVK et AOD) 2C-330-PC-A08

3.1. Mécanismes d'action des anticoagulants oraux

3.1.1. Fiche LiSA

Molécules	Action	Délai d'action	Mécanisme d'action
Apixaban, rivaroxaban	Directe	1-2 heures	Inhibition du facteur Xa
Dabigatran	Directe	1-2 heures	Inhibition de la thrombine
Acénocoumarol, fluindione, warfarine	Indirecte	2-3 jours	Inhibition de la carboxylation des facteurs vitamine K dépendants (prothrombine II, proconvertine VII, facteur hémophilique B IX, facteur Stuart X)

3.1.2. Points clés

Les anticoagulants oraux directs ont une cible spécifique, facteur Xa pour les Xabans, facteur IIa pour le dabigatran.

Les AVK ont une action indirecte en bloquant la carboxylation des facteurs vitamine K dépendants.

3.1.3. Pour mieux comprendre

3.1.3.1. Anti-vitamine K

Les anti-vitamine K (AVK) inhibent la carboxylation hépatique des facteurs vitamine K dépendants (II, VII, IX et X) mais également des protéines C et S. Les AVK n'ont pas d'action sur les facteurs déjà synthétisés. En conséquence, l'effet anticoagulant des AVK est retardé (délai minimum de 48 à 72 h). Le plateau d'équilibre est observé après 5 demi-vies (**Tableau 5**).

L'effet anticoagulant des AVK est obtenu via l'inhibition de la vitamine K époxide réductase, VKORC1. Le gène de VKORC1 est soumis à des polymorphismes. Dans la population générale, ces variations génétiques expliquent en partie les différences de sensibilité aux AVK.

Les AVK sont absorbés au niveau intestinal et se fixent à 97 % aux protéines. Seule leur fraction libre est active. Ils sont ensuite métabolisés par les cytochromes 2C9 au niveau hépatique.

Principe actif	Nom commercial	Demi-vie	Dose par comprimé	Posologie moyenne pour un adulte
Acénocoumarol	Sintrom® Minisintrom®	8 h	4 mg 1 mg	4-8 mg/j
Fluindione	Préviscan®	31 h	20 mg	20-30 mg/j
Warfarine	Coumadine®	35-45 h	2 ou 5 mg	4-10 mg/j

Tableau 5. Principaux anticoagulants utilisés en France. Remarque : la commission de transparence de la HAS préconise en 2018 la prescription en première intention de la warfarine en initiation de traitement.

3.1.3.2. Anticoagulants oraux directs

3.1.3.2.1. *Antithrombines directs : dabigatran/dabigatran etexilate*

Le dabigatran est un inhibiteur direct, sélectif et réversible de la thrombine. Le dabigatran etexilate (Pradaxa®) est une prodrogue orale convertie en dabigatran, molécule active.

Les principales caractéristiques pharmacocinétiques du dabigatran etexilate sont une biodisponibilité très faible d'environ 7,5 %, une concentration maximale obtenue en 0,5 à 2 heures, une demi-vie d'élimination terminale de 7 à 17 heures, une élimination rénale pour 80 % sous forme inchangée (**Tableau 6**). Ce produit est administré per os en 1 ou 2 prises quotidiennes, sans surveillance biologique ni ajustement posologique et est contre-indiqué en cas d'insuffisance rénale et hépatique sévère. La principale source de variabilité est la fonction rénale. La prudence est nécessaire avec les inhibiteurs de la P-glycoprotéine (P-gp) tels qu'amiodarone, vérapamil et clarithromycine. La quinidine, inhibiteur de la P-gp, est contre-indiquée en association avec le dabigatran etexilate.

	Dabigatran	Rivaroxaban	Apixaban
Cible	Thrombine	Facteur Xa	Facteur Xa
Biodisponibilité	6,5 %	80 %	66 %
Pic plasmatique	2-3 h	30 min à 3 h	30 min à 2 h
Prise(s)/j	1 à 2	1 à 2	2
Prodrogue	oui	non	non
Demi-vie	12-17 h	7-13 h	8-13 h
Élimination rénale	80 %	66 %	25 %
CYP impliqués	aucun	CYP3A4	CYP3A4
Interactions	vérapamil, quinidine, amiodarone, inhibiteurs de la P-gp	Inhibiteurs du CYP3A4 et de la P-gp	Inhibiteurs du CYP3A4 et de la P-gp
Présentations	gélules : 75 mg 110 mg 150 mg	comprimés : 10 mg 15 mg 20 mg	comprimés : 2,5 mg 5 mg

Tableau 6. **Caractéristiques pharmacologiques des trois principaux anticoagulants oraux directs.**

3.1.3.2.2. *Anti-Xa directs*

Le rivaroxaban et l'apixaban sont des inhibiteurs directs (c'est-à-dire indépendants de l'antithrombine) et sélectifs du facteur X activé de la coagulation, administrables par voie orale. Il n'existe pas d'interaction avec les plaquettes, donc pas de risque de TIH.

* **Rivaroxaban**. La biodisponibilité du rivaroxaban par voie orale est élevée (80-100 %) pour une dose de 10 mg. Le rivaroxaban est rapidement absorbé et les concentrations maximales (Cmax) sont obtenues 2 à 4 heures après la prise du médicament. La liaison aux protéines, principalement à l'albumine, est élevée (92-95 %). Deux tiers de la dose administrée sont métabolisés, et éliminés à part égale par voie rénale et fécale, l'autre tiers de la dose administrée subit une excrétion rénale directe sous forme inchangée. La demi-vie terminale moyenne est de 7 à 11 heures. Il est contre-indiqué chez les sujets insuffisants rénaux sévères.
* **Apixaban**. Après administration per os, le pic plasmatique est obtenu au bout de 3 heures. Avec une prise répétée, la demi-vie est comprise entre 9 et 14 heures. Son métabolisme hépatique implique le cytochrome CYP3A4. Son élimination est double, rénale (25 %) et hépatique (75 %).

3.1.4. Pour s'exercer

QRM#1 : Concernant les anticoagulants oraux, quelles sont les affirmations exactes parmi les propositions suivantes ?

A. Les AVK inhibent le facteur V.

B. L'effet anticoagulant des AVK est immédiat.

C. L'effet des AOD nécessite l'AT.

D. La Cmax du rivaroxaban est à environ 3 heures.

E. Les Xabans sont métabolisés par le CYP3A4.

Réponse : D et E. Les AVK exercent leur action vis-à-vis des facteurs vitamine K dépendant, II, VII, IX et X – pas le V. Son effet anticoagulant est retardé d'environ 48 heures (temps d'élimination des facteurs déjà synthétisés et carboxylés). Enfin, les AOD ont une action directe sans besoin de l'AT, contrairement aux héparines.

3.2. Indications des anticoagulants oraux

3.2.1. Fiche LiSA

Molécules	Indications AMM	Non-indication/contre-indication
Apixaban, rivaroxaban	* Prévention de la maladie thrombo-embolique veineuse dans la chirurgie programmée de la hanche ou du genou * Embolie pulmonaire, thrombose veineuse profonde proximale * Fibrillation atriale non valvulaire	* Fibrillation atriale sur rétrécissement mitral * Valve mécanique * Thrombose veineuse distale * Thrombose veineuse intra-abdominale * Thrombose veineuse des membres supérieurs * Thrombose artérielle * SAPL * Insuffisance rénale (DFG < 30 mL/min), insuffisance hépatocellulaire, hémorragie avérée ou haut risque hémorragique
Dabigatran	* Prévention de la maladie thrombo-embolique veineuse dans la chirurgie programmée de la hanche ou du genou * Fibrillation atriale non valvulaire	* Embolie pulmonaire, thrombose veineuse profonde proximale * Fibrillation atriale sur rétrécissement mitral * Valve mécanique * Thrombose veineuse distale * Thrombose veineuse intra-abdominale * Thrombose veineuse des membres supérieurs * Thrombose artérielle * SAPL * Insuffisance rénale (DFG < 30 mL/min), insuffisance hépatocellulaire, hémorragie avérée ou haut risque hémorragique
Coumariniques Acénocoumarol, warfarine **Indane-diones** Fluindione En pratique, seule la warfarine est utilisée en première intention (risque immuno-allergique de la fluindione, demi-vie courte de l'acénocoumarol)	* Cardiopathies emboligènes, y compris la FA, les complications thrombo-emboliques de l'IDM et les valves mécaniques * Embolie pulmonaire et/ou thrombose veineuse profonde proximale, en relais des héparines * Par usage (hors AMM) toute thrombose artérielle ou veineuse en relais des héparines en cas de contre-indications des AOD	* Contre-indication en cas d'insuffisance hépatique sévère

3.2.2. Points clés

Les AOD sont utilisés en curatif dans la fibrillation atriale et le traitement de la MTEV. Ils sont contre-indiqués en cas de DFG < 30 mL/min et chez les patients porteurs de prothèse valvulaire cardiaque nécessitant un traitement anticoagulant.

3.2.3. Pour mieux comprendre

3.2.3.1. Prévention de la MTEV par anticoagulants oraux directs

Les AOD ont l'AMM en prévention de la MTEV en chirurgie orthopédique PTH/PTG.

Le dabigatran doit être instauré à la posologie d'une gélule de 110 mg 4 heures après la fin de l'intervention chirurgicale puis poursuivi à la posologie de 220 mg/jour (2 gélules à 110 mg en une prise par jour) pour une durée totale de traitement de 14 jours (prothèse totale de genou) ou de 28 à 35 jours (prothèse totale de hanche).

En cas d'insuffisance rénale modérée (clairance de la créatinine Cockcroft, ClCr 30-50 mL/min), d'âge ≥ 75 ans ou de traitement concomitant par le vérapamil, l'amiodarone, la quinidine ou par un inhibiteur puissant de la P-gp, la posologie du dabigatran doit être réduite à 150 mg/j (soit 2 gélules de 75 mg en une seule prise).

Le **rivaroxaban** (10 mg/j en une prise orale quotidienne) est instauré 6 à 10 heures après l'intervention chirurgicale et pour une durée recommandée de 2 semaines après une intervention prothétique du genou ou de 5 semaines après une intervention pour prothèse totale de hanche.

Chez les patients atteints d'insuffisance rénale sévère, le rivaroxaban doit être utilisé avec prudence. L'utilisation n'est pas recommandée chez les patients dont la clairance de la créatinine est < 15 mL/min.

L'**apixaban**, à la dose de 2,5 mg x 2/j, doit être pris 12 à 24 heures après l'intervention chirurgicale. La durée de traitement recommandée est de 10 à 14 jours après intervention pour prothèse totale de genou et de 32 à 38 jours après intervention pour prothèse totale de hanche.

Les AOD n'ont pas d'AMM en prévention en médecine.

3.2.3.2. Indications des anticoagulants oraux dans le traitement de la MTEV

Le traitement AVK est prescrit en relais du traitement anticoagulant injectable. L'héparine est arrêtée dès l'obtention de deux INR (« International Normalized Ratio ») ≥ 2 à 24 heures d'intervalle. La dose initiale de l'AVK dépend de la sensibilité potentielle à ce traitement (âge du patient, association médicamenteuse, fonction hépatique, insuffisance cardiaque droite, troubles du transit intestinal, hypo-albuminémie, poids < 50 kg). La dose initiale d'AVK est fixe : 1 cp de Préviscan®, 5 mg de Coumadine® ou 1 cp de Sintrom®. Cette posologie d'induction doit être réduite chez le patient de plus de 70 ans. On ne doit pas faire de dose de charge. Le traitement est pris tous les jours à la même heure, le soir de préférence.

Le premier contrôle de l'INR est effectué à 72 heures pour la fluindione ou la warfarine. Les adaptations posologiques se font par demi ou quart de la dose initiale. Des abaques spécifiques de prescription ont été proposés pour la warfarine chez les patients âgés.

La variabilité de l'effet anticoagulant nécessite des contrôles fréquents de l'INR (intervalle 2-3) et un ajustement posologique. Une fois l'équilibre obtenu, le traitement est surveillé par l'INR deux fois par semaine pendant le premier mois puis 1 à 2 fois par mois en fonction de la stabilité de l'équilibre du traitement. En cas de nouvelle prescription de médicament, l'INR doit être contrôlé plus fréquemment. Il faut contrôler l'INR devant toute hémorragie mineure chez un patient traité par AVK.

Le rivaroxaban est administré à la dose de 15 mg × 2/j pendant les 3 premières semaines, sans traitement parentéral, puis 20 mg en une seule prise par jour pour les 6 mois suivant. En cas de poursuite du traitement, la dose peut être réduite à 10 mg/j.

L'apixaban est administré à la dose de 10 mg × 2/j pendant les 7 premiers jours, là encore sans traitement parentéral, puis 5 mg × 2/j pour les 6 mois suivant. En cas de poursuite du traitement, la dose peut être réduite à 2.5 mg × 2/j.

L'apixaban et le rivaroxaban sont utilisés dans la MTEV quelle que soit la localisation, bien que les données spécifiques soient encore parcellaires. En ce qui concerne la fonction rénale, ils sont autorisés jusqu'à des seuils de clairance de 15 mL/min.

3.2.3.3. Indications des anticoagulants oraux dans le traitement des cardiopathies emboligènes

L'objectif du traitement anticoagulant dans le cadre des cardiopathies emboligènes (fibrillation atriale le plus souvent) est de réduire le risque d'embolies systémiques artérielles, essentiellement le risque d'accident vasculaire cérébral.

Lorsque le traitement AVK est utilisé, il est inutile de commencer par l'héparine dans l'immense majorité des cas.

En fonction des principales indications, les zones thérapeutiques de traitement par AVK diffèrent. La zone 2-3 est recommandée en cas de fibrillation atriale, mais peut être plus élevée (3-4.5) en cas de prothèse valvulaire mécanique.

Tous les AOD ont l'AMM dans la FA non valvulaire.

La posologie du dabigatran est de 150 mg × 2/j. Elle doit être diminuée à 110 mg × 2/j chez les patients ≥ 80 ans, en cas de traitement concomitant par vérapamil, amiodarone ou quinidine, d'insuffisance rénale modérée (ClCr Cockcroft 30-50 mL/min), de gastrite, d'œsophagite ou de reflux gastro-œsophagien et chez les patients présentant un risque augmenté de saignement.

Le rivaroxaban est administré à la dose de 20 mg/j en une seule prise. En cas d'insuffisance rénale (ClCr Cockcroft 15-49 mL/min), la posologie de rivaroxaban doit être diminuée à 15 mg/j en une seule prise.

L'apixaban est administré à la dose de 5 mg × 2/j. La posologie est réduite à 2,5 mg × 2/j chez les patients présentant au moins 2 des caractéristiques suivantes : âge > 80 ans, poids < 60 kg, créatininémie > 133 µmol/L.

3.2.4. Pour s'exercer

QRM#1 : Concernant les indications des anticoagulants oraux, quelles sont les affirmations exactes parmi les propositions suivantes ?

A. La cible INR du traitement AVK de la MTEV est de 2-3.

B. La warfarine est l'AVK de première intention.

C. Les deux anti-Xa directs sont utilisés dans le traitement de la MTEV avec une dose initiale de charge.

D. La posologie des AOD est diminuée dans le traitement de la fibrillation atriale chez les sujets à risque hémorragique.

E. Les AOD sont contre-indiqués pour un DFG < 60 mL/min.

Réponse : A, B, C et D. La posologie des AOD est diminuée dans le traitement de la fibrillation atriale chez les sujets à risque hémorragique, et principalement du fait de l'âge et de la fonction rénale. Mais les AOD sont contre-indiqués pour un DFG < 15 mL/min.

3.3. Effets indésirables

3.3.1. Fiche LiSA

* Pour toutes les molécules :
  - hémorragie, tout site possible.
* Propres aux coumariniques :
  - intolérances gastro-intestinales (gastralgie, vomissements, diarrhée).
* Propres aux indane-diones :
  - réaction immunologique (néphrite tubulo-interstitielle, éruption, fièvre, hépatite, aplasie).
* Propres aux AOD :
  - hépatite ;
  - thrombopénie ;
  - hypersensibilité dont éruption cutanée.
* Propre au rivaroxaban :
  - agranulocytose.

* Propre à l'apixaban :
  - alopécie.
* Propre au dabigatran :
  - troubles digestifs.

3.3.2. Points clés

Quel que soit le type de traitement, les accidents hémorragiques sont les complications les plus fréquentes et graves des anticoagulants.

3.3.3. Pour mieux comprendre

3.3.3.1. Accidents hémorragiques des anti-vitamine K

Les accidents hémorragiques des AVK viennent au premier rang des accidents iatrogènes avec 13 % des hospitalisations pour effets indésirables médicamenteux soit environ 17 000 hospitalisations par an dues aux complications hémorragiques des AVK. L'incidence annuelle d'hémorragies graves est estimée entre 3 et 5 %, celle des accidents mortels avoisine les 0,6 %.

L'importance du risque hémorragique lié aux AVK dépend de multiples facteurs, certains liés au traitement, d'autres liés au patient. Parmi les plus importants, on peut citer l'intensité du traitement (INR > 4), l'instabilité de l'anticoagulation, la période et la durée de traitement (6 premiers mois), l'âge > 40 ans et les associations médicamenteuses.

La prédiction du risque hémorragique pour un malade donné reste difficile. Le score HAS-BLED a été développé dans la FA (**Tableau 7**) et le VTE-BLEED dans la MTEV (**Tableau 8**).

Le risque hémorragique est faible si le score HAS-BLED est compris entre 0 et 2 (risque annuel d'hémorragie grave de l'ordre de 1 à 2 %), élevé si le score est ≥ 3 (risque annuel d'hémorragie grave > 4 %).

Le risque hémorragique est faible si le score VTE-BLEED est compris entre 0 et 1 (risque annuel d'hémorragie grave de l'ordre de 2 %), élevé si le score est ≥ 2 (risque annuel d'hémorragie grave > 4 %).

Dans le cas de surdosage asymptomatique, les moyens reposent sur l'interruption du traitement ou l'administration de vitamine K (**Tableau 9**). L'adaptation posologique est bien sûr associée.

Dans les accidents hémorragiques, la prise en charge dépend avant tout de la gravité de l'hémorragie. La prise en charge d'une hémorragie grave sous AVK fait appel aux concentrés de complexe prothrombinique (CPP) encore appelé PPSB (**Figure 3**).

3.3.3.2. Accidents hémorragiques des autres anticoagulants

Les hémorragies majeures peuvent atteindre 3,6 % par an et les hémorragies fatales 0,2 % par an chez les patients traités par anti-Xa ou anti-IIa oral. Ces incidences ne sont pas supérieures à celles observées avec les anti-vitamine K.

Il existe un antidote spécifique pour le dabigatran : l'idarucizumab, anticorps spécifique anti-dabigatran, et un antidote des anti-Xa, l'andexanet alpha, non encore disponible en France.

Variables	Points
Âge > 65 ans	1
HTA non contrôlée	1
Atteinte rénale ou hépatique (1 point par item)	1 à 2
Antécédent d'AVC	1
Antécédent hémorragique ou anémie	1
INR mal équilibré	1
Alcoolisme	1

Tableau 7. Score hémorragique HAS-BLED.

Variables	Points
Âge > 60 ans	1.5
Atteinte rénale (DFG 30-60 mL/min)	1.5
Anémie (homme < 130 g/L, femme < 120 g/L)	1.5
Antécédent hémorragique	1.5
HTA non contrôlée (> 140 mmHg systolique)	1
Cancer actif	2

Tableau 8. Score hémorragique VTE-BLEED.

	INR cible 2,5 (fenêtre entre 2 et 3)	INR cible ≥ 3 (fenêtre 2,5-3,5 ou 3-4,5)
INR < 4	* Pas de saut de prise * Pas de vitamine K	-
4 ≥ INR < 6	* Saut d'une prise * Pas de vitamine K	* Pas de saut de prise * Pas de vitamine K
6 ≥ INR < 10	* Arrêt du traitement par AVK * 1 à 2 mg de vitamine K par voie orale (1/2 à 1 ampoule buvable forme pédiatrique) [grade A]	* Saut d'une prise * Un avis spécialisé (par exemple, cardiologue si le patient est porteur d'une prothèse valvulaire mécanique) est recommandé pour discuter un traitement éventuel par 1 à 2 mg de vitamine K par voie orale (1/2 à 1 ampoule buvable forme pédiatrique)
INR ≥ 10	* Arrêt du traitement par AVK * 5 mg de vitamine K par voie orale (1/2 ampoule buvable forme adulte) [grade A]	* un avis spécialisé sans délai ou une hospitalisation est recommandée

Tableau 9. CAT en cas de surdosage asymptomatique en AVK.

PRISE EN CHARGE HOSPITALIÈRE D'UNE HÉMORRAGIE GRAVE SOUS AVK
OBJECTIF : INR < 1,5

Arrêt des AVK
et mesure de l'INR en urgence

Si INR disponible :
Administration de CCP
à dose adaptée à l'INR,
selon les RCP

Si INR non disponible :
Administration de CCP
25 U/kg
(soit 1ml/kg)

Et Vitamine K 10 mg (1 ampoule adulte) – Privilégier la voie per os

Contrôle INR à 30 min

SI INR > 1,5 : NOUVELLE DOSE DE CCP SELON RCP
CONTRÔLE INR À 6-8 H

Figure 3. CAT en cas de complications hémorragiques graves sous AVK.

3.3.3.3. Grossesse

Les AVK sont tératogènes, ils traversent la barrière placentaire et sont contre-indiqués au cours de la grossesse (sauf indication spécifique de prothèse valvulaire cardiaque). La warfarine et l'acénocoumarol peuvent être utilisés pendant l'allaitement.

Les AOD sont contre-indiqués pendant la grossesse et l'allaitement.

3.3.4. Pour s'exercer

QRU#1 : Concernant les effets indésirables des anticoagulants oraux, quelle est l'affirmation exacte parmi les propositions suivantes ?

A. Le score HAS-BLED a été développé dans la FA.

B. En cas de surdosage asymptomatique en AVK (INR = 5), il faut administrer de la vitamine K.

C. La prise en charge d'une hémorragie grave sous AVK nécessite uniquement du PPSB.

D. Il y a plus d'accidents hémorragiques graves sous AOD que sous AVK.

E. Les AOD peuvent être utilisés pendant la grossesse.

Réponse : A. On administre de la vitamine K pour des valeurs d'INR ≥ 6. La prise en charge d'une hémorragie grave sous AVK nécessite du PPSB et de la vitamine K. Il y a moins d'hémorragies graves, notamment cérébrales, avec les AOD.

3.4. Interactions médicamenteuses

3.4.1. Fiche LiSA

Molécules	Interactions pharmacodynamiques	Interactions pharmacocinétiques	Commentaires
Apixaban	* **Majeures :** - Héparines - Fibrinolytiques - Autres AOD, AVK * **Non majeures :** - Antiagrégants - AINS - Inhibiteurs sélectifs de la recapture de la sérotonine - Corticoïdes (ulcères, fragilité vasculaire)	* **Inhibiteurs du CYP450 et des P-glycoprotéines :** azolés, inhibiteurs des protéases, érythromycine, clarithromycine, amiodarone, quinidine, naproxène * **Inducteurs du CYP450 et des P-glycoprotéines :** rifampicine, anticomitiaux (phénytoïne, phénobarbital, carbamazépine), millepertuis	-
Rivaroxaban	* **Majeures :** - Héparines - Fibrinolytiques - Autres AOD, AVK * **Non majeures :** - Antiagrégants - AINS - Inhibiteurs sélectifs de la recapture de la sérotonine - Corticoïdes (ulcères, fragilité vasculaire)	* **Inhibiteurs du CYP450 et des P-glycoprotéines :** azolés, inhibiteurs des protéases, érythromycine, clarithromycine, amiodarone, quinidine, naproxène * **Inducteurs du CYP450 et des P-glycoprotéines :** rifampicine, anticomitiaux (phénytoïne, phénobarbital, carbamazépine), millepertuis	-
Dabigatran	* **Majeures :** - Héparines - Fibrinolytiques - Autres AOD, AVK * **Non majeures :** - Antiagrégants - AINS - Inhibiteurs sélectifs de la recapture de la sérotonine - Corticoïdes (ulcères, fragilité vasculaire)	* **Inhibiteurs des P-glycoprotéines :** amiodarone, vérapamil, quinidine, tacrolimus, érythromycine, clarythromycine, naproxène * **Inducteurs des P-glycoprotéines** rifampicine, anticomitiaux (phénytoïne, phénobarbital, carbamazépine), millepertuis	-
AVK	* **Majeures :** - Héparines - Fibrinolytiques - AOD * **Non majeures :** - Antiagrégants - AINS - Inhibiteurs sélectifs de la recapture de la sérotonine - Corticoïdes (ulcères, fragilité vasculaire)	* **Augmentation de l'INR :** - Médicaments se liant à l'albumine (antibiotiques, morphine, AINS, statines, fibrates, azolés, paracétamol 4 g/j), corticoïdes - Inhibition des cytochromes : allopurinol, cimétidine, amiodarone, griséofulvine, lévothyroxine * **Diminution de l'INR, inducteurs des cytochromes :** - Millepertuis - Azathioprine - Anticonvulsivants - Inhibiteur de protéase - Rifampicine	En pratique, faire réaliser une INR 2-3 jours après toute modification de l'ordonnance.

3.4.2. Points clés

Les principales interactions des AOD anti-Xa sont le fait des inhibiteurs/inducteurs de CYTP450 et P-gP.

3.4.3. Pour mieux comprendre

De très nombreux médicaments sont susceptibles d'interférer avec les AVK, soit en potentialisant leur action, soit en l'inhibant. Les plus dangereux sont ceux qui modifient la liaison de l'AVK avec les protéines plasmatiques. Toute modification thérapeutique (introduction, changement de posologie ou arrêt d'un autre médicament) doit faire contrôler l'INR 3 jours après, y compris pour le paracétamol. Pour les associations déconseillées mais ne pouvant absolument pas être évitées, le rythme de contrôle de l'INR doit être plus rapproché pendant toute la durée de l'association. Les patients doivent être informés des médicaments qu'il est dangereux d'associer : antiplaquettaires, AINS, phénylbutazone, dérivés azolés. De plus, on doit déconseiller tout recours à l'automédication et aux compléments alimentaires, en particulier ceux qui contiennent des vitamines. Les anti-vitamine K ont un effet tératogène.

Lors de l'instauration d'un traitement par AVK, chaque patient doit recevoir une éducation spécifique avec des explications concernant :

* le but du traitement, ses risques, les principes de l'INR et de l'adaptation des doses ;
* les adaptations éventuelles de son mode de vie (activités professionnelles et sportives), de son alimentation (stabilité du régime, notamment vis-à-vis des aliments riches en vitamine K) ;
* les traitements à interrompre dans la mesure du possible, les médicaments à éviter, une mise en garde sur les dangers de l'automédication ;
* les principaux signes de surdosage et de sous-dosage, ainsi que la conduite à tenir en urgence en cas d'accident ;
* l'utilisation du carnet de surveillance du traitement par AVK.

Les anti-Xa sont des substrats pour la P-gp et le CYP450 2C3 (cf. **Tableau 6**). C'est ainsi que le kétoconazole ou le ritonavir peuvent augmenter significativement les concentrations plasmatiques de ces anticoagulants et conduire à un risque hémorragique accru. À l'inverse, la rifampicine peut diminuer les concentrations des anti-Xa.

3.5. **Modalités de surveillance**

3.5.1. Fiche LiSA

3.5.1.1. Surveillance clinique

* Observance (notamment pour les AOD).
* Tolérance : signe de saignement.
* Efficacité : signe de thrombose en fonction de l'indication.

3.5.1.2. Surveillance biologique

* **AOD** :
  - fonction rénale (créatinine) ;
  - fonction hépatique (ASAT, ALAT, gammaGT).
* **AVK** :
  - INR (au minimum une fois par mois) ;
  - fonction rénale (créatinine et calcul du DFG) en cas de co-prescription ou prescription de fluindione ;
  - fonction hépatique (ASAT, ALAT, gammaGT) ;
  - hémogramme (recherche d'anémie) pour la tolérance biologique.

3.5.2. Points clés

La surveillance des AVK repose sur l'INR.

3.5.3. Pour mieux comprendre

Les variations pharmacocinétiques inter-individuelles et intra-individuelles (interaction alimentaire, interactions médicamenteuses, comorbidités) imposent une surveillance biologique par l'INR (International Normalized Ratio). Dans la majorité des cas, l'INR cible se situe entre 2 et 3. Un INR inférieur à 2 traduit un défaut d'anticoagulation et un risque de thrombose. Un INR supérieur à 3 traduit un excès d'anticoagulation et une majoration du risque hémorragique.

3.6. Principales causes d'échec

3.6.1. Fiche LiSA

Par ordre de fréquence décroissante, les facteurs influençant la récidive ou la survenue de thrombose sont les suivants :

* limite du bénéfice des anticoagulants (réduction incomplète du risque de thrombose, notamment dans la FA et la prévention en milieu orthopédique) ;
* observance (notamment pour les AOD) souvent surestimée (dosage des AOD possible) ;
* interaction médicamenteuse (exemple inducteur enzymatique) ;
* autres mécanismes (exemple dissection dans les AVC) ;
* thrombophilie majeure (syndrome des anticorps antiphospholipides, thrombose paranéoplasique) ;
* erreur diagnostique.

5 LES 5 IDÉES-FORCES ANTITHROMBOTIQUES

- **Les anticoagulants oraux directs sont des molécules :**
  - efficaces rapidement ;
  - spécifiques ;
  - avec peu d'interactions médicamenteuses ;
  - utilisées pour prévenir et traiter la MTEV, et prévenir les embolies systémiques en cas de FA.

- **Les HBPM sont le traitement injectable de première intention en présence d'une MTEV.**

- **Les HBPM ou les AOD sont utilisés en cas de cancer.**

- **Les antiplaquettaires sont utilisés en prévention secondaire des événements athérothrombotiques au long cours mais ne doivent pas être associés aux anticoagulants, sauf coronaropathie récente traitée.**

- **Quel que soit le traitement antithrombotique prescrit, une surveillance clinique et biologique attentive est impliquée par :**
  - un âge élevé ;
  - une insuffisance rénale ;
  - un poids inférieur à 50 kg.

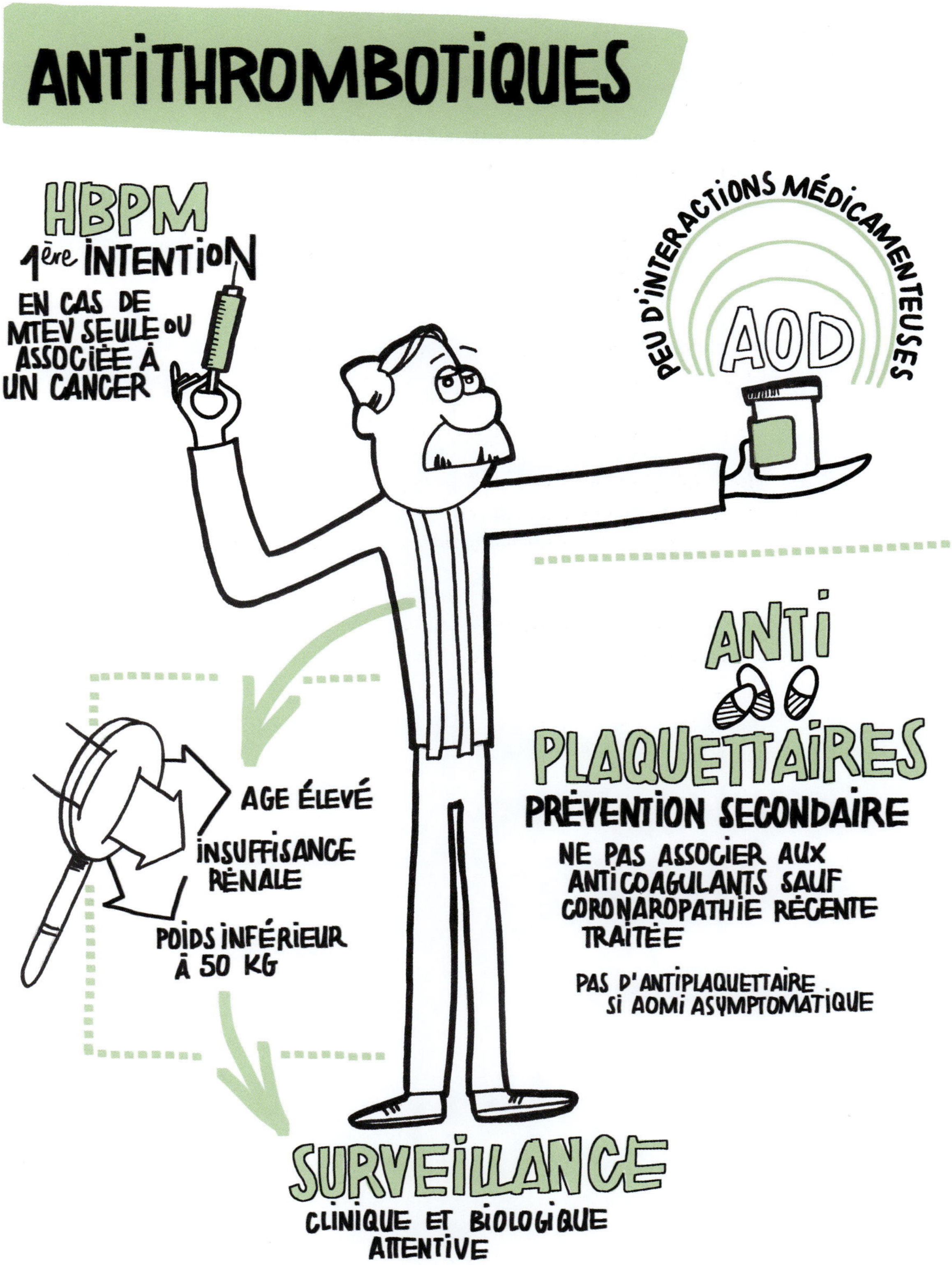
ANTITHROMBOTIQUES
HBPM
1ère INTENTION
EN CAS DE MTEV SEULE OU ASSOCIÉE À UN CANCER
PEU D'INTERACTIONS MÉDICAMENTEUSES
AOD
AGE ÉLEVÉ
INSUFFISANCE RÉNALE
POIDS INFÉRIEUR À 50 KG
ANTI PLAQUETTAIRES
PRÉVENTION SECONDAIRE
NE PAS ASSOCIER AUX ANTICOAGULANTS SAUF CORONAROPATHIE RÉCENTE TRAITÉE
PAS D'ANTIPLAQUETTAIRE SI AOMI ASYMPTOMATIQUE
SURVEILLANCE
CLINIQUE ET BIOLOGIQUE ATTENTIVE

334

item 334

Prise en charge immédiate pré-hospitalière et à l'arrivée à l'hôpital

Aspects vasculaires

1. Connaître la physiopathologie de l'atteinte des organes intrathoraciques après traumatisme 2C-334-EP-B03

1.1. Concernant les atteintes vasculaires

1.1.1. Traumatismes ouverts

Ils se rencontrent lors des polytraumatismes et des plaies pénétrantes par arme blanche ou par arme à feu. Le risque est dominé par le choc hémorragique et la détresse respiratoire dont la prise en charge se fait toujours dans un contexte d'urgence. Le bilan précis des lésions se fait le plus souvent à thorax ouvert lors de l'intervention.

1.1.2. Traumatismes fermés

Ils sont plus fréquents. Ils intéressent le plus souvent l'aorte isthmique, plus rarement l'origine des troncs supra-aortiques (essentiellement le tronc artériel brachio-céphalique et l'artère subclavière gauche), exceptionnellement l'aorte ascendante ou descendante.

1.2. Mécanismes

1.1.3. Rupture de l'isthme

Elle résulte d'un mécanisme de cisaillement par décélération (accident de la voie publique, chute d'un lieu élevé). La lésion siège au niveau de l'isthme, jonction des portions mobile (aorte ascendante et segment horizontal) et fixe de l'aorte thoracique.

La rupture peut intéresser soit l'intima, soit l'intima et la media (rupture sous-adventicielle) ou encore les trois tuniques provoquant alors une hémorragie interne cataclysmique et un décès immédiat.

La forme clinique la plus fréquemment rencontrée chez les patients qui survivent au traumatisme initial est la rupture sous-adventicielle ou rupture contenue.

1.2.1. Autres atteintes vasculaires intrathoraciques

Le tronc artériel brachiocéphalique et l'artère subclavière gauche peuvent être exceptionnellement désinsérés de l'aorte par un mécanisme d'arrachement.

Le traumatisme peut intéresser les vaisseaux pulmonaires, les veines caves supérieure et inférieure, l'azygos et le tronc veineux innominé.

2. Connaître la physiopathologie de l'atteinte des organes abdominaux (intra et rétropéritonéaux) après traumatisme 2C-334-EP-B04

2.1. Concernant les traumatismes vasculaires

2.1.1. Traumatismes ouverts

Ils se rencontrent lors des polytraumatismes, des plaies pénétrantes (arme blanche, arme à feu, accident de tauromachie...) et de certains actes médicaux (cœlioscopie, ponction abdominale, cure de hernie discale, chirurgie du cotyle...). Le risque hémorragique s'accompagne d'un risque septique dû aux éventuelles plaies associées des viscères creux. Leur prise en charge se fait souvent dans un contexte d'urgence.

2.1.2. Traumatismes vasculaires fermés

Ils peuvent être dus à un mécanisme direct (contusions ou écrasements abdominaux, fractures du bassin, fractures vertébrales, accidents de cathétérisme ou d'angioplastie) ou indirect (décélération provoquant arrachements de pédicule ou élongations vasculaires).

3. Savoir suspecter des complications vasculaires et neurologiques 2C-334-IU-A04

Les formes cliniques des complications vasculaires diffèrent en fonction de leur localisation.

3.1. Traumatismes vasculaires cervicaux

Les traumatismes artériels des artères à destinée encéphalique (artères carotides et vertébrales) sont d'une gravité variable allant du traumatisme sans retentissement clinique jusqu'au traumatisme responsable d'une complication neurologique pouvant mettre en jeu le pronostic vital.

3.1.1. Traumatismes fermés

La lésion anatomique la plus souvent observée est la **dissection de carotide**. Plus rarement, il s'agit d'une dissection de l'artère vertébrale.

La présentation clinique peut se résumer à une simple douleur cervicale. La gravité est conditionnée par :

- l'éventuel retentissement ischémique encéphalique : inexistant ou se traduisant par une atteinte neurologique majeure (hémiplégie des atteintes carotidiennes, atteinte vertébro-basilaire devant un syndrome cérébelleux/un syndrome vestibulaire central) ;
- la présence d'un hématome cervical compressif lors d'un traumatisme fermé, rare mais souvent très rapidement évolutif : l'hématome compressif suffocant constitue une urgence vitale ;
- les atteintes associées (traumatisme crânien, traumatisme du rachis cervical avec une possible atteinte médullaire, traumatisme trachéal...).

3.1.2. Traumatismes ouverts

Les traumatismes ouverts résultent le plus souvent de plaies directes par arme blanche ou par arme à feu. Dans ce dernier cas, ils sont toujours associés à des lésions des parties molles ou des organes de voisinage par effet de cavitation ou de criblage. Les plaies iatrogènes, de plus en plus fréquentes, peuvent être dues à une ponction pour infiltration, à la mise en place d'une voie veineuse centrale, à un cathétérisme artériel...

En raison du risque hémorragique ou d'hématome compressif secondaire, toute plaie cervicale en regard d'un trajet artériel doit être explorée chirurgicalement à la recherche d'une plaie artérielle sèche.

La présentation clinique est variable :

- hémorragie extériorisée ;
- hématome compressif ;
- ischémie cérébrale compliquant une thrombose artérielle ;
- thrill à la palpation ou souffle continu à renforcement systolique à l'auscultation traduisant une fistule artério-veineuse ;
- plaie sèche à risque hémorragique potentiel.

3.2. Traumatismes vasculaires thoraciques

3.2.1. Rupture isthmique de l'aorte

Le diagnostic de rupture isthmique de l'aorte doit être évoqué à titre systématique, même sans impact thoracique, devant la violence du traumatisme, le mécanisme de décélération et le polytraumatisme fréquemment associé.

L'examen clinique peut mettre en évidence de façon inconstante un tableau de pseudo coarctation :

* diminution des pouls inguinaux ;
* souffle systolique médiothoracique ;
* anisotension entre membres supérieurs et membres inférieurs ;
* anisosphygmie entre membres supérieurs et membres inférieurs.

Que ces signes soient présents ou non, la seule nature du traumatisme (décélération) doit faire pratiquer un angioscanner en urgence.

3.2.2. Autres atteintes vasculaires thoraciques

Le tronc artériel brachiocéphalique et l'artère subclavière gauche peuvent être exceptionnellement désinsérés de l'aorte par un mécanisme d'arrachement. L'érosion traumatique du tronc artériel brachiocéphalique secondaire à une intubation trachéale prolongée peut se révéler par des hémoptysies mettant en jeu le pronostic vital. Le diagnostic des atteintes veineuses est souvent peropératoire dans le cadre d'un geste d'hémostase d'urgence.

3.3. Traumatismes vasculaires abdomino-pelviens

Le tableau clinique peut être évocateur d'une lésion vasculaire lorsqu'il existe un choc hémorragique associé à une plaie pénétrante ou à un traumatisme fermé de l'abdomen ou du bassin. Le diagnostic de lésion vasculaire peut être plus difficile lors d'un polytraumatisme lorsque d'autres atteintes sont au premier plan (traumatisme crânien, fracas de membres...). Les lésions traumatiques de l'artère rénale peuvent être initialement asymptomatiques et découvertes à la faveur d'examens complémentaires (mutité rénale).

3.4. Traumatismes vasculaires des membres

3.4.1. Traumatismes vasculaires du membre inférieur

L'interrogatoire du blessé et de l'entourage précise les circonstances de survenue et le mécanisme du traumatisme.

L'examen clinique est fait comparativement avec le membre controlatéral, il apprécie la coloration et la chaleur du membre. En cas de lésion ouverte, le trajet est reconstitué (orifices d'entrée et/ou de sortie). La palpation des pouls en aval du traumatisme est systématique à la recherche de leur disparition. L'auscultation des trajets vasculaires peut retrouver un souffle systolique ou systolo-diastolique.

Les lésions artérielles peuvent être asymptomatiques et doivent être systématiquement suspectées. En particulier en cas de luxation de genou même réduite spontanément, la recherche d'une lésion de l'artère poplitée par examen paraclinique est impérative car son expression peut être retardée.

Les lésions artérielles peuvent être symptomatiques. Deux complications dominent la symptomatologie : l'hémorragie extériorisée ou non (hématome parfois battant) et l'ischémie d'intensité variable, difficile à apprécier sur un patient en état de choc.

3.4.2. Traumatismes vasculaires du membre supérieur

Pour la majorité des lésions, les problèmes qui se posent sont identiques à ceux des membres inférieurs. En pratique, chez l'adulte, ce sont les lésions par arrachement et chez l'enfant les fractures de la palette humérale avec lésions vasculaires brachiales qui sont à prendre en considération.

Les fractures de la clavicule ou de la première côte peuvent aboutir à des lésions anévrismales ou thrombotiques de la jonction veineuse ou artérielle subclavio-axillaire, parfois compliquées d'embolies distales.

Les plaies du poignet, de la main et des doigts associent des lésions tendineuses et vasculaires dans un contexte évocateur.

3.4.3. Syndrome des loges

Toute douleur ou empâtement d'une loge musculaire du membre supérieur ou inférieur dans un contexte de compression (station au sol prolongée, plâtre, contusion...) doivent faire évoquer le diagnostic de syndrome des loges. Un avis spécialisé urgent est alors indispensable et l'indication chirurgicale de décompression au moindre doute. Les troubles sensitifs, voire la rétraction tendineuse (syndrome de Volkmann) sont des signes tardifs à ne pas attendre avant d'intervenir.

4. Savoir rechercher des complications précoces 2C-334-EC-A05

Tout traumatisme sévère du genou (luxation, fracture) impose la vérification de l'intégrité de l'artère poplitée par une imagerie complémentaire (scanner des membres inférieurs, voire artériographie).

Par ailleurs, après la prise en charge initiale (traitement orthopédique ou chirurgical) d'un traumatisme des membres, la recherche des complications vasculaires est impérative. La surveillance est essentiellement clinique (coloration, palpation des pouls, évaluation de la sensibilité et de la motricité) ; les investigations complémentaires sont fonction des résultats de l'analyse clinique.

Les paramètres biologiques n'ont pas d'intérêt diagnostique. Leur perturbation est corrélée à l'importance de la masse musculaire atteinte et à la durée de l'ischémie.

COMPLICATIONS VASCULAIRES CHEZ UN POLYTRAUMATISÉ

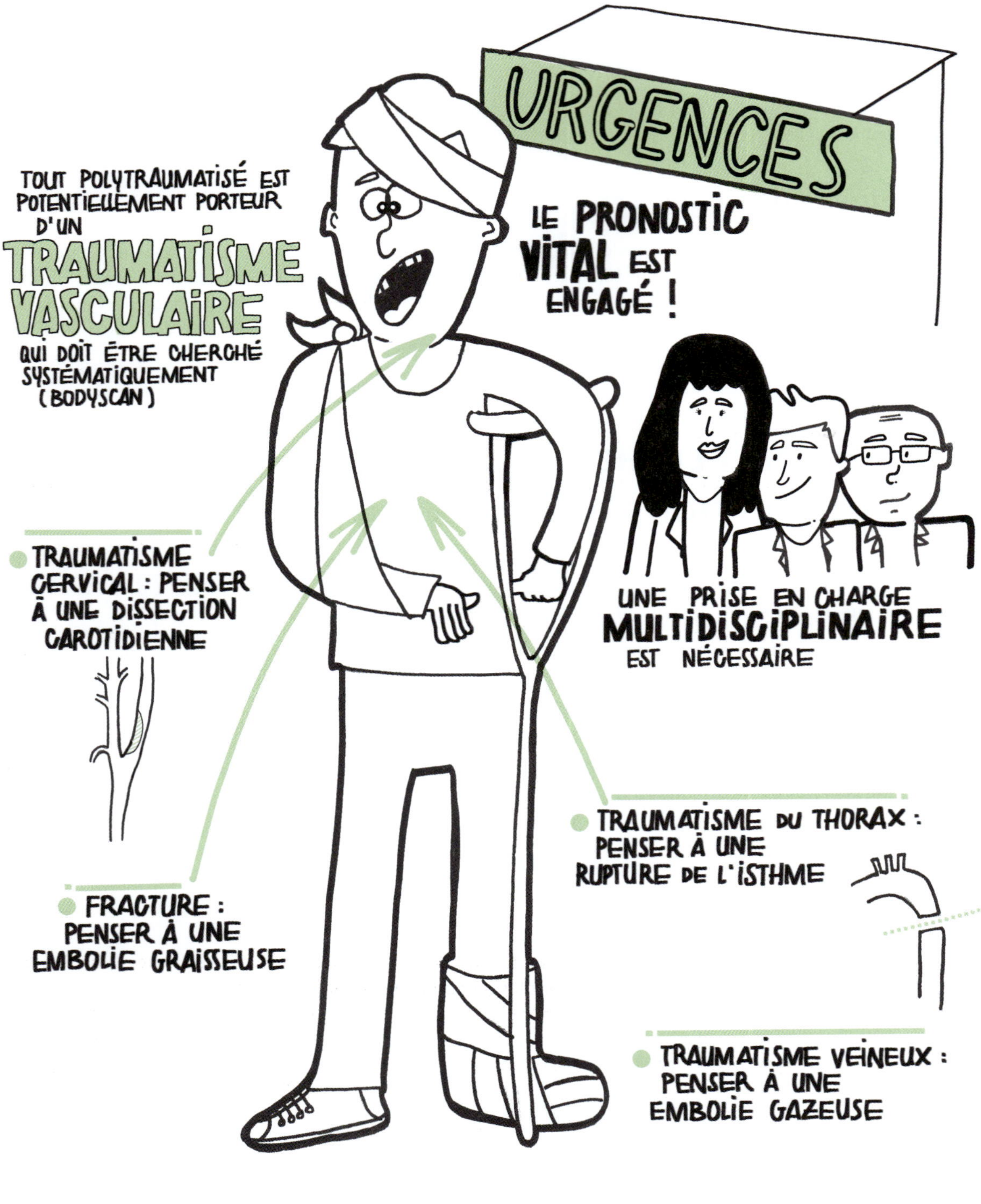
URGENCES
TOUT POLYTRAUMATISÉ EST POTENTIELLEMENT PORTEUR D'UN TRAUMATISME VASCULAIRE QUI DOIT ÊTRE CHERCHÉ SYSTÉMATIQUEMENT (BODYSCAN)
LE PRONOSTIC VITAL EST ENGAGÉ !
UNE PRISE EN CHARGE MULTIDISCIPLINAIRE EST NÉCESSAIRE
TRAUMATISME CERVICAL : PENSER À UNE DISSECTION CAROTIDIENNE
TRAUMATISME DU THORAX : PENSER À UNE RUPTURE DE L'ISTHME
FRACTURE : PENSER À UNE EMBOLIE GRAISSEUSE
TRAUMATISME VEINEUX : PENSER À UNE EMBOLIE GAZEUSE

340

item 340

ACCIDENTS VASCULAIRES CÉRÉBRAUX

1. CONNAÎTRE LA DÉFINITION ET LA CLASSIFICATION DES AVC 2C-340-DE-A01

1.1. Points clés (fiche LiSA)

Les accidents vasculaires cérébraux (AVC) sont caractérisés par la survenue brutale d'un déficit neurologique focal.

Le terme d'AVC regroupe l'ensemble des pathologies vasculaires cérébrales d'origine artérielle ou veineuse, à savoir :

* les **ischémies cérébrales artérielles** (80 %) :
  - transitoires : accident ischémique transitoire (AIT),
  - constituées : infarctus cérébraux ;
* les **hémorragies cérébrales ou intraparenchymateuses** (20 %) ;
* les **thromboses veineuses cérébrales** (rares).

Environ un quart des hémorragies cérébrales (5 % de tous les AVC) correspondent à une hémorragie sous-arachnoïdienne dont la prise en charge est totalement différente (neurochirurgie ou radiologie interventionnelle).

1.2. Pour mieux comprendre

L'accident ischémique transitoire (AIT) est un épisode bref de dysfonctionnement neurologique dû à une ischémie focale cérébrale ou rétinienne, dont les symptômes cliniques durent typiquement moins d'une heure, sans preuve d'infarctus aigu à l'imagerie cérébrale. L'AIT constitue un signe d'alerte d'une récurrence ischémique à court terme. Le risque d'AVC après un AIT est maximal lors des 48 premières heures et très élevé dans les 3 mois. L'AIT nécessite une prise en charge rapide avec un bilan étiologique complet et la mise en œuvre d'une prévention secondaire.

2. Connaître les facteurs de risque des AVC 2C-340-PE-A01

2.1. Points clés (fiche LiSA)

Chaque année, 150 000 patients sont victimes d'un AVC en France.

Les infarctus cérébraux représentent 80 % des AVC.

L'âge moyen des patients présentant un AVC est approximativement de 73 ans, le vieillissement est donc l'un des principaux facteurs de risque.

Le risque d'AVC peut être augmenté au décours de certains traumatismes (comme en cas de dissection carotidienne, cf. **Objectif 6**).

La survenue d'un AVC augmente le risque de récidive d'AVC (ischémique ou hémorragique) et d'évènement cardiovasculaire.

L'hypertension artérielle, le diabète, la dyslipidémie et l'obésité sont des facteurs de risque de récidive après un premier AVC.

2.1.1. Infarctus cérébraux

Concernant les infarctus cérébraux on distingue comme facteurs de risque :

* les **facteurs de risque non modifiables** tels que l'âge, le sexe masculin et les antécédents familiaux de pathologie vasculaire ;
* les **facteurs de risque modifiables** tels que l'hypertension artérielle, le diabète, la dyslipidémie, le tabagisme chronique, l'obésité, la sédentarité.

Parmi tous ces facteurs de risque vasculaire, l'hypertension artérielle est le plus fortement associée au risque d'AVC.

Certaines manifestations cliniques sont associées à un risque accru d'infarctus cérébral telles que les troubles du rythme cardiaque et notamment la fibrillation atriale ou une sténose carotide révélée par un souffle carotidien.

2.1.2. Hémorragies cérébrales

Les principaux facteurs de risque d'hémorragie cérébrale sont l'âge avancé, l'hypertension artérielle, l'alcoolisme chronique et l'usage d'antithrombotiques.

3. Connaître l'urgence diagnostique et thérapeutique des accidents vasculaires cérébraux 2C-340-IU-A01

3.1. Points clés (fiche LiSA)

L'AVC est une urgence diagnostique et thérapeutique absolue devant être régulée par le SAMU-centre 15 (alerte AVC, déclenchement de la filière AVC, transport du patient vers une unité de soin spécialisée).

La prise en charge en urgence a pour objectif de limiter l'extension de la zone de nécrose en cas d'infarctus cérébral et réduire l'expansion de l'hématome en cas d'hémorragie cérébrale.

Le diagnostic final est retenu après réalisation en urgence d'une imagerie du parenchyme cérébral et d'une imagerie des vaisseaux extra- et intra-cérébraux (IRM, Scanner).

En cas d'AVC ischémique, si indication à un geste de recanalisation vasculaire décidé par le neurologue ± le neuroradiologue interventionnel :

* la fenêtre thérapeutique est de 4 h 30 après l'apparition des premiers symptômes pour la réalisation d'une thrombolyse intraveineuse par rt-PA (en centre de télé-AVC ou unité neurovasculaire [UNV] de proximité) ± associée à un geste endovasculaire de thrombectomie mécanique (si occlusion proximale, dans les 6h) dans un centre avec neuroradiologie interventionnelle.

Quel que soit le type d'AVC, des mesures thérapeutiques associées doivent être réalisées en urgence :

* surveillance clinique et répétée (score NIHSS, score de Glasgow, examen des pupilles, troubles de la déglutition) ;
* contrôles des ACSOS : facteurs d'agression cérébrale secondaire d'origine systémique avec lutte contre l'hypo/hypertension artérielle, l'hypoxémie, l'hyperthermie, l'hyperglycémie ;
* recherche des signes physiques d'œdème cérébral et mise en route d'un traitement si présents.

4. Connaître la physiopathologie de l'ischémie cérébrale 2C-340-EP-B01

4.1. Points clés (fiche LiSA)

Toute réduction aiguë du flux artériel cérébral sera responsable d'une souffrance du parenchyme cérébral situé en aval de l'occlusion artérielle. Ainsi, en cas d'infarctus cérébral, il existe :

* une **zone centrale**, où la nécrose s'installe immédiatement. Cette zone est responsable des séquelles neurologiques ;
* une **zone périphérique**, dite « zone de pénombre » où les perturbations tissulaires sont réversibles si le débit sanguin cérébral est rétabli rapidement (premières heures). Cette zone est responsable des symptômes présentés par le patient et constitue la cible des traitements d'urgence de l'ischémie cérébrale.

5. Connaître les arguments cliniques diagnostiques en faveur des infarctus cérébraux constitués, des accidents ischémiques transitoires et des hémorragies intraparenchymateuses 2C-340-DP-A01

5.1. Points clés (fiche LiSA)

Un AVC doit être évoqué devant l'association d'un déficit neurologique focal d'apparition brutale.

La nature ischémique ou hémorragique d'un AVC peut être évoquée cliniquement en fonction :

* du **contexte** :
  - on évoquera un infarctus cérébral devant une affection cardiaque emboligène connue (valvulopathie, trouble du rythme) ou des manifestations antérieures de maladie athéroscléreuse (coronaropathie, artériopathie des membres inférieurs) ;
  - on évoquera une hémorragie intraparenchymateuse devant des troubles de la coagulation ;
* des **données cliniques** :
  - on évoquera un infarctus cérébral si la symptomatologie correspond à un territoire artériel (Tableau 1) ;
  - on évoquera une hémorragie intraparenchymateuse en cas de symptomatologie d'hypertension intracrânienne (HTIC) associée précoce.

Cependant, **seule l'imagerie cérébrale permet à ce jour de faire la différence**.

Les AIT ont une symptomatologie clinique aussi variée que celle des infarctus cérébraux. Il s'agit d'une situation d'urgence nécessitant un interrogatoire « policier ». Les symptômes suivants ne doivent pas faire évoquer un AIT s'ils sont isolés : vertige, diplopie, dysarthrie, troubles de la déglutition, perte de l'équilibre, symptômes sensitifs isolés ne touchant qu'une partie d'un membre ou d'une hémiface, drop-attack (dérobement des jambes sans trouble de la conscience). En revanche, le diagnostic d'AIT devient probable si ces signes s'associent.

Circulation antérieure	Artère ophtalmique	* Cécité monoculaire
	Artère cérébrale antérieure	* Déficit moteur à prédominance crurale * Syndrome frontal
	Artère cérébrale moyenne superficielle	* Déficit moteur à prédominance brachio-faciale * Aphasie ou héminégligence
	Artère cérébrale moyenne profonde	* Hémiplégie proportionnelle
Circulation postérieure	Artère cérébrale postérieure	* Hémianopsie latérale homonyme * Hémianesthésie
	Territoire vertébro-basilaire	* Syndrome alterne (Wallenberg) * Syndrome cérébelleux * Infarctus médullaire cervical * Troubles de vigilance

Tableau 1. Principales manifestations cliniques des infarctus cérébraux en fonction des territoires artériels de la circulation cérébrale antérieure et postérieure.

5.2. Pour mieux comprendre

Le diagnostic d'AVC repose en règle sur la clinique, le diagnostic de la nature de l'AVC (ischémique ou hémorragique) repose sur l'imagerie cérébrale.

L'anamnèse du patient ou de son entourage précise :

* l'heure de survenue et le mode d'installation du déficit ;
* le ou les déficits initiaux et leur évolution ;
* les éventuels signes d'accompagnement ou les symptômes anormaux dans les jours ou semaines précédents (déficit transitoire, céphalée inhabituelle) ;
* le contexte : antécédents cardiovasculaires et facteurs de risque d'athérosclérose, traitement(s) en cours (en particulier antithrombotiques) ; traumatisme cervical ou crânien ; fièvre, infection ORL ; prise de toxique ; état général du patient avant l'accident.

L'examen neurologique confirme le déficit et précise sa sévérité (score NIHSS), et cerne le territoire atteint. L'examen cardiovasculaire et l'examen général cernent le contexte étiologique.

5.2.1. Syndromes neurologiques ischémiques

5.2.1.1. Territoire carotide

Les symptômes neurologiques sont controlatéraux à la lésion cérébrale. L'apparition secondaire de troubles de la vigilance évoque un œdème cérébral extensif (syndrome de masse).

5.2.1.1.1. *Syndrome sylvien superficiel*

Il comprend, isolés ou en association :

* hémiparésie, hémiplégie brachio-faciale sensitivo-motrice. S'il existe un déficit du membre inférieur, il est mineur par rapport au déficit du membre supérieur ;
* atteinte visuelle d'un hémichamp (quadrant inférieur) ou négligence visuelle homolatérale à l'hémiparésie ;
* déviation de la tête et des yeux vers la lésion dans les AVC sévères ;
* aphasie d'expression (suspension du langage, manque du mot, jargonophasie) ou de compréhension lorsque l'hémisphère dominant (habituellement gauche) est concerné. Peuvent s'y associer des troubles de la lecture ou du calcul ;
* négligence de l'hémicorps opposé, désorientation temporo-spatiale lorsque l'hémisphère mineur (habituellement droit) est concerné.

5.2.1.1.2. *Syndrome sylvien profond*

Hémiparésie ou hémiplégie proportionnelle (membres supérieur et inférieur) et pure (sans déficit sensitif ni visuel). Peuvent s'y associer une dysarthrie et une suspension de la parole.

5.2.1.1.3. *Syndrome sylvien étendu*

Hémiplégie proportionnelle + déficit sensitif et visuel et phasique (si hémisphère dominant).

5.2.1.1.4. *Syndrome de l'artère cérébrale antérieure*

Monoparésie sensitivo-motrice limitée au membre inférieur ou prédominant nettement au membre inférieur. Peut s'associer à une incontinence urinaire et une réaction d'agrippement involontaire de la main du côté du membre inférieur déficitaire.

5.2.1.2. Territoire vertébro-basilaire

5.2.1.2.1. *Syndrome de l'artère cérébrale postérieure (lobe occipital ou thalamus)*

Perte de vision complète du champ visuel (hémianopsie) ou du quadrant supérieur (quadranopsie) controlatérale à la lésion (à distinguer des troubles visuels du syndrome sylvien superficiel).

Héminégligence visuelle, hallucinations visuelles.

5.2.1.2.2. *Syndrome vertébro-basilaire de la fosse postérieure (atteinte du cervelet et du tronc cérébral)*

Associe des signes cérébelleux ou des signes d'atteinte des nerfs crâniens homolatéraux à la lésion à des troubles sensitifs ou moteurs controlatéraux à la lésion.

Le syndrome de Wallenberg (lésion bulbaire) associe en homolatéral à la lésion une atteinte des Ve, VIIIe, IXe et X^{e} paires crâniennes, un syndrome cérébelleux et un syndrome de Claude Bernard-Horner, et du côté controlatéral une hypo-esthésie thermo-algique.

5.2.1.2.3. *Infarctus cérébelleux*

Syndrome cérébelleux aigu, syndrome vestibulaire et nystagmus, vertiges et vomissements sans céphalée ni trouble de la vigilance (pendant les premières heures).

5.2.2. Syndromes neurologiques hémorragiques

Il est très difficile de distinguer cliniquement un AVC ischémique d'un AVC hémorragique. Devant un syndrome neurologique déficitaire, sont en faveur d'un accident hémorragique :

* l'installation rapide en quelques heures de céphalées ou de vomissements ou une perte de vigilance (parfois immédiate) ;
* un déficit moteur et sensitif proportionnel (face et membres supérieur et inférieur) ;
* un syndrome cérébelleux aigu avec céphalées majeures, troubles de la vigilance, signe de compression du tronc cérébral, raideur de la nuque (hématome cérébelleux, urgence ++).

292

6. ÉNUMÉRER LES ARGUMENTS DU DIAGNOSTIC DE DISSECTION D'UNE ARTÈRE À DESTINÉE CÉRÉBRALE 2C-340-DP-B01

6.1. Points clés (fiche LiSA)

La dissection d'une artère à destinée cérébrale dans sa portion extra ou intracrânienne constitue l'une des causes les plus fréquentes d'infarctus cérébral avant 50 ans.

L'hypertension artérielle est le seul facteur de risque vasculaire augmentant le risque de dissection.

Le diagnostic clinique est évoqué devant une triade inconstante associant :

* un déficit neurologique focal d'apparition brutale ;
* une céphalée ou des cervicalgies ;
* une paralysie d'une paire crânienne ou un syndrome de Claude Bernard-Horner.

La dissection peut survenir spontanément ou dans un contexte traumatique mineur (efforts de vomissements ou de toux) ou majeur (traumatismes crânien ou cervical).

Le diagnostic de dissection sera porté par un examen d'imagerie identifiant la présence d'un hématome de la paroi artérielle engendrant ou non une sténose artérielle. Cet examen pourra être un écho-Doppler des troncs supra-aortiques, un angioscanner des troncs supra-aortiques, une angio-IRM des troncs supra-aortiques ou une séquence IRM T1-spir.

7. ÉNUMÉRER LES ARGUMENTS DU DIAGNOSTIC DE THROMBOPHLÉBITE CÉRÉBRALE 2C-340-DP-B02

7.1. Points clés (fiche LiSA)

Une thrombose veineuse cérébrale correspond à l'occlusion d'un sinus veineux cérébral (sinus droit, sinus latéral, sinus longitudinal) ou d'une veine corticale. Elle représente moins de 2 % des causes d'AVC.

Une thrombose veineuse cérébrale peut être responsable d'infarctus et d'hémorragies cérébrales et d'une hypertension intracrânienne par altération de la résorption du liquide cérébro-spinal.

Le diagnostic de thrombose veineuse cérébrale repose sur une triade comprenant :

* des céphalées favorisées par l'hypertension intracrânienne ;
* un déficit neurologique focal d'apparition aiguë ou subaiguë ;
* des crises comitiales focales ou généralisées. Une symptomatologie déficitaire ou des crises d'épilepsie à bascule est évocatrice du diagnostic. Plus rarement peuvent être présents des troubles de la vigilance.

La survenue d'une thrombose veineuse cérébrale peut être spontanée ou provoquée par une inflammation de la méninge, un traumatisme crânien ou un état prothrombotique.

Le diagnostic sera confirmé par la démonstration d'une thrombose veineuse cérébrale par imagerie scanner ou IRM. L'examen du parenchyme cérébral permettra d'identifier un infarctus veineux, une hémorragie intracérébrale, un œdème cérébral et une hydrocéphalie.

8. CONNAÎTRE LES SIGNES DE GRAVITÉ D'UN AVC 2C-340-DP-A02

8.1. Points clés (fiche LiSA)

Les signes positifs de gravité sont :

* un trouble de la vigilance ;
* une détresse respiratoire ;
* une instabilité hémodynamique.

Ces signes doivent être recherchés à l'examen physique en évaluant :

* l'état de conscience du patient ;
* l'hémodynamique du patient en recherchant notamment une hypotension artérielle ainsi qu'un trouble du rythme (pression artérielle, pouls) ;
* une détresse respiratoire ;
* le score NIHSS est utilisé à la phase initiale pour évaluer la gravité de l'AVC (évaluation du déficit moteur, des troubles de la parole et de la conscience).

9. Connaître les principales causes d'AVC ischémiques 2C-340-ET-A01

9.1. Points clés (fiche LiSA)

Athérosclérose	Lacunaire ou lié à la maladie des petites artères	Cardiopathies emboligènes	Origine indéterminée	Autres causes identifiées
30 %	20 %	20 %	25 %	5 %
Macro-angiopathie Sténose dite « significative » si > 50 % d'une artère en amont de l'infarctus cérébral et présence de facteurs de risque cardiovasculaire	Micro-angiopathie Petit infarctus profond de moins de 20 mm de diamètre associé à de la lipohyalinose. Principal facteur de risque : l'HTA	Causes nombreuses réparties selon leur risque embolique (élevé et modéré ou mal déterminé) Fibrillation atriale dans 50 % des cas	Étiologie non trouvée malgré un bilan exhaustif Bilan incomplet Causes multiples	Dissection des artères cervicales est une des causes les plus fréquentes d'infarctus cérébraux du sujet jeune (environ 20 %). Causes rares de macro- et micro-angiopathies (inflammatoire, hématologique, métabolique, génétique...) à rechercher en fonction du contexte clinique, anamnestique et des examens complémentaires

Tableau 2. Principales causes d'AVC ischémiques.

10. Connaître les principales causes d'AVC hémorragiques 2C-340-ET-A02

10.1. Points clés (fiche LiSA)

Liées à une micro-angiopathie. Les plus fréquentes. Traitement principalement médical.	Maladie des petites artères (ou « associée à l'HTA »)	* Topographie profonde * Associée à la lipohyalinose
	Angiopathie amyloïde cérébrale	* Sujet âgé * Topographie lobaire * Risque de récidive
Secondaire à une lésion sous-jacente. Pouvant relever d'un traitement interventionnel.	Rupture de malformation vasculaire (malformation artério-veineuse, cavernome...)	* Sujet volontiers jeune
	Tumeurs cérébrales	* Souvent révélatrice de la tumeur

Tableau 3. Principales causes d'AVC hémorragiques.

Toute hémorragie cérébrale a une cause sous-jacente. La répartition des étiologies sous tendant les AVC hémorragiques est mal connue. La maladie des petites artères peut s'exprimer sur le versant ischémique et hémorragique.

D'autres causes moins fréquentes (thromboses veineuses cérébrales, prise de toxique, endocardites, troubles de l'hémostase d'origine congénitale...) peuvent être évoquées en fonction du contexte.

15 % des AVC hémorragiques surviennent lors d'un traitement anticoagulant ; le traitement anticoagulant étant plus un facteur favorisant et de mauvais pronostic qu'une étiologie.

11. Connaître la stratégie d'explorations complémentaires à la phase aiguë d'un accident vasculaire cérébral 2C-340-EC-A01

11.1. Points clés (fiche LiSA)

L'objectif des examens complémentaires à la phase aiguë d'un AVC est quadruple :

* confirmer le diagnostic d'AVC et sa nature ischémique ou hémorragique ;
* aider à la décision thérapeutique de la phase aiguë en évaluant les indications et contre-indications des traitements de recanalisation dans l'infarctus cérébral ou de réversion dans les hémorragies cérébrales ;
* identifier les complications aiguës, notamment cardiaques de l'AVC ;
* identifier les principales causes d'AVC pour initier précocement un traitement de prévention secondaire.

La confirmation du diagnostic de l'AVC et de sa nature sera obtenue par réalisation d'une imagerie cérébrale de type scanner ou IRM.

* En scanner, l'infarctus cérébral apparait sous la forme d'une hypodensité alors que l'hémorragie cérébrale se traduit par une hyperdensité spontanée.
* En IRM, l'infarctus est identifié sur la séquence de diffusion alors que l'hémorragie est visualisée sur la séquence T2*. Le principal diagnostic différentiel est l'hypoglycémie.

Dans le contexte d'un infarctus cérébral, la stratégie de revascularisation dépendra :

* de la présence d'une occlusion proximale d'une artère intracrânienne identifiée en angioscanner ou angio-IRM ;
* des résultats du bilan biologique avec analyse de l'hémogramme et du bilan de coagulation effectués pour évaluer le risque de complications hémorragiques liées aux traitements thrombolytiques et antithrombotiques.

Dans un contexte d'hémorragie cérébrale survenant lors d'un traitement anticoagulant, le bilan de coagulation permettra de décider d'une stratégie de réversion. Un bilan biologique métabolique minimal évaluant la fonction rénale, la kaliémie, la natrémie, la glycémie permettra d'optimiser la prise en charge des facteurs d'agression cérébrale aiguë.

Compte tenu du risque accru d'infarctus du myocarde et de troubles du rythme à la phase aiguë d'un AVC, un électrocardiogramme et une mesure de la troponine seront réalisés.

11.2. Pour mieux comprendre

L'IRM est l'examen de référence. On distingue :

* **L'IRM morphologique**, particulièrement en séquence FLAIR, est très sensible pour identifier les infarctus, même de petite taille datant de plus de 5-6 heures, y compris dans la fosse postérieure où la tomodensitométrie est limitée.
* **L'IRM de diffusion** révèle dès la première heure l'œdème cellulaire (cytotoxique) qui se développe dans le foyer d'ischémie tissulaire. Elle définit précocement le siège et l'étendue de la zone de souffrance cérébrale et permet de suivre son évolution.
* **L'IRM de perfusion** permet d'identifier précocement la topographie et l'étendue de l'hypoperfusion et permet de distinguer l'infarctus constitué de la zone de pénombre.
* **L'IRM de diffusion-perfusion** est un indicateur fiable du volume final de l'infarctus. La zone hypoperfusée est souvent plus large que la zone ischémique. La différence entre les deux (zone hypoperfusée sans anomalie de diffusion) définit une zone à risque d'extension de l'ischémie mais potentiellement récupérable (zone de pénombre ischémique). Cette technique apparaît d'un intérêt majeur quant au pronostic et aux indications de la recanalisation (thrombolyse/thrombectomie). La séquence T2*, ou écho de gradient, permet de détecter les hémorragies récentes et anciennes (dépôts d'hémosidérine).
* **L'angiographie par résonance magnétique (ARM)** permet l'étude de la circulation intracérébrale au niveau du polygone de Willis pour des artères d'un calibre > 1 mm. Elle permet également l'étude des artères cervicales.

12. Connaître le bilan étiologique de première ligne d'un AVC ischémique et d'un AVC hémorragique 2C-340-EC-B01

12.1. Points clés (fiche LiSA)

L'objectif du bilan étiologique de première ligne au cours d'un AVC est d'identifier les principales causes pour initier précocement un traitement de prévention secondaire.

12.1.1. Au cours d'un infarctus cérébral

Le bilan étiologique de première intention au cours d'un infarctus cérébral comprendra :

* une évaluation du contexte de survenue tels qu'une infection récente en faveur d'une endocardite, un traumatisme crânien en faveur d'une dissection ou un cathétérisme cardiaque en faveur d'une cause embolique iatrogène ;
* une évaluation clinique à la recherche d'arguments en faveur d'une macro-angiopathie telle qu'un souffle carotide, ou d'une étiologie cardio-embolique telle qu'un trouble du rythme ou un souffle cardiaque, des douleurs thoraciques ou une dyspnée ;
* des examens complémentaires et notamment :
  - une exploration des artères intra et extracrâniennes par écho-Doppler des troncs supra-aortiques et angioscanner ou angio-IRM à la recherche d'une macro-angiopathie (athérome ou dissection) ;
  - une recherche de cardiopathie emboligène de type fibrillation atriale ou infarctus du myocarde récent par électrocardiogramme et mesure de la troponine. Une échographie cardiaque trans-thoracique sera effectuée à la recherche d'une cardiopathie emboligène ;

- un bilan biologique à la recherche d'un état prothrombotique tel qu'un syndrome myéloprolifératif ou une coagulation intravasculaire disséminée ;
- un bilan biologique des facteurs de risque cardiovasculaire évaluant le métabolisme glucidique et lipidique ;
- en cas de fièvre ou de souffle cardiaque, un bilan biologique complémentaire avec hémocultures, une recherche de syndrome inflammatoire et parfois une ponction lombaire à la recherche d'une méningite seront réalisés.

12.1.2. Au cours d'une hémorragie cérébrale

Le bilan étiologique de première intention au cours d'une hémorragie cérébrale dépendra de sa localisation et comprendra :

* une évaluation du contexte de survenue tels qu'un traumatisme crânien ou la prise d'un traitement anticoagulant ;
* des examens complémentaires et notamment :
  - une exploration des artères intracrâniennes par angioscanner ou angio-IRM à la recherche d'une malformation artérioveineuse ;
  - un bilan biologique à la recherche d'une coagulopathie.

12.2. Pour mieux comprendre

En présence d'un AVC hémorragique, la recherche d'une malformation vasculaire artérielle ou artério-veineuse est réalisée en fonction du degré d'urgence par artériographie conventionnelle, ARM ou angioscanner.

En présence d'un AVC ischémique, l'heure et l'étendue du bilan étiologique dépendent de l'âge du patient, des comorbidités et des possibilités thérapeutiques. Avant tout examen complémentaire, l'examen clinique apporte des éléments d'orientation.

Les explorations permettent :

* Une **exploration vasculaire** (extra et intracrânien) :
  - l'écho-Doppler est l'examen de première intention. L'écho-Doppler cervical recherche un athérome carotide, des signes de sténose (quantification) ou d'occlusion carotide ou vertébrale extracrânienne. Il peut identifier d'emblée une dissection artérielle (hématome de la paroi). L'écho-Doppler transcrânien recherche des lésions obstructives (sylvienne, polygone de Willis) et apprécie la suppléance. Dans un deuxième temps, il peut identifier des emboles et un foramen ovale perméable lors de l'épreuve de bulles ;
  - l'angio-tomodensitométrie est préférable à l'ARM pour explorer les vaisseaux cervicaux ;
  - l'angiographie par résonance magnétique nucléaire (ARM) permet de visualiser le polygone de Willis et les artères cervicales en cas de contre-indication à l'angio-tomodensitométrie ;
  - l'artériographie conventionnelle n'est réalisée qu'en cas d'AVC hémorragique du sujet jeune ou de suspicion d'angéite des artères cérébrales.
* Une **exploration cardiaque** :
  - l'ECG est réalisé en urgence et peut montrer un infarctus du myocarde ou un trouble du rythme (fibrillation atriale). Les autres examens cardiaques sont à réaliser dès que possible mais dans de bonnes conditions ;
  - l'échocardiographie trans-thoracique (ETT) peut être complétée par une échographie transœsophagienne (ETO) à la recherche d'une cause d'embolie (foramen ovale perméable large, valvulopathie, thrombus intracardiaque...) ou du retentissement d'une HTA ;
  - le Holter-ECG permet de détecter un trouble du rythme passé inaperçu sur l'ECG initial.

Les différents modes d'imagerie sont utilisés pour suivre l'évolution des lésions cérébrales. Le Doppler transcrânien est utilisé pour surveiller l'hémodynamique sylvienne.

Dans un troisième temps pour les AVC ischémiques, se met en place la prévention secondaire. Elle comprend trois volets :

* la **correction des facteurs de risque cardiovasculaire** (HTA, tabagisme, diabète, dyslipidémies). Une statine est recommandée avec un objectif de LDL-cholestérol de 0,7 g/L, un IEC est également indiqué ;
* un **antiplaquettaire** au long cours en l'absence d'indication d'anticoagulation à dose curative ;
* les **anticoagulants** à dose curative en cas de cardiopathie emboligène (particulièrement fibrillation atriale) ou en cas de syndrome des antiphospholipides. Actuellement les anticoagulants oraux directs (AOD) peuvent être prescrits en première intention dans la fibrillation atriale non valvulaire (rivaroxaban, apixaban, dabigatran). Les AOD réduisent le risque d'hémorragie intra-crânienne par rapport aux antivitaminiques K.

Il faut prendre en charge un éventuel syndrome myéloprolifératif qui serait révélé par l'hémogramme.

La chirurgie carotide est indiquée en cas de sténose athéromateuse de la bifurcation carotide symptomatique supérieure à 70 % en réduction de diamètre selon NASCET chez un sujet stable. Le bénéfice maximal de l'endartériectomie est obtenu dans les 15 jours suivant l'AVC ischémique. Au-delà de 6 mois le bénéfice apporté par la chirurgie est identique à celui obtenu dans les sténoses carotides asymptomatiques. L'angioplastie carotide peut être envisagée en cas de contre-indication de la chirurgie. La chirurgie de revascularisation d'artère vertébrale, voire sub-clavière, n'a pas d'indication validée.

13. EXEMPLE D'AVC ISCHÉMIQUE EN PHASE AIGUË EN IRM 2C-340-CM-B01

13.1. Points clés (Fiche LiSA)

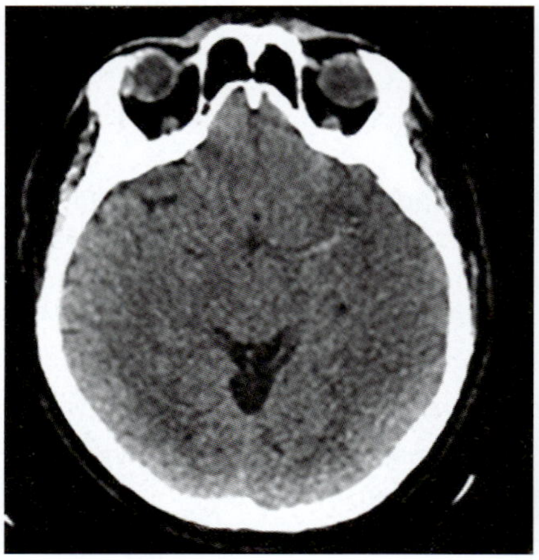

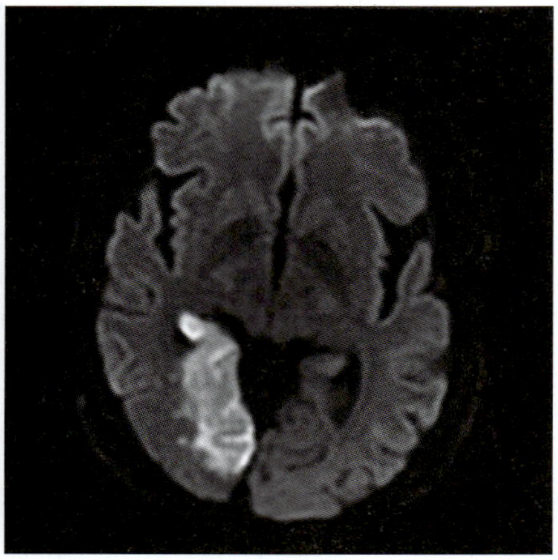

Figure 1a (à gauche). Exemple d'AVC ischémique en phase aiguë en TDM : hypodensité systématisée au territoire sylvien gauche ; Effacement des sillons corticaux hémisphériques, Hyperdensité spontanée de l'artère cérébrale moyenne gauche (signe de la sylvienne blanche). Source : UNESS.

Figure 1b (à droite). Exemple d'AVC ischémique en phase aiguë en IRM en séquence de diffusion : hypersignal systématisé au territoire cérébral postérieur droit. Source : Case courtesy of Dr Vikas Shah, Radiopaedia.org, rID: 39887.

14. Exemple d'AVC hémorragique en phase aiguë en TDM 2C-340-CM-B02

14.1. Points clés (Fiche LiSA)

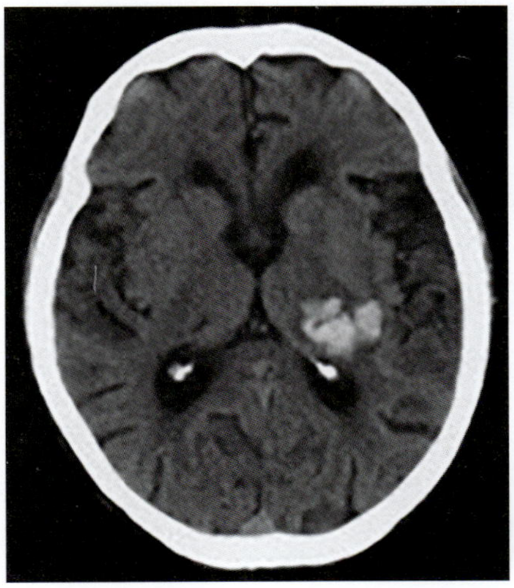

Figure 2. Exemple d'AVC hémorragique profond : hyperdensité spontanée capsulothalamique gauche. Source UNESS.

15. Connaître les actions à réaliser lors de la phase pré-hospitalière 2C-340-PC-A01

15.1. Points clés (Fiche LiSA)

La régulation médicale par le SAMU-centre 15 permet d'activer la filière AVC et ainsi de limiter un retard diagnostique et thérapeutique.

Les actions lors de la phase pré-hospitalière peuvent se décomposer en trois temps :

* l'alerte ;
* l'appel au SAMU-centre 15 ;
* le transport du patient vers un centre hospitalier.

15.1.1. Alerte

Le premier temps est l'éducation et l'information du grand public sur les signes cliniques d'un AVC (apparition brutale d'une déformation du visage, trouble de la parole, perte de force) et sur la conduite à tenir en cas de suspicion d'AVC (appel au SAMU-centre 15).

15.1.2. Appel SAMU-centre 15

Le second temps est la régulation médicale au SAMU-centre 15 par les professionnels de santé.

L'AVC est une urgence absolue.

L'assistant de régulation médicale doit savoir identifier à l'appel les signes cliniques de l'AVC. Rôle du médecin régulateur :

* confirmer l'alerte AVC ;
* rechercher l'heure du début des symptômes ;
* rechercher des signes de gravité (trouble de la conscience, détresse respiratoire, instabilité hémodynamique), décider l'envoi ou non d'une équipe médicalisée ;
* rechercher les antécédents ;
* noter les traitements en cours (notamment une anticoagulation ou un antiplaquettaire) ;
* rechercher une contre-indication à la thrombolyse.

Déclenchement de la filière neurovasculaire préalablement établie avec les différents acteurs (neurologue, urgentiste, neuro-radiologue) du centre de proximité.

Organisation du transport et de la destination en concertation avec le neurologue de garde.

15.1.3. Transport du patient vers un centre hospitalier

Choisir le transport le plus rapidement disponible et adapté (effecteur) à la situation du patient.

Si signes de gravité : envoi d'une équipe médicalisée SMUR.

Si absence de signe de gravité : ne pas déclencher de SMUR.

Orientation vers un centre hospitalier disposant soit d'un service d'urgence avec télé-AVC, soit d'une unité neurovasculaire (UNV) et/ou d'un plateau de neuroradiologie interventionnelle.

16. Connaître les principes de la prise en charge à la phase aiguë de l'AVC ischémique 2C-340-PC-A02

16.1. Points clés (Fiche LiSA)

Dès l'imagerie cérébrale et artérielle réalisée, la possibilité d'une thrombolyse et d'une thrombectomie doit être évoquée.

L'objectif est d'obtenir une recanalisation rapide de l'artère occluse. L'AVC ischémique justifie une hospitalisation urgente en unité neurovasculaire.

La **thrombolyse par le rt-PA** (*recombinant tissue-Plasminogen Activator* ; altéplase) par voie IV est bénéfique lorsqu'elle est appliquée dans les 4 h 30 qui suivent l'installation des premiers signes d'infarctus cérébral. Les contre-indications majeures doivent être systématiquement recherchées (sévérité de l'AVC, taille de l'infarctus cérébral en imagerie, antécédents, contrôle de la pression artérielle...).

En cas d'horaire indéterminé, l'existence d'un *mismatch* FLAIR-diffusion en IRM peut être utilisée pour décider de l'administration de rt-PA.

La **thrombectomie mécanique** par voie endovasculaire consiste à extraire le thrombus intra-artériel chez les patients ayant une occlusion proximale d'une artère intracrânienne. Elle est effectuée en complément de la thrombolyse intraveineuse ou seule en cas de contre-indication à la thrombolyse. Selon les recommandations de la Haute Autorité de santé (HAS), la thrombectomie mécanique est proposée jusqu'à la 6e heure suivant le début des symptômes.

Devant la présence d'une pénombre ischémique (*mismatch*), les délais de réalisation de thrombolyse intraveineuse et de thrombectomie seule peuvent être étendus.

* **Traitements antithrombotiques :**
  - prescrits dès l'arrivée ou, en cas de thrombolyse, au décours de l'imagerie de contrôle effectuée dans un délai de 24 heures.
* **Mesures générales associées :**
  - **surveillance clinique et répétée** (score NIHSS, score de Glasgow, examen des pupilles, troubles de la déglutition) ;
  - **contrôles des ACSOS** (facteurs d'agression cérébrale secondaire d'origine systémique) : hypo/hypertension artérielle, hypoxémie, hyperthermie, hyperglycémie.

16.2. Pour mieux comprendre

Les paramètres vitaux doivent être régulièrement surveillés, en particulier la pression artérielle.

Les troubles de la déglutition, exposant au risque de pneumopathie d'inhalation, doivent être recherchés systématiquement avant la première alimentation. En cas de troubles de la déglutition, l'alimentation orale doit être interrompue et remplacée par une alimentation par sonde naso-gastrique adaptée à l'état nutritionnel.

La liberté des voies aériennes supérieures doit être assurée, l'encombrement bronchique et les pneumopathies d'inhalation prévenus. L'oxygénothérapie systématique n'est pas recommandée.

Il est recommandé de traiter une hyperthermie > 37,5 °C par un antipyrétique de type paracétamol. Les infections documentées doivent être traitées par une antibiothérapie adaptée.

L'équilibre hydro-électrolytique doit être surveillé et les anomalies corrigées. Si une perfusion IV est nécessaire, il est recommandé d'utiliser du sérum physiologique plutôt que du glucosé. Il est recommandé de traiter par insulinothérapie les patients dont la glycémie est supérieure à 10 mmol/L.

À la phase aiguë d'un AVC ischémique, il est recommandé de respecter l'hypertension artérielle (HTA souvent réactionnelle) sauf dans les cas suivants :

* si un traitement fibrinolytique est indiqué, la pression artérielle doit être < 185/110 mmHg ;
* si un traitement fibrinolytique n'est pas indiqué :
  - en cas de persistance d'une HTA > 220/120 mmHg ;
  - en cas de complication de l'HTA menaçante à court terme (dissection aortique, encéphalopathie hypertensive, insuffisance cardiaque décompensée).

En cas d'hémorragie cérébrale, il faut traiter si la pression artérielle (PA) est > 185/110 mmHg.

Il faut de préférence utiliser l'urapidil ou le labétalol ou la nicardipine, par perfusion intra-veineuse, en évitant les doses de charge.

La PA doit être abaissée progressivement et maintenue < 220/120 mmHg, en surveillant l'état neurologique afin de dépister l'aggravation du déficit (par hypoperfusion).

Un lever précoce est recommandé dès que possible en prévention des complications thrombo-emboliques veineuses. Dans les AVC ischémiques avec immobilisation, les HBPM à dose prophylactique sont recommandées dès les 24 premières heures, en tenant compte du risque hémorragique intra- et extra-crânien. Une compression pneumatique intermittente des membres inférieurs peut être utilisée. Dans les AVC hémorragiques avec immobilisation, la compression pneumatique intermittente des membres inférieurs sera mise en place et les HBPM à dose prophylactique seront discutées après 24 heures.

Les corticostéroïdes ne doivent pas être utilisés pour traiter l'œdème cérébral. Il faut éviter toute hyperhydratation. En cas d'œdème cérébral malin, une craniectomie de décompression peut être proposée en urgence.

Un traitement anti-épileptique préventif n'est pas recommandé.

Un traitement antiplaquettaire par aspirine (160 à 300 mg/j) est recommandé dès que possible après un AVC ischémique artériel, sauf si un traitement fibrinolytique est envisagé.

L'utilisation systématique d'héparine (héparine non fractionnée, HBPM ou héparinoïdes) à dose curative n'est pas recommandée à la phase aiguë de l'AVC ischémique, y compris dans la fibrillation atriale non valvulaire. Elle peut être utilisée dans des indications sélectives, présumées à haut risque de récidive ou d'extension des phénomènes thrombo-emboliques.

17. Connaître les mesures mises en œuvre dans la prévention primaire et secondaire 2C-340-PC-B01

17.1. Points clés (Fiche LiSA)

La prévention primaire et secondaire des AVC repose sur :

* le contrôle des facteurs de risque cardiovasculaire modifiables :
  - l'hypertension artérielle plus particulièrement ;
  - le diabète ;
  - la dyslipidémie ;
  - l'obésité ;
  - le syndrome d'apnées du sommeil ;
  - la consommation de tabac et d'alcool ;
* les mesures pharmacologiques associées à des modifications thérapeutiques du mode de vie en terme d'activité physique et d'alimentation (sommeil, activité physique, alimentation…). L'objectif sera non seulement la prévention des récidives d'AVC mais aussi de la survenue d'accidents vasculaires systémiques.

Dans le cadre des infarctus cérébraux, la prévention secondaire sera aussi optimisée par un traitement antithrombotique (anticoagulant ou antiplaquettaire) en fonction du mécanisme étiologique identifié.

Ces **mesures thérapeutiques** nécessiteront :

* une éducation thérapeutique adaptée ;
* une évaluation de la tolérance des traitements antithrombotiques notamment au niveau hématologique (tendance au saignement) et hépatique ;
* une évaluation de l'observance ;
* la prise en compte du terrain : adaptation des traitements sur un terrain particulier insuffisant rénal, insuffisant hépatique, grossesse, personne âgée… ;
* la polymédication.

La prise en charge post-AVC comprendra une évaluation systématique des complications post-AVC :

* le handicap moteur, sensoriel ou phasique (justifiant kinésithérapie et orthophonie) ;
* la détérioration cognitive qui survient chez 80 % des patients ;
* les troubles de l'humeur et du sommeil qui sont observés chez 30 % des patients ;
* les complications épileptiques et douloureuses sont plus rares et justifieront une prise en charge spécifique en raison de leur retentissement sur la qualité de vie des patients.

18. Connaître le pronostic fonctionnel et vital des AVC 2C-340-SP-B01

18.1. Points clés (Fiche LiSA)

18.1.1. Mortalité

* 20 % à 1 mois et 40 % à 1 an.
* Plus élevée à la phase aiguë dans l'hémorragie intraparenchymateuse.

18.1.2. Morbidité à distance de l'AVC

* Un tiers des survivants sont dépendants.
* Un tiers des survivants gardent des séquelles tout en étant indépendants. Un tiers des survivants retrouvent leur état antérieur.

18.1.3. Complications possibles

* Récidive : 30 % à 5 ans.
* Troubles cognitifs (ou démence vasculaire).
* Troubles de l'humeur post-AVC (dépression, anxiété). Spasticité.
* Troubles vésicosphinctériens.
* Douleurs neuropathiques et syndrome régional complexe.
* Épilepsie vasculaire.

18.1.4. Suivi

Les objectifs du suivi post-AVC sont les suivants : évaluer les séquelles et les complications neurologiques, confirmer le diagnostic étiologique, s'assurer de la prescription, de la tolérance et de l'efficacité du traitement de prévention secondaire, évaluer le retentissement des facteurs de risque cardiovasculaire sur les différents organes cibles.

18.2. Pour mieux comprendre

* 3e cause de mortalité après les accidents coronaires et les cancers tous types confondus.
* 1re cause de handicap non traumatique dans les pays développés.
* 2e cause de démence et cause majeure de dépression.

19. Connaître les principes de l'évaluation du rapport bénéfice/risque de la prise en charge d'un patient atteint d'AVC 2C-340-SP-B02

L'information au patient et aux proches à la phase aiguë de l'AVC doit être prudente.

Le pronostic est difficile à prédire (existence de facteurs de bon ou mauvais pronostic).

20. Pour s'exercer

QRM#1 : Parmi les propositions suivantes, lesquelles correspondent à un accident vasculaire cérébral ?

A. Infarctus cérébral sylvien gauche.

B. Accident ischémique transitoire.

C. Hémorragie sous-arachnoïdienne.

D. Hématome intraparenchymateux frontal droit.

E. Thrombophlébite du sinus latéral droit.

Réponse : Toutes. Le terme d'AVC regroupe l'ensemble des pathologies vasculaires cérébrales d'origine artérielle ou veineuse, à savoir :

* les ischémies cérébrales artérielles (80 %) :
  - transitoires : accident ischémique transitoire (AIT) ;
  - constituées : infarctus cérébraux ;
* les hémorragies cérébrales dont les hémorragies sous-arachnoïdiennes, ou intraparenchymateuses (20 %) ;
* les thromboses veineuses cérébrales (rares).

20.1. Mini-DP#1

Le SAMU vous contacte pour un homme de 65 ans qui présente un déficit neurologique focal brutal apparu il y a 3 h 30 à type d'hémiplégie gauche à prédominance crurale, syndrome frontal et apraxie idéo-motrice de la main.

QRU#1 : Au dépend de quel territoire artériel suspectez-vous l'origine de cet infarctus cérébral ?

A. Artère cérébrale antérieure.

B. Artère cérébrale moyenne superficielle.

C. Artère cérébrale moyenne profonde.

D. Artère cérébrale postérieure.

E. Territoire vertébro-basilaire.

Réponse : A.

QRU#2 : Parmi les propositions suivantes, quelle séquence d'IRM est la plus précoce pour la détection de l'ischémie cérébrale ?

A. Cube T1.

B. FLAIR.

C. Diffusion.

D. STIR.

E. T1.

F. T1 Fat sat.

G. T1 + gadolinium.

H. TOF.

I. T2.

J. T2*.

Réponse : C. La diffusion se positive lors des 30 premières minutes, suivi du flair dans les 3 à 4 h 30 après le début des symptômes, puis le T2 environ 6h après le début des symptômes.

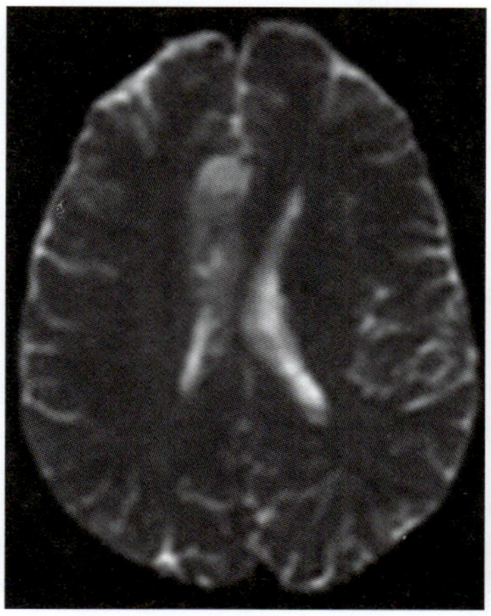

Zone#3 : Sur son IRM cérébrale en séquence de diffusion, pointez la zone dans laquelle est située l'ischémie cérébrale.

Réponse : Ischémie du territoire de l'artère cérébrale antérieure droite en IRM séquence de diffusion. Source : Case courtesy of Dr Henry Knipe, Radiopaedia.org, rID: 39327.

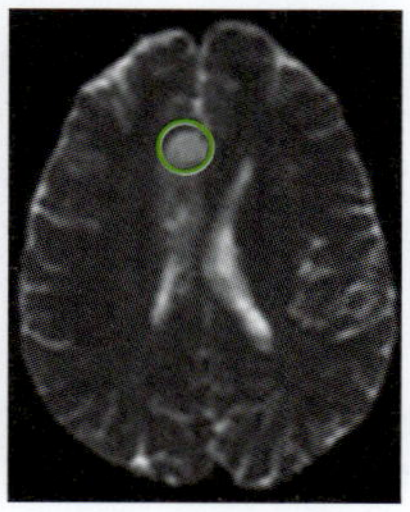

QRM#4 : Parmi les propositions suivantes, quelles sont les mesures à prendre ?

A. Évaluation du score NIHSS.

B. Évaluation du score de Glasgow.

C. Perfusion de sérum glucosé pour maintenir la glycémie > 7 mmol/L.

D. Thrombolyse par le rt-PA si la pression artérielle l'autorise.

E. Rassurer la famille quant à la récupération du déficit avec les traitements mis en place.

Réponse : A, B et D. La prise en charge initiale comporte le contrôle des ACSOS : hypo/hypertension artérielle, hypoxémie, hyperthermie, hyperglycémie. Il convient de viser un objectif de normoglycémie. L'AVC ischémique justifie une hospitalisation urgente en unité neurovasculaire avec pour objectif d'obtenir une recanalisation rapide de l'artère occluse. La thrombolyse par le rt-PA (*recombinant tissue-Plasminogen Activator* ; altéplase) par voie IV est bénéfique lorsqu'elle est appliquée dans les 4 h 30 qui suivent l'installation des premiers signes d'infarctus cérébral. Les contre-indications majeures doivent être systématiquement recherchées (sévérité de l'AVC, taille de l'infarctus cérébral en imagerie, antécédents, contrôle de la pression artérielle...). L'information au patient et aux proches à la phase aiguë de l'AVC doit être prudente : le pronostic est difficile à prédire.

QRM#5 : Parmi les propositions suivantes, lesquelles représentent un facteur de risque d'AVC ischémique pour ce patient ?

A. Être un homme.

B. Avoir une hypertension artérielle.

C. Être obèse.

D. Avoir une arythmie complète sur fibrillation atriale.

E. Avoir un antécédent d'AVC contro-latéral.

Réponse : Toutes. La survenue d'un AVC augmente le risque de récidive d'AVC (ischémique ou hémorragique) et d'évènement cardiovasculaire. Concernant les infarctus cérébraux, on distingue comme facteurs de risque :

* les facteurs de risque cardiovasculaire non modifiables tels que l'âge, le sexe masculin et les antécédents précoces familiaux de pathologie vasculaire ;

* les facteurs de risque cardiovasculaire modifiables tels que l'hypertension artérielle, le diabète, la dyslipidémie, le tabagisme chronique, l'obésité, la sédentarité.

Parmi tous ces facteurs de risque cardiovasculaire, l'hypertension artérielle est le plus fortement associé au risque d'AVC. Certaines manifestations cliniques sont associées à un risque accru d'infarctus cérébral telles que les troubles du rythme cardiaque et notamment la fibrillation atriale ou une sténose carotide révélée par un souffle carotidien.

20.2. MiniDP#2

Vous recevez aux urgences Madame Z., âgée de 36 ans. Cette patiente a pour antécédents un diabète de type 1 traité par insulinothérapie, un tabagisme actif évalué à 20 PA. Elle prend en outre une contraception orale par pilule œstro-progestative. Les troubles remontent à 48 heures. La patiente a présenté de manière progressive des céphalées d'abord frontales puis diffuses, permanentes, à type d'étau. Sont apparues ensuite des nausées avec 4 épisodes de vomissement en jet. Les céphalées ne sont pas soulagées par le paracétamol, ce qui l'amène à vous consulter car elle n'a jamais présenté ce type de manifestations dans le passé.

QRM#1: Lorsque vous l'examinez, il persiste des céphalées associées à des nausées importantes. Les constantes de la patiente sont les suivantes: température à 37 °C, pression artérielle à 135/80 mmHg, pouls à 80/min, SpO_2 sous-air à 98 %. Parmi les signes cliniques suivants, lesquels sont évocateurs d'une hypertension intracrânienne?

A. Céphalées à prédominance matinale.

B. Éclipses visuelles.

C. Phosphènes.

D. Paralysie d'un nerf moteur oculaire commun (III).

E. Syndrome confusionnel.

Réponse: A, B, C et E. La patiente vous décrit effectivement des phosphènes lumineux intermittents ainsi que des éclipses visuelles depuis la veille. Il n'y a pas de déficit sensitivo-moteur des membres et l'examen de l'extrémité céphalique est normal. Les réflexes ostéotendineux sont normaux et les réflexes cutanés plantaires sont en flexion. L'auscultation cardio-pulmonaire est normale. La patiente ne vous décrit aucun signe fonctionnel urinaire ou digestif et l'examen abdomino-pelvien est normal.

QRU#2: À ce stade, quel examen complémentaire pouvez-vous proposer pour confirmer le diagnostic d'hypertension intracrânienne?

A. Examen à la lampe à fente.

B. Fond d'œil.

C. Ponction lombaire avec mesure de pression.

D. Électrorétinogramme.

E. Électroencéphalogramme.

Réponse: B. La ponction lombaire est une réponse inacceptable car risque d'engagement si processus occupant de l'espace (TDM cérébrale indispensable au préalable). L'examen à la lampe à fente permet d'évaluer la cornée et la chambre antérieure de l'œil mais pas la chambre postérieure qui est examinée par un fond d'œil.

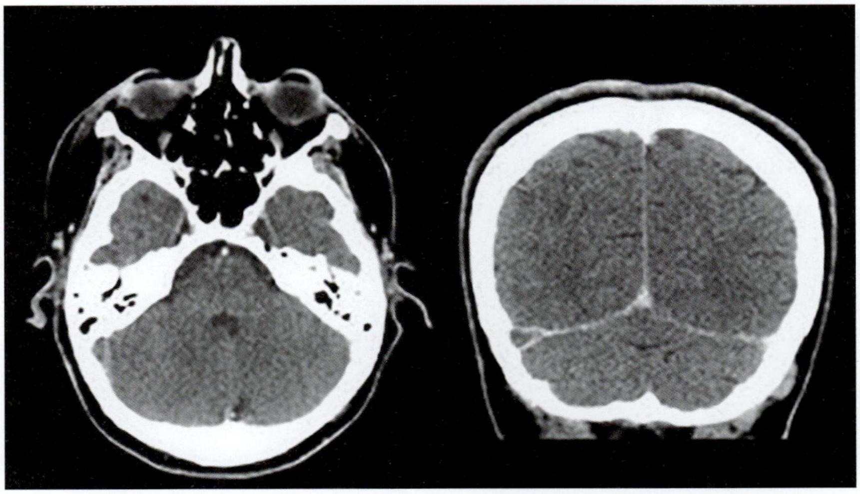

Zone#3 : Le fond d'œil retrouve un œdème papillaire. Sur ce scanner injecté, il existe une thrombophlébite cérébrale. Pointez la zone dans laquelle est située la thrombophlébite.

Réponse :

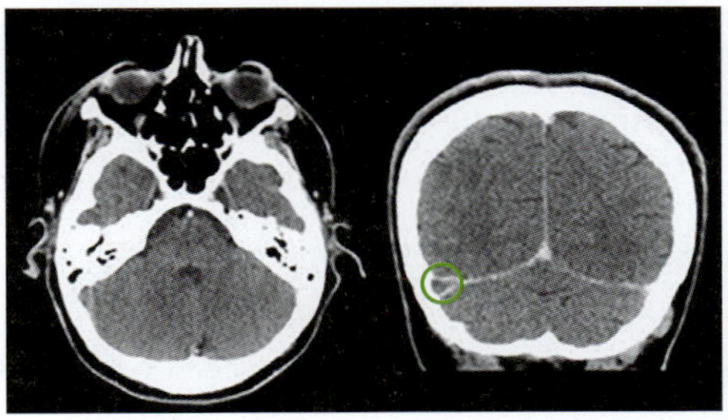

5 LES 5 IDÉES-FORCES

- **Les AVC sont un enjeu de santé publique de l'adulte :**
  - 150 000 AVC par an en France ;
  - 20 % de mortalité à 1 mois et 40 % à 1 an ;
  - 1/3 des survivants sont dépendants, 1/3 gardent des séquelles tout en restant indépendants, 1/3 n'ont pas de séquelle.

- **On distingue :**
  - les **accidents ischémiques cérébraux** : infarctus cérébral et accident ischémique transitoire (80 % des AVC) ;
  - les **hémorragies cérébrales** : hématomes intraparenchymateux et hémorragies sous-arachnoïdiennes (20 % des AVC) ;
  - les **thrombophlébites cérébrales** (rares).

- **Le diagnostic repose sur les signes de localisation et l'imagerie cérébrale qui permettent de distinguer le mécanisme ischémique ou hémorragique :**
  - IRM de préférence et TDM à défaut ;
  - à réaliser dans les plus brefs délais, à la phase aiguë, car conditionne une prise en charge élective des infarctus cérébraux par thrombectomie ou fibrinolyses ;
  - hors phase aiguë, elle conditionne la mise en place du traitement de prévention secondaire.

- **En cas d'infarctus cérébral, un bilan étiologique est indispensable. L'étiologie vasculaire représente le risque de récidive le plus élevé :**
  - au premier plan, imagerie vasculaire réalisée dans des délais brefs ;
  - angio-TDM, ARM ou ultrasons ; selon les disponibilités et l'expertise de chaque centre ;
  - un bilan cardiaque est également nécessaire dans un second temps.

- **Hors phase aiguë, la prise en charge des AVC d'origine ischémique et des AIT dépend de l'étiologie et repose sur les antithrombotiques et le contrôle des facteurs de risque cardiovasculaire :**
  - anticoagulants oraux pour les étiologies cardio-emboliques ou thrombotiques, antiplaquettaire sinon ;
  - équilibre de la pression artérielle, l'HTA étant le principal facteur de risque d'AVC ;
  - correction des facteurs de risque cardiovasculaire et modifications du mode de vie.

ACCIDENTS VASCULAIRES CÉRÉBRAUX
ET AIT SI SYMPTÔMES < 1H

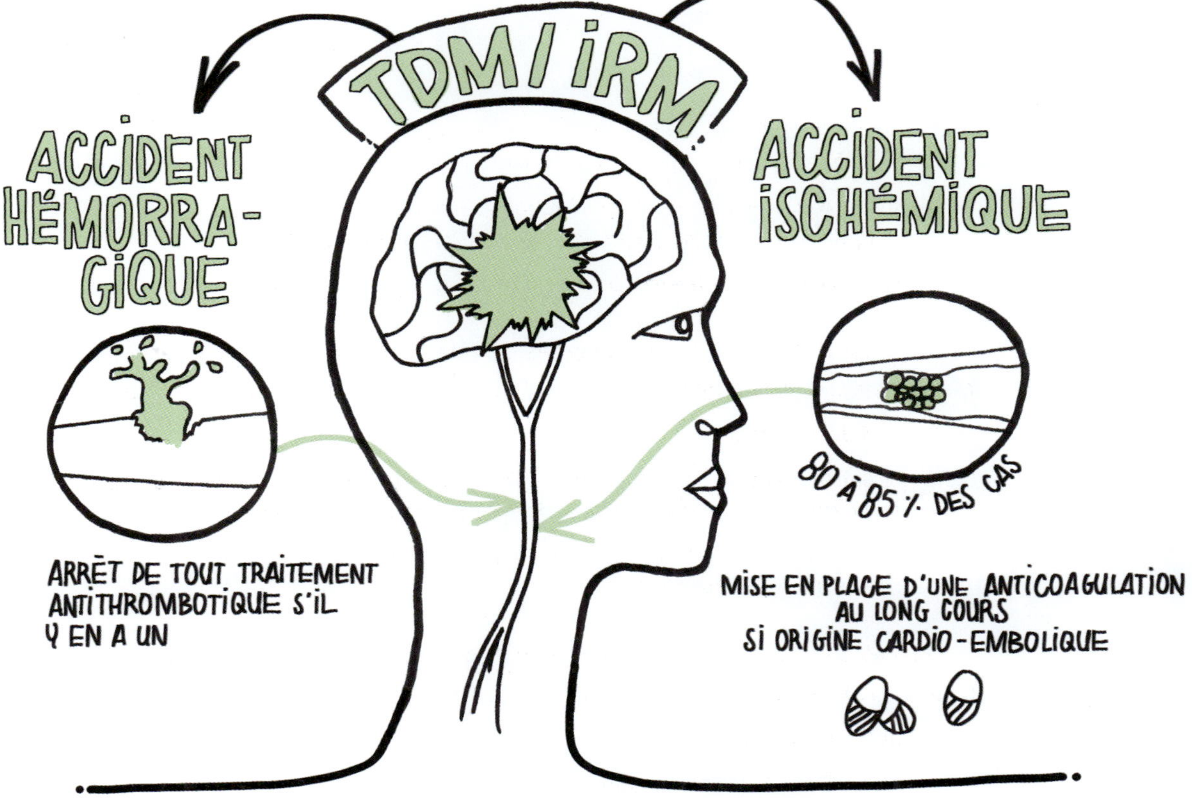

SI ACCIDENT ISCHÉMIQUE < 6H, DISCUTER :

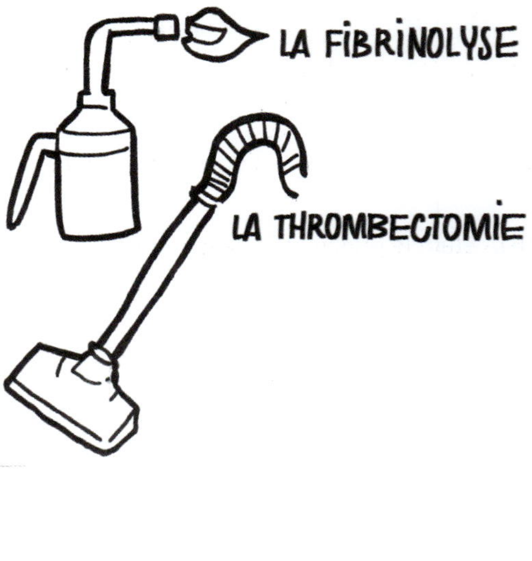

BILAN ÉTIOLOGIQUE

- ECHOCARDIAQUE
- HOLTER ECG
- ECHODOPPLER TSA
- ANGIO IRM/TDM CRÂNE & TSA
- BILAN SANGUIN

Impression & brochage SEPEC - France
Numéro d'impression : 06365220601 - Dépôt légal : juillet 2022

IMPRIM'VERT®

PEFC 10-31-1470 / Certifié PEFC / Ce produit est issu de forêts gérées durablement et de sources contrôlées. / pefc-france.org